基础医学与临床护理一体化融合教学改革系列教材

循环系统疾病病人护理

主　编　袁爱娣　陶冬英
副主编　姚苏宁　章　皓

编　者（以姓氏笔画为序）
王春英（宁波第二医院）
陈志华（宁波大学附属医院）
范鲁宁（宁波卫生职业技术学院）
周亚红（宁波李惠利医院）
姚苏宁（宁波卫生职业技术学院）
袁爱娣（宁波卫生职业技术学院）
陶冬英（宁波卫生职业技术学院）
章　皓（宁波卫生职业技术学院）

NURSE
OF CLIENTS WITH
RDIOVASCULAR
DISORDERS

U0277218

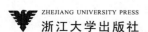

ZHEJIANG UNIVERSITY PRESS
浙江大学出版社

图书在版编目(CIP)数据

循环系统疾病病人护理/袁爱娣,陶冬英主编. —杭州：
浙江大学出版社，2015.3
ISBN 978-7-308-14285-4

Ⅰ.①循… Ⅱ.①袁… ②陶… Ⅲ.①心脏血管疾病
－护理－高等职业教育－教材 Ⅳ.①R473.54

中国版本图书馆 CIP 数据核字（2014）第 308534 号

循环系统疾病病人护理

袁爱娣　陶冬英　主编

丛书策划	孙秀丽	
责任编辑	俞亚彤	
封面设计	俞亚彤	
出版发行	浙江大学出版社	
	（杭州市天目山路 148 号　邮政编码 310007）	
	（网址：http://www.zjupress.com）	
排　　版	杭州中大图文设计有限公司	
印　　刷	杭州日报报业集团盛元印务有限公司	
开　　本	787mm×1092mm　1/16	
印　　张	16	
字　　数	380 千	
版 印 次	2015 年 3 月第 1 版　2015 年 3 月第 1 次印刷	
书　　号	ISBN 978-7-308-14285-4	
定　　价	33.00 元	

前　言

根据《国家中长期教育改革和发展规划纲要(2010—2020 年)、《教育部关于"十二五"职业教育教材建设的若干意见》等文件精神,在第三代医学教育改革背景下,高等护理职业教育必须以医院临床护理实际工作需要为中心,以就业为导向,以岗位任务引领教学实践,尽快将岗位职业能力要求反映到教学中,才能培养出临床护理岗位所需要的合格人才。宁波卫生职业技术学院根据医学整合趋势,借鉴国际护理教育理念,探索按"人体系统"来设置课程体系,将基础医学课程与临床护理课程进行纵向一体化融合,即将人体解剖学、组织胚胎学、生理学、病理学、药理学等基础医学课程与内科护理、外科护理、妇产科护理、五官科护理、传染病护理等临床护理课程进行优化整合、有机重组,开发了 13 门以岗位胜任力为基础的一体化融合课程。通过淡化学科意识,加强基础医学课程与临床护理课程的联系,培养学生的整体思维能力,让其学有所用。我们相信,这将在培养高素质技术技能型护理专业人才中发挥重要的作用。

《循环系统疾病病人护理》是教学改革系列教材之一。为适应护理课程改革需要,提高编写质量,内容更贴近临床护理实际,我们邀请了临床一线护理专家共同参与编写工作。本教材具有以下主要特色:

1. 以岗位胜任为导向,整体护理为方向,护理程序为框架,依据护理"工作任务与职业能力分析",围绕护士执业考试大纲选择内容,按照护理工作过程的逻辑顺序(即护理评估、护理诊断、护理目标、护理措施、护理评价)组织教材的编写内容,使理论与实践统一,课堂教学、实践教学等各环节与临床护理实际需求相对接。

2. 充分考虑高职学生特点,每一章均有学习目标、情景导入、知识链接、练习与思考等栏目,并且增加了病例分析讨论互动,培养学生综合分析、评判和解决问题的能力。

3. 紧跟医学科学的发展,吸收了护理学发展的最新资料,更新或增加实际工作中的新理论、新技术。

本教材是我们改革护理专业教学内容的一种尝试。在编写过程中,参考了许多基础医学和护理学方面的相关书籍,聘请了临床第一线的医学专家和护理专家参与,为教材增添新知识、新技术、新理念出谋划策,在此深表感谢!

由于编者水平有限,在内容编排取舍以及文字上一定存在欠妥或错误之处,敬请读者指正。

袁爱娣

2015 年 1 月

目　录

第一章　循环系统形态结构 _____1

第一节　心血管系统 / 2
　　一、基本概念 / 2
　　二、心 / 3
　　三、血管 / 9
第二节　淋巴系统 / 23
　　一、淋巴管道 / 24
　　二、淋巴器官 / 25
第三节　局部血液循环障碍 / 32
　　一、充血 / 33
　　二、出血 / 34
　　三、血栓形成 / 35
　　四、栓塞 / 37
　　五、梗死 / 39
第四节　心血管系统疾病 / 41
　　一、原发性高血压 / 41
　　二、动脉粥样硬化 / 43
　　三、冠状动脉粥样硬化及冠心病 / 46

第二章　心血管生理基础 _____57

第一节　心脏生理 / 57
　　一、心脏的泵血功能 / 58
　　二、心肌的生物电现象和生理特性 / 63
第二节　血管生理 / 71
　　一、血管的功能分类与血流动力学 / 72
　　二、动脉血压和动脉脉搏 / 74
　　三、静脉血压和静脉血回流 / 76

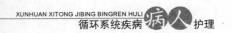
四、微循环 / 78

　　五、组织液与淋巴液的生成和回流 / 79

第三节　心血管活动的调节 / 81

　　一、神经调节 / 81

　　二、体液调节 / 86

第四节　主要器官血液循环 / 88

　　一、冠脉循环 / 88

　　二、脑循环 / 90

　　三、肺循环 / 90

第三章　心血管系统药物护理　　　　　　　　　　　　　　　　95

第一节　抗高血压药 / 96

　　一、抗高血压药的分类 / 96

　　二、常用抗高血压药 / 97

　　三、其他抗高血压药 / 101

　　四、抗高血压药的临床用药原则 / 104

　　五、抗高血压药的用药护理 / 105

第二节　治疗充血性心力衰竭药 / 106

　　一、正性肌力药 / 107

　　二、减轻心脏负荷药 / 110

　　三、肾素-血管紧张素系统抑制药 / 111

　　四、β受体阻断药 / 112

　　五、治疗心力衰竭药物的用药护理 / 112

第三节　抗心律失常药 / 113

　　一、心律失常的电生理学基础 / 113

　　二、抗心律失常药的基本作用和分类 / 115

　　三、常用抗心律失常药 / 115

　　四、抗快速型心律失常药物的选用 / 120

　　五、抗心律失常药的用药护理 / 121

第四节　抗心绞痛药 / 122

　　一、硝酸酯类药 / 122

　　二、β受体阻断药 / 124

　　三、钙通道阻滞药 / 125

　　四、抗心绞痛药的用药护理 / 125

第五节　抗动脉粥样硬化药 / 126

一、调血脂药 / 127

二、抗氧化剂 / 129

三、多烯脂肪酸类 / 130

四、动脉内皮保护药 / 130

五、抗动脉粥样硬化药的用药护理 / 130

第四章　循环系统疾病护理 _____ 142

第一节　常见症状体征的护理 / 143

一、心悸 / 143

二、心前区疼痛 / 144

三、心源性呼吸困难 / 146

四、心源性水肿 / 148

五、心源性晕厥 / 149

第二节　心力衰竭患者的护理 / 150

一、急性心力衰竭患者的护理 / 151

二、慢性心力衰竭患者的护理 / 153

第三节　心律失常患者的护理 / 161

一、心律失常的分类 / 161

二、心律失常的发病机制 / 162

三、窦性心律失常 / 162

四、房性心律失常 / 164

五、房室交界区性心律失常 / 167

六、室性心律失常 / 170

七、心脏传导阻滞 / 173

八、患者护理 / 174

第四节　高血压患者的护理 / 177

第五节　冠心病患者的护理 / 186

一、病因 / 186

二、临床分型 / 186

三、心绞痛患者的护理 / 187

四、心肌梗死患者的护理 / 190

第六节　心脏瓣膜病患者的护理 / 195

第七节　心肌病患者的护理 / 202

第八节　感染性心血管疾病患者的护理 / 205

一、病毒性心肌炎患者的护理 / 206

二、感染性心内膜炎患者的护理 / 208

三、心包炎患者的护理 / 212

第九节　周围血管疾病患者的护理 / 216

一、下肢静脉曲张患者的护理 / 217

二、血栓闭塞性脉管炎患者的护理 / 220

第十节　循环系统常用诊疗技术 / 224

一、经皮穿刺腔内冠状动脉成形术(PTCA)及冠状动脉内支架植入术 / 224

二、射频消融术的应用 / 227

三、心脏起搏器的应用 / 229

实验实训指导 238

实验实训一　脉管概述、心和动脉 / 238

实验实训二　静脉和淋巴系统 / 240

实验实训三　循环系统组织结构 / 241

实验实训四　局部血液循环障碍及心血管系统疾病大体、组织结构 / 243

参考答案 / 246
参考文献 / 248

第一章　循环系统形态结构

📖 学习目标

1. 掌握脉管系统的组成；体循环、肺循环的途径和功能。

2. 掌握心的位置、外形和心尖的体表投影；心腔的形态结构；心包腔的概念。

3. 掌握临床常用于压迫止血和测量血压、切脉的动脉名称、部位；主动脉的起止、行程、分部和主动脉弓的分支；颈总动脉、颈外动脉（面动脉、颞浅动脉的分布）、上肢动脉干、腹主动脉、下肢动脉干的起始、行程和分支。

4. 掌握上腔静脉、下腔静脉的合成、位置、注入和收集范围；颈外静脉、锁骨下静脉、头静脉、贵要静脉、肘正中静脉的位置及注入，大隐静脉、小隐静脉的起始、行程及注入；肝门静脉的合成、位置、注入、主要属支及其收集范围；静脉角的概念。

5. 掌握淋巴系统的组成；胸导管及右淋巴导管的起始、行程、注入和收集范围；乳糜池的位置和合成；淋巴结功能及脾的位置、功能。

6. 熟悉心传导系统的组成与功能；左、右冠状动脉的起始、行程，主要分支及其分布；心包的构成。

7. 熟悉毛细血管的结构、分类、分布和功能；大、中、小动脉及各级静脉的结构特点；颈动脉窦、颈动脉小球的位置、形状和功能；锁骨下动脉的起始、主要分支（椎动脉）；腹腔干，肠系膜上、下动脉的分布。

8. 熟悉颈内静脉的位置和主要属支（面静脉的交通及其临床意义）；肝门静脉系与上、下腔静脉系的吻合处，侧支循环及其临床意义。

9. 熟悉淋巴器官的组成；浅表淋巴结群的名称、位置；脾的形态。

10. 了解心壁的微细结构；心的静脉、心的体表投影、肺循环的血管、动脉韧带的位置、形成及其临床意义；胸主动脉、髂总动脉、髂内动脉的起止和分支；肾动脉和睾丸（卵巢）动脉的分布；掌浅弓和掌深弓的组成；上下肢的深静脉、奇静脉的位置、注入和收集范围；髂总静脉、髂内静脉和髂外静脉的位置、注入；右淋巴干、淋巴导管的合成；淋巴结、脾的微细结构；胸腺的位置、形态、微细结构和功能。

11. 掌握瘀血、血栓形成、血栓、栓塞、梗死的概念；高血压病的病变及后果、动脉粥样硬化的基本病变及继发病变、冠心病的病变及后果。

12. 熟悉瘀血的原因、病变、后果；血栓形成的原因和条件；栓子的运行途径；梗死的类型及病变；肺瘀血和肝瘀血的病变；血栓的结局对机体的影响；栓塞的类型及对机体的影响（血栓栓塞、气体栓塞、羊水栓塞、脂肪栓塞及其他栓塞）；高血压病、动脉粥样硬化的病因及发病机制。

13. 了解动脉性充血的概念、原因、后果；出血的概念、类型和病变；梗死的后果；血栓形成的过程和类型；恶性高血压的病变及后果。

脉管系统(angiological system)是一系列密闭而连续的管道系统,包括心血管系统和淋巴系统两部分,管道内分别流着血液和淋巴液,淋巴液最后也注入心血管系统。

脉管系统的主要功能是把氧气、营养物质及激素等物质运送到全身各器官、组织及细胞;同时将各细胞、组织器官的代谢产物运送到肺、肾、皮肤等排泄器官排出体外。内分泌腺和内分泌细胞分泌的激素也由脉管系统运送。所以,脉管系统在生命活动中起到十分重要的作用。

第一节　心血管系统

DAO RU QING JING
导入情景

情景描述:

男,58岁,进行性乏力、纳差、厌油腻3年伴有右季肋区疼痛。半年前出现皮肤巩膜黄染,上腹胀。近来,便血伴鼻出血、牙龈出血。查体:慢性面容,腹膨隆、质软,腹壁浅静脉曲张,肝大,右肋下2cm,剑下4cm,质中;脾肋下1cm。移动性浊音(＋),下肢浮肿。血常规:WBC4.8×10^9/L,GR51.8％,PLT141×10^9/L,肝功能:ALT357U/L,TBIL1.6ng/dl。腹部B超示:脾大,腹水,门静脉增宽。腹水常规:提示漏出液,抗酸杆菌阴性。胃镜:食管胃底静脉曲张。

入院诊断:肝硬化

请分析:1. 肝门静脉如何组成?

2. 肝门静脉收集哪些静脉血?

3. 肝门静脉有哪些侧支循环?

4. 肝硬化患者出现脾大、腹水、腹壁浅静脉及胃底静脉曲张等肝门静脉高压症,原因是什么?

一、基本概念

1. 心血管系统(cardiovascular system)　包括心和血管(动脉、毛细血管和静脉)。

2. 心(heart)　是中空肌性的动力器官,具有节律地收缩和舒张作用,推动血液在心血管内不停地循环流动。心分左、右心房和左、右心室四个腔,左、右心房之间有房间隔。左、右心室之间有室间隔,同侧房室之间有房室口相通。

3. 动脉(artery)　是将血液从心运输到全身各部毛细血管中去的血管。动脉从心脏发出,可分为大动脉、中动脉、小动脉和微动脉,其管径也逐渐变细,最后移行为毛细血管。

4. 毛细血管(capillary)　是极为微细的血管,管壁菲薄,其分布范围广,互连成网,是血液与组织之间物质交换的场所。

5. 静脉(vein)　是将毛细血管内的血液运回心的血管。其起于毛细血管,管径由小变粗,逐渐合成小静脉、中静脉和大静脉,最后汇入心房。

6. 血液循环(blood circulation)(图 1-1)　血液从心室泵出,经动脉、毛细血管、静脉,最后返回心房,这样周而复始的循环流动称血液循环。按循环途径不同,可分为体循环和肺循环,两者互相连续,同时进行。当心收缩时,血液从左心室射入主动脉,再经主动脉的各级分支到达全身毛细血管,血液在毛细血管与组织和细胞之间进行物质和气体交换,血液中的氧和营养物质被组织和细胞吸收,并产生代谢废物和二氧化碳,使血液成为含二氧化碳和代谢废物较高的静脉血;经过各级静脉回流,最后汇入上、下腔静脉和冠状窦返回右心房,这一循环途径称体循环(systemic circulation,又叫大循环)。自体循环回右心房的静脉血进入右心室后,从右心室搏出,经肺动脉干及其各级分支到达肺泡毛细血管,血液在此进行气体交换,即排出二氧化碳,吸入氧气,成为含氧丰富的动脉血,然后经肺静脉返回左心房,这一循环途径称肺循环(pulmonary circulation,又叫小循环)。

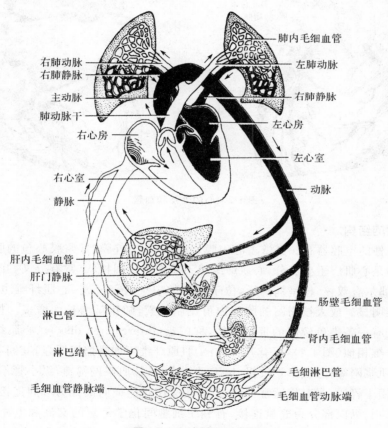

图 1-1　血液循环示意图

二、心

(一)心的位置和外形
心脏位于胸腔的中纵隔内,膈肌中心腱的上方。整个心脏 2/3 位于正中线的左侧,1/3

位于正中线的右侧。

心脏的外形略呈倒置的圆锥形,大小相当于本人的拳头(图 1-2)。心有一尖、一底、两面、三缘。心尖朝向左前下方,心底朝向右后上方,与出入心的大血管相连。前面又称胸肋面,朝向前方。下面又称膈面,朝向下方与膈相邻。心的右缘由右心房构成,左缘大部分由左心室构成,下缘主要由右心室构成。心脏表面有三个浅沟,可作为心脏分界的表面标志。在心底附近有环形的冠状沟,分隔上方的心房和下方的心室。心室的前、后面各有一条纵沟,分别叫做前室间沟和后室间沟,是左、右心室表面分界的标志。

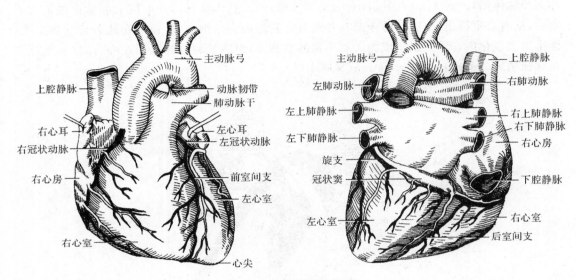

图 1-2　心的外形和血管

(二)心壁的结构

心脏是肌性的空腔器官。其壁由心内膜、心肌膜和心外膜(即浆膜心包的脏层)构成,心肌纤维(细胞)是心肌层主要成分,心肌纤维呈不规则的短圆柱状,常有分叉,互连成网;一般只有一个核,偶尔有双核,核呈椭圆形,位于细胞的中央(图 1-3)。心肌纤维也有横纹,但不如骨骼肌纤维明显。成人核周围的胞质内可见脂褐素,随年龄增长而增多。相邻心肌纤维之间的连接处有一条染色较深的带状结构,称闰盘(intercalated disk)。心肌纤维的超微结构与骨骼肌纤维相似(图 1-4),但有其特点:①肌原纤维不如骨骼肌明显,其间有丰富的线粒体、横小管和肌浆网等;②横小管较粗,位于 Z 线水平;③肌浆网稀疏,纵小管不发达,终池少而小,多见于横小管的一侧,故通常只有二联体;④闰盘的横向部分为中间连接和桥粒,起着牢固的连接作用;纵向部分为缝隙连接,有利于细胞间化学信息的交流和电冲动的传导,使许多相连的心肌纤维在功能上成为一个整体,从而产生同步收缩或舒张。

心内膜与血管内膜相续,心房、心室的心外膜、心内膜是互相延续的,但心房和心室的心肌层却不直接相连,它们分别起止于心房和心室交界处的纤维支架,形成各自独立的肌性壁,从而保证心房和心室各自进行独立的收缩舒张,以推动血液在心脏内的定向流动。心房肌薄弱,心室肌肥厚,其中左室壁肌最发达。

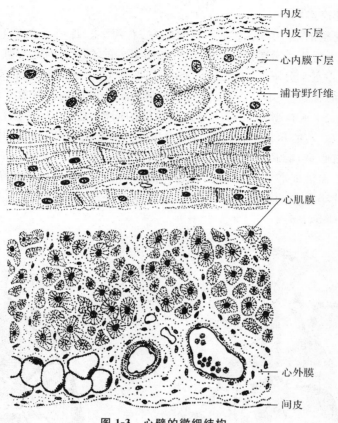

内皮
内皮下层
心内膜下层
浦肯野纤维
心肌膜
心外膜
间皮

图 1-3 心壁的微细结构

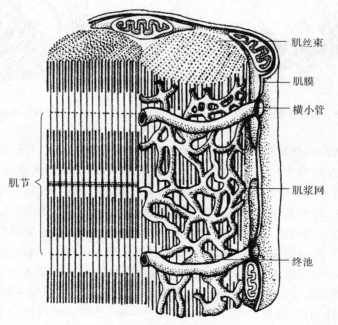

肌丝束
肌膜
横小管
肌浆网
肌节
终池

图 1-4 心肌纤维超微结构模式图

(三)心腔的形态结构

心脏内腔被完整的心中隔分为互不相通的左、右两半。每半心在与冠状沟一致的位置上各有一个房室口,将心脏分为后上方的心房和前下方的心室。因此心脏被分为右心房、右心室、左心房和左心室。分隔左、右心房的心中隔叫房间隔;分隔左、右心室的叫室间隔。右心房、右心室容纳静脉血,左心房、左心室容纳动脉血。心脏内的静脉血与动脉血不交汇。

右心房通过上、下腔静脉口接纳全身静脉血液的回流,还有一小的冠状窦口,是心脏本身静脉血的回流口。右心房内的血液经右房室口流入右心室,在右房室口附有三尖瓣(右房室瓣),瓣尖伸向右心室,瓣膜借腱索与右心室壁上的乳头肌相连。当心室收缩时,瓣膜合拢封闭房室口以防止血液向心房内逆流。右心室的出口叫肺动脉口,通向肺动脉。在肺动脉口的周缘附有三片半月形的瓣膜,叫肺动脉瓣,其作用是当心室舒张时,防止肺动脉的血液反流至右心室(图 1-5,1-6)。

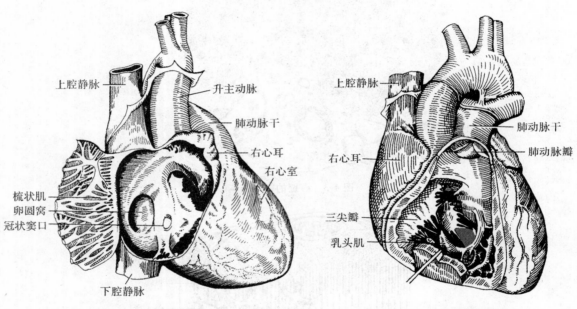

图 1-5　右心房的腔面　　　　　图 1-6　右心室的腔面

左心房通过四个肺静脉口收纳由肺回流的血液,然后经左房室口流入左心室,在左房室口处附有二尖瓣(左房室瓣)。左心室的出口叫主动脉口,左心室的血液通过此口入主动脉,向全身各组织器官分布,在主动脉口的周缘也附有三片半月形的瓣膜,叫主动脉瓣。二尖瓣和主动脉瓣的形状、结构及作用与三尖瓣和肺动脉瓣的基本一致(图 1-7)。

房室口和动脉口的瓣膜,是保证心腔血液定向流动的装置,当心室肌舒张时,房室瓣(三尖瓣、二尖瓣)开放,而动脉瓣(肺动脉瓣,主动脉瓣)关闭,血液由左、右心房流向左、右心室;心室肌收缩时则相反,房室瓣关闭,动脉瓣开放,血液由左、右心室泵入主动脉和肺动脉。这样形成了心脏内血液的定向循环,即:上、下腔静脉和冠状窦→右心房→右房室口(三尖瓣开放)→右心室→肺动脉口(肺动脉瓣开放)→肺动脉→肺(经肺泡壁周围的毛细血管进行气体交换)→肺静脉→左心房→左房室口(二尖瓣开放)→左心室→主动脉口(主动脉瓣开放)→

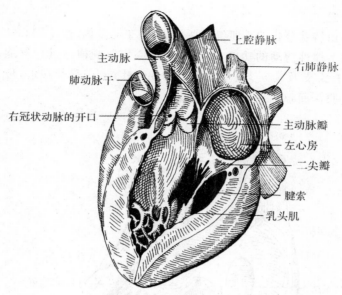

图 1-7　左心房和左心室

主动脉（通过各级动脉分布至全身）。

（四）心包

心包（pericardium）（图 1-8）是包裹心和出入心的大血管根部的纤维浆膜囊。心包分内、外两层，外层为纤维心包，内层为浆膜心包。纤维心包是坚韧的结缔组织囊，上方与大血管的外膜相续，下方附于膈的中心腱。浆膜心包贴于纤维心包的内面。心包分互相移行的脏、壁两层，脏层位于心的表面，称心外膜；壁层位于纤维心包的内面。脏、壁两层之间的腔隙称心包腔（pericardial cavity）。腔内含少量浆液，起润滑作用。心包的主要功能有：一是减少心脏跳动时的摩擦；二是防止心过度扩张，以保持血容量的相对恒定。

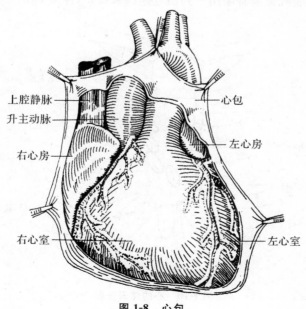

图 1-8　心包

(五)心传导系统

心传导系统是由特殊分化的心肌纤维所构成,位于心壁内(图1-9),具有产生兴奋、传导冲动和维持心正常节律性搏动的功能,使心房肌和心室肌规律地进行舒缩,包括窦房结,房室结,房室束,左、右束支及其分支。窦房结(sinuatrial node)呈长梭形,位于上腔静脉与右心耳交界处的心外膜深面,是心的正常起搏点。

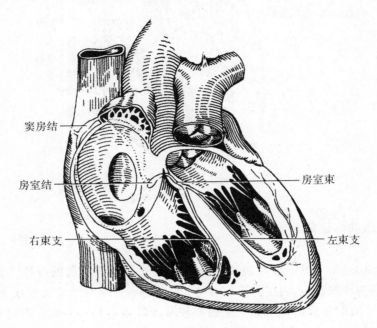

图1-9 心的传导系统模式图

(六)心的体表投影

心在胸前壁的体表投影通常采用下列四点连线来确定(图1-10)。

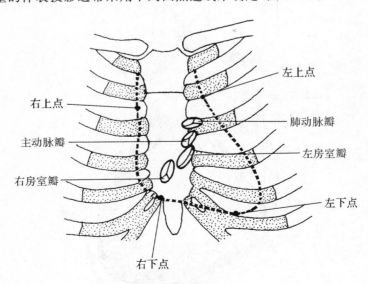

图1-10 心的体表投影

1. 左上点 左侧第 2 肋软骨下缘,距胸骨左缘约 12mm 处。

2. 右上点 右侧第 3 肋软骨上缘,距胸骨右缘约 10mm 处。

3. 左下点 左侧第 5 肋间隙,左锁骨中线内侧 10～20mm 处(距正中线 70～90mm),即心尖冲动点。

4. 右下点 右侧第 6 胸肋关节处。

左、右上点连线为心上界;左、右下点连线为心下界;右上、下点连线为心右界;左上、下点连线是心左界。

(七)心脏的血管

心脏的动脉为发自升主动脉的左、右冠状动脉,其静脉最终汇集成冠状窦开口于右心房。供给心脏本身的血液循环叫冠状循环。

1. 动脉 供应心的动脉是左、右冠状动脉(图 1-2),均发自升主动脉起始部。

(1)右冠状动脉(right coronary artery):沿冠状沟向右下绕心的右缘至心的膈面,发出后室间支,沿后室间沟下行。右冠状动脉分布于右心房、右心室、室间隔后 1/3、部分左心室后壁、房室结(分布率占 93%)和窦房结(分布率占 60%)。

(2)左冠状动脉(left coronary artery):主干短而粗,向左前方行至冠状沟,随即分为前室间支和旋支。前室间支沿前室间沟下行,其分支供应左心室前壁、右心室前壁和室间隔前 2/3。旋支沿冠状沟左行,绕过心左缘至左心室膈面,主要分布于左心房、左心室左侧面、膈面和窦房结(分布率占 40%)等。

2. 静脉 心的静脉与动脉相伴行,心的静脉血通过心大、中、小静脉汇入冠状窦,再经过冠状窦口注入右心房。

三、血管

(一)血管的微细结构

血管分为动脉、静脉和毛细血管三类。根据其管径的大小,动脉和静脉又分为大、中、小和微动、静脉 4 级。在形态上 4 级之间并无明显的界线,是逐渐移行的。动脉有多级分支,管径由大变小,管壁由厚变薄,管壁均分为内膜、中膜、外膜三层;静脉由小到大逐级汇合,管径逐渐增粗,管壁逐渐增厚。静脉管壁也可分为内膜、中膜和外膜三层。静脉管壁薄而柔软,弹性也小,静脉壁的平滑肌和弹性组织不及动脉丰富,结缔组织成分较多。故切片标本中的静脉管壁常呈塌陷状,管腔变扁或呈不规则形。

1. 毛细血管(capillary) 是管径最细、管壁最薄、结构最简单、通透性最强、数量最多、分布最广的血管。它们分支并互相吻合成网。各器官和组织内毛细血管网的疏密程度差别很大,代谢旺盛的组织和器官如骨骼肌、心肌、肺、肾和腺体,毛细血管网很密;代谢较低的组织如骨、肌腱和韧带等,毛细血管网则较稀疏。

(1)毛细血管的结构:毛细血管管壁主要由一层内皮细胞和基膜组成(图 1-11)。毛细血管管径一般为 6～8μm,只允许 1～2 个红细胞通过。内皮细胞基膜外有少许结缔组织。

(2)毛细血管的分类:在光镜下观察,各种组织和器官中的毛细血管结构均很相似,但在电镜下,根据内皮细胞等的结构特点,毛细血管可分为三类:①连续毛细血管(continuous capillary):在三类中为最常见,其特点为内皮细胞薄,并相互连续,相邻内皮细胞之间有紧密连接、缝隙连接或桥粒。基膜完整,细胞质中有许多吞饮小泡。连续毛细血管分布于结缔组织、肌组织、肺和中枢神经系统等处。②有孔毛细血管(fenestrated capillary):其特点是内皮

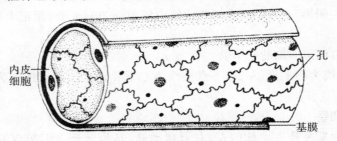

图 1-11　毛细血管结构模式图

细胞不含核的部分较薄,且有许多贯穿细胞全厚的内皮孔,许多器官的毛细血管孔有隔膜封闭,内皮细胞基底面有连续的基膜。此类血管主要存在于胃肠黏膜、某些内分泌腺和肾血管球等处。③血窦(sinusoid):又称窦状毛细血管(sinusoid capillary),管腔大,管壁薄,形状不规则,血窦内皮细胞有孔,相邻内皮细胞之间有较宽的间隙,有的血窦有连续的基膜,有的基膜不连续或缺乏。此类毛细血管主要分布于大分子物质代谢旺盛的器官,如肝、脾、红骨髓和一些内分泌腺中。

2. 大动脉(large artery)　包括主动脉、头臂干、颈总动脉、锁骨下动脉和髂总动脉等。大动脉的管壁中有多层弹性膜和大量弹性纤维,平滑肌则较少,故又称弹性动脉(elastic artery)。大动脉管壁结构特点如下(图 1-12)。

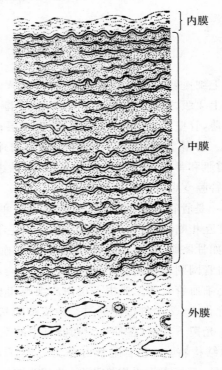

图 1-12　大动脉的微细结构

（1）内膜（tunica intima）：由内皮、内皮下层和内弹性膜构成，内皮即单层扁平上皮，内皮下层较厚，为疏松结缔组织，内皮下层外面为多层弹性膜组成的内弹性膜，该膜平均厚约为 $1\mu m$，在脉搏的作用下可向外扩张，而后呈弹性回缩。由于内弹性膜与中膜的弹性膜相连，故内膜与中膜的分界不清楚。

（2）中膜（tunica media）：特别厚，有明显的层状结构，即由数层弹性膜构成。弹性膜间有平滑肌细胞、胶原纤维和弹性纤维。弹性膜有 40～70 层，在血管横切面上，因为血管的收缩，所以弹性膜呈波浪状。

（3）外膜（tunica adventitia）：较薄，由结缔组织构成，除弹性纤维和胶原纤维外，还有成纤维细胞、巨噬细胞和肥大细胞。没有明显的外弹性膜。外膜逐渐移行为周围的疏松结缔组织，外膜中含有淋巴管和神经束。

3. 中动脉（medium-sized artery） 除大动脉外，凡在人体结构中有名称的动脉大多属中动脉。中动脉管壁的平滑肌相当丰富，故又称肌性动脉（muscular artery）。中动脉管壁结构特点如下（图 1-13）。

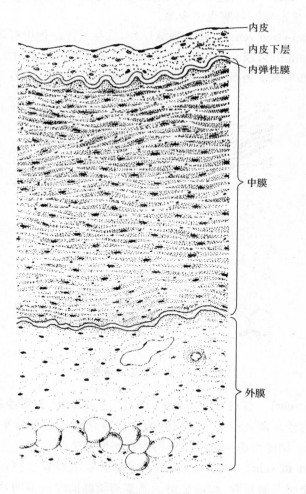

图 1-13　中动脉的微细结构

(1)内膜：内皮下层较薄，内弹性膜明显。

(2)中膜：中膜较厚，由10～40层环形排列的平滑肌细胞组成，肌纤维间有一些弹性纤维、胶原纤维和成纤维细胞。

(3)外膜：厚度较中膜薄，除有小血管外，还有许多神经纤维，其伸入中膜层的平滑肌，可调节血管舒张与收缩。多数中动脉的中膜和外膜交界处有明显的外弹性膜。

4. 小动脉(small artery) 管径在0.3～1mm间的动脉称小动脉。小动脉包括粗细不等的几级分支，也属肌性动脉。较大的小动脉，内膜有明显的内弹性膜，中膜有几层平滑肌，外膜厚度与中膜相近，一般没有外弹性膜。

5. 微动脉(arteriole) 管径在0.3mm以下的动脉，称微动脉。内膜无内弹性膜，中膜由1～2层平滑肌组成，外膜较薄。

6. 微静脉(venule) 管腔不规则，管径50～200μm，内皮外的平滑肌或有或无，无完整的平滑肌层，外膜薄。

7. 小静脉(small vein) 管径达200μm以上，内皮外有一层较完整的平滑肌。较大的小静脉中膜有一至数层平滑肌。外膜也渐变厚。

8. 中静脉(medium-sized vein) 除大静脉以外，凡在人体结构中有名称的静脉都属中静脉。中静脉管径2～9mm，内膜薄，内弹性膜不发达或不明显。中膜比其相伴行的中动脉薄得多，环形平滑肌分布稀疏。外膜比中膜厚，由结缔组织组成(图1-14)。

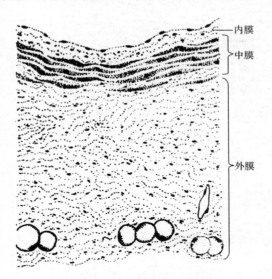

图1-14 中静脉的微细结构

9. 大静脉(large vein) 管径在10mm以上，上、下腔静脉、头臂静脉和颈内静脉等都属于此类静脉。管壁内膜较薄，中膜很不发达，为几层排列疏松的环形平滑肌，有时甚至没有平滑肌。外膜则较厚，结缔组织内常有较多的纵行平滑肌束。

10. 静脉瓣(valve of vein) 管径2mm以上的静脉管壁常有瓣膜，其内膜凸入管腔褶叠形成彼此相对的两个半月形瓣膜，称静脉瓣。其游离缘朝向血流方向，瓣膜中心为含弹性纤维的结缔组织，表面覆以内皮，其作用是防止血液逆流。四肢静脉的瓣膜较多，头面部、大静脉、肝门静脉、胸腹壁的静脉缺少或无静脉瓣膜(图 1-15)。

(二)肺循环的血管

1. 肺动脉(pulmonary artery)　起于右心室,为一短干,在主动脉之前向左上后方斜行,在主动脉弓下方分为左、右肺动脉,经肺门入肺,随支气管的分支而分支,在肺泡壁的周围,形成稠密的毛细血管网。

2. 肺静脉(pulmonary veins)　其属支起于肺内毛细血管,逐级汇成较大的静脉,最后,左、右肺各汇成两条肺静脉,注入左心房。

(三)体循环的血管

1. 动脉

(1)主动脉(aorta):主动脉是大循环中的动脉主干,全程可分为三段,即升主动脉、主动脉弓和降主动脉。降主动脉又可再分为胸主动脉和腹主动脉。升主动脉,起自左心室,在起始部发出左、右冠状动脉营养心脏壁。主动脉弓,是升主动脉的直接延续,在右侧第二胸肋关节后方,呈弓形向左后方弯曲,到第 4 胸椎椎体的左侧移行为胸主动脉。在主动脉弓的凸侧,自右向左发出头臂干、左侧颈总动脉和左侧锁骨下动脉。胸主动脉,是主动脉弓的直接延续,沿脊柱前方下降,穿过膈肌主动脉裂孔移行为腹主动脉。腹主动脉,是胸主动脉的延续,沿脊柱前方下降,至第 4 腰椎平面分为左、右髂总动脉而终(图 1-16)。

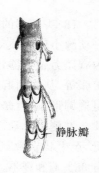

图 1-15　静脉瓣

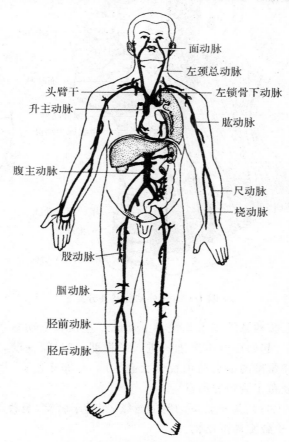

图 1-16　全身的动脉分布模式图

（2）头颈部的动脉：头颈部的动脉主要来源于颈总动脉，颈总动脉分叉处有颈动脉窦和颈动脉小球。颈动脉窦（carotid sinus）是颈总动脉末端和颈内动脉起始处膨大的结构，窦壁内有压力感受器，当动脉血压升高时，刺激压力感受器，可反射性地引起心跳减慢，末梢血管扩张等，从而引起血压下降。颈动脉小球（carotid glomus）是位于颈内、外动脉分叉处后方呈椭圆形小体，是化学感受器。

左侧颈总动脉直接发自主动脉弓，右侧者起于头臂干。起始后沿气管和食管的外侧上升，至甲状软骨上缘平面分为颈内动脉和颈外动脉两支。颈内动脉经颅底的颈动脉管入颅，分布于脑和视器。颈外动脉，上行至下颌颈处分为颞浅动脉和上颌动脉两个终支。沿途的主要分支有甲状腺上动脉、舌动脉和面动脉等，分布于甲状腺、喉及头面部的浅、深层结构（图 1-17）。

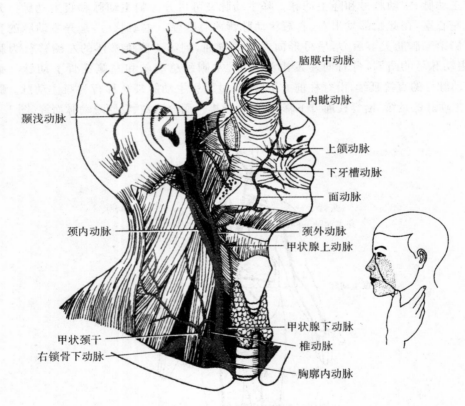

图 1-17　颈外动脉及其分支

（3）上肢的动脉：上肢动脉的主干是锁骨下动脉。左锁骨下动脉直接起于主动脉弓，右锁骨下动脉起于头臂干，起始后经胸廓上口进入颈根部，越过第一肋，续于腋动脉。其主要分支有：①椎动脉：穿经颈椎的横突孔由枕骨大孔入颅，分布于脑；②甲状颈干：分布于甲状腺等；③胸廓内动脉：分布于胸腹腔前壁。

腋动脉（axillary artery）：为锁骨下动脉的延续，穿行于腋窝，至背阔肌下缘，移行于肱动脉，腋动脉的分支分布于腋窝周围结构。

肱动脉（brachil artery）：沿臂内侧下行，在肘窝的内上方，肱二头肌腱内侧可触到肱动脉的搏动,此处是测量血压时的听诊部位。当上肢远侧部发生大量出血时,可在臂中部的内侧向外侧压迫肱动脉于肱骨,进行止血(图1-18)。

桡动脉(radial artery)和尺动脉(ulnar artery):肱动脉至肘关节前面,分为桡动脉和尺动脉,分别沿前臂的桡侧和尺侧下降。桡动脉在腕关节掌侧面的桡侧上方仅被皮肤和筋膜遮盖,是临床触摸脉搏的部位。至手掌,两动脉的末端和分支在手掌吻合,形成双层的动脉弓即掌浅弓和掌深弓(图1-18,1-19)。

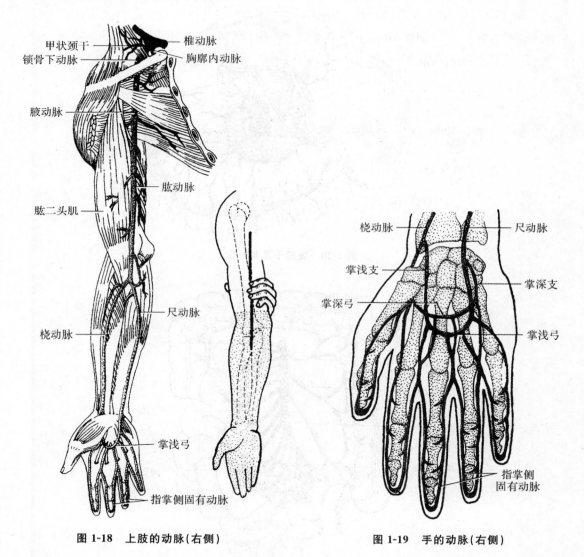

图1-18 上肢的动脉(右侧)　　　　　图1-19 手的动脉(右侧)

(4)胸部的动脉:①胸部的动脉主要起源于主动脉,其分支有壁支和脏支两类。②壁支主要是肋间后动脉,共9对,行于第3至第11肋间隙内;肋下动脉,沿第12肋下缘行走。壁支供养胸壁和腹前外侧壁。③脏支供给胸腔脏器,如支气管和肺、食管和心包等。

(5)腹部的动脉:腹部的动脉主要发自腹主动脉,也有壁支和脏支两类。壁支分布于腹后壁和膈肌,脏支供养腹腔脏器和生殖腺。由于腹腔消化器官和脾是不成对器官而泌尿生殖器官是成对器官,所以血管的分支与此相适应可分为成对脏支和不成对脏支。成对的有肾上腺中动脉、肾动脉和生殖腺动脉(男性的睾丸动脉或女性的卵巢动脉)。不成对的分支有腹腔干(图 1-20),三个分支为:①胃左动脉、脾动脉、肝总动脉:分布于胃、肝、脾、胰等;②肠系膜上动脉(图 1-21):分布于小肠、盲肠、升结肠和横结肠;③肠系膜下动脉:分布于降结肠、乙状结肠和直肠上部(图 1-22)。

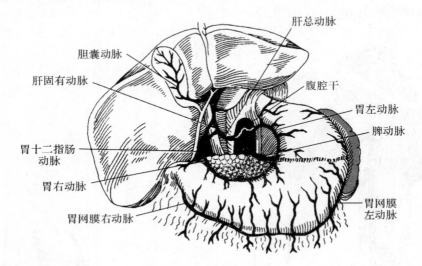

图 1-20　腹腔干及其分支

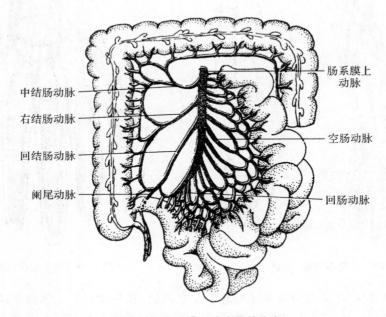

图 1-21　肠系膜上动脉及其分支

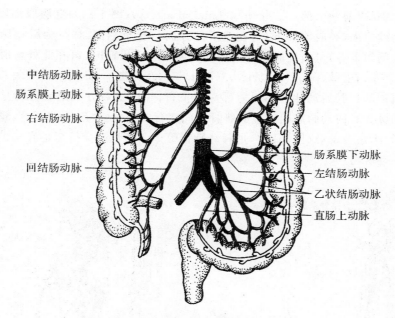

中结肠动脉
肠系膜上动脉
右结肠动脉
回结肠动脉

肠系膜下动脉
左结肠动脉
乙状结肠动脉
直肠上动脉

图 1-22 肠系膜下动脉及其分支

（6）盆部的动脉：①腹主动脉：在第 4 腰椎体的左前方，分为左、右髂总动脉（图 1-23）。髂总动脉行至骶髂关节处又分为髂内动脉和髂外动脉。②髂内动脉：是盆部动脉的主干，沿小骨盆后外侧壁走行。分支有壁支和脏支之分。壁支分布于盆壁、臀部及股内侧部，脏支分布于盆腔脏器（膀胱、直肠下段、子宫等）。

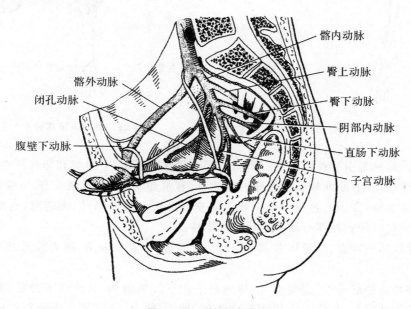

髂外动脉
闭孔动脉
腹壁下动脉

髂内动脉
臀上动脉
臀下动脉
阴部内动脉
直肠下动脉
子宫动脉

图 1-23 女性盆腔动脉

（7）髂外动脉和下肢的动脉：①髂外动脉：是指自起始部至腹股沟韧带深部以上的一段

动脉,其分支供养腹前壁下部。②股动脉(femoral artery)(图 1-24):在腹股沟韧带中点深面由髂外动脉延续而来,经股前部下行,在股下部穿向后行至腘窝,移行为腘动脉。在腹股沟韧带中点稍内侧的下方,可摸到股动脉的搏动。当下肢大出血时,可在此处将股动脉压向耻骨,进行止血。③腘动脉(popliteal artery)(图 1-25):在腘窝深部下行,在膝关节下方分为胫后动脉和胫前动脉。胫后动脉沿小腿后部深层下行,经内踝后方至足底分为足底内侧动脉和足底外侧动脉。胫前动脉起始后经胫腓骨之间穿行向前,至小腿前部下行,越过踝关节前面至足背,移行为足背动脉(图 1-24),足背动脉在第 1、2 跖骨间穿行至足底与足底外侧动脉吻合形成足底动脉弓。

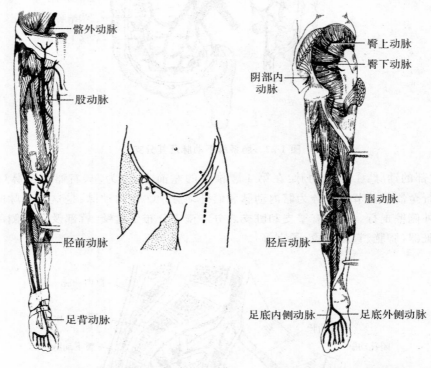

图 1-24 股动脉及其分支　　　　图 1-25 腘动脉及其分支

2. 静脉　静脉是引导血液流回心房的血管。静脉管壁薄,平滑肌和弹性纤维均较少,缺乏收缩性和弹性,管腔断面较扁。静脉的功能有:容量血管,平时容纳全身 70% 的血液。小静脉起于毛细血管,在回心过程中不断接受属支逐渐汇合成中静脉、大静脉,最后注入右心房。静脉的结构或配布与伴行动脉之比有以下特点。

(1)静脉的结构特点:数量较多,管径较粗,管腔较大,管壁较薄,压力较低,弹性较小,血流缓慢。

(2)体循环的静脉分浅、深两类:浅静脉位于皮下浅筋膜内,又称皮下静脉,其不与动脉伴行,最后注入深静脉,临床上常作浅静脉注射、抽血、输血、输液等。深静脉位于深筋膜深面和体腔内,多与动脉伴行,名称与伴行动脉相同,有些部位一条动脉可有两条静脉,如桡、尺静脉,胫前、后静脉等。

（3）静脉的吻合：比动脉丰富。浅静脉间，深静脉间，浅、深静脉之间均有广泛的吻合。浅静脉一般吻合成静脉网，如手背静脉网、足背静脉网；深静脉在某些容积发生改变的器官周围或壁内吻合成静脉丛，如食管静脉丛、直肠静脉丛等。

（4）静脉瓣（venous valve）：静脉瓣成对，呈半月形，游离缘朝向心。是防止血液逆流的重要装置。受重力影响，四肢静脉瓣膜多，当瓣膜功能不全时，可出现静脉曲张，如大隐、小隐静脉曲张。而躯干较大的静脉少或无静脉瓣，如上、下腔静脉，肝门静脉，面部静脉等无静脉瓣。

（5）体循环静脉可分为三大系统：上腔静脉系、下腔静脉系（包括门静脉系）和心静脉系。上腔静脉系是收集头颈、上肢和胸背部等处的静脉血回到心脏的管道。下腔静脉系是收集腹部、盆部、下肢部静脉血回心的一系列管道。门静脉系主要是收集腹腔内消化管道，胰和脾的静脉血入肝的静脉管道，门静脉进入肝脏，在肝内又分成毛细血管网（与肝动脉血一起注入肝内血窦），然后再由肝静脉经下腔静脉回流入心脏。心静脉系是收集心脏静脉血液的管道。

（1）上腔静脉系：上腔静脉由左、右头臂静脉在右侧第一胸肋关节后合成，垂直下行，汇入右心房。在其汇入前有奇静脉注入上腔静脉，接纳头颈、上肢和胸背部的静脉血。

头臂静脉，左、右各一，分别由颈内静脉和锁骨下静脉在胸锁关节后方汇合而成，汇合处所形成的夹角，称为静脉角。

头颈部的静脉（图1-26）：头颈部的静脉有深、浅之分。深静脉叫颈内静脉，起自颅底的颈静脉孔，在颈内动脉和颈总动脉的外侧下行。它除接受颅内的血流外，还受纳从咽、舌、喉、甲状腺和头面部来的静脉。它最主要的属支是面静脉。

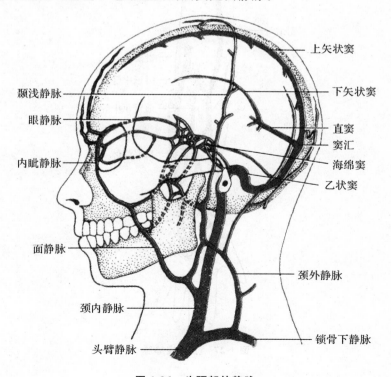

图1-26　头颈部的静脉

　　面静脉(facial vein)：起自内眦静脉，与面动脉伴行后并斜向外下方，至下颌角下方接受下颌后静脉的前支，下行至舌骨高度注入颈内静脉。面静脉通过眼上、下静脉与颅内海绵窦交通(图 1-26)，亦可经面部深静脉与海绵窦交通。由于面静脉缺乏静脉瓣，因此，当面部发生脓性感染时，特别是鼻根至两侧口角间的三角区发生感染处理不当时，如挤压，病菌可经上述途径致颅内感染，临床称此区为"危险三角区"。

　　浅静脉叫颈外静脉，起始于下颌角处，越过胸锁乳突肌表面下降，注入锁骨下静脉，是颈部最大的浅静脉。

　　上肢的静脉：上肢的深静脉均与同名动脉伴行。上肢的浅静脉有(图 1-27)位于皮下的手背浅静脉，并在手背部形成手背静脉网，该处是临床上输液的常选部位。上肢浅静脉比较恒定的有三条：①头静脉：起自手背静脉网桡侧，沿前臂和臂外侧上行，汇入腋静脉；②贵要静脉：起自手背静脉网尺侧，沿前臂尺侧上行，在臂内侧中点与肱静脉汇合，或伴随肱静脉向上注入腋静脉；③肘正中静脉：在肘部前面连于头静脉和贵要静脉之间。

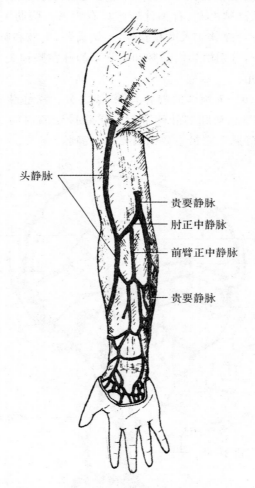

图 1-27　上肢浅静脉

　　胸部的静脉:右侧肋间静脉、支气管静脉和食管静脉汇入奇静脉;而左侧肋间静脉则先汇入半奇静脉或副半奇静脉,然后汇入奇静脉。奇静脉沿胸椎体右前方上行,弓形越过右肺根汇入上腔静脉。

　　(2)下腔静脉系:下腔静脉是人体最大的静脉,接受膈以下各体部(下肢、盆部和腹部)的静脉血,由左、右髂总静脉在第四腰椎下缘处汇合而成,沿腹主动脉右侧上行,穿过膈的腔静脉孔,注入右心房。

　　1)下肢的静脉:下肢的深静脉与同名动脉伴行,由股静脉续于髂外静脉。下肢的浅静脉有:①大隐静脉:起自足背静脉弓的内侧端,经内踝前沿下肢内侧上行,在股前部靠上端处汇入股静脉;②小隐静脉:起自足背静脉弓外侧端,经外踝后方,沿小腿后面上行,在腘窝注入腘静脉(图 1-28)。

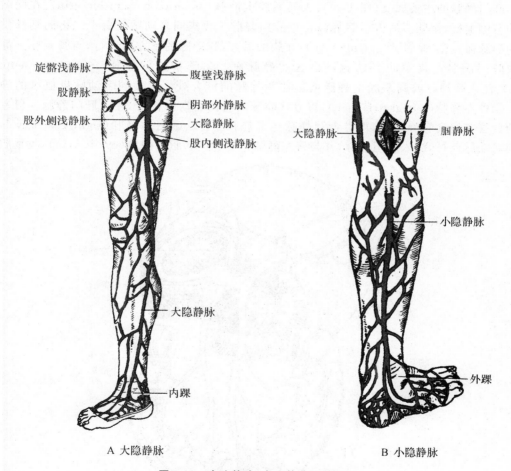

图 1-28　大隐静脉、小隐静脉及其属支

　　2)盆部的静脉:有壁支和脏支之分。壁支与同名动脉伴行。脏支起自盆腔脏器周围的静脉丛(如膀胱静脉丛、子宫静脉丛和直肠静脉丛等)。壁支和脏支均汇入髂内静脉。髂外静脉和髂内静脉在骶髂关节前方,汇成髂总静脉。

　　3)腹部的静脉:腹部的静脉有壁支与脏支之分。壁支与同名动脉伴行,注入下腔静脉。

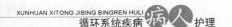

脏支与动脉相同,也可分为成对脏支和不成对脏支。成对脏支与动脉同名,大部分直接注入下腔静脉;不成对脏支有起自肠、脾、胰、胃的肠系膜上静脉、肠系膜下静脉和脾静脉等,它们汇合形成一条静脉主干叫肝门静脉。肝门静脉经肝门入肝,在肝内反复分支,最终与肝固有动脉的分支共同汇入肝血窦,肝血窦汇成肝内小静脉,最后形成3支肝静脉注入下腔静脉。肝门静脉是附属于下腔静脉系的一个特殊部分,它将大量由胃、肠道吸收来的物质,运送至肝脏,由肝细胞进行合成、解毒和贮存。

(3)肝门静脉系:由肝门静脉及其属支所组成,收集除肝和直肠下段以外的腹腔不成对脏器的静脉血。肝门静脉(portal vein of hepatis)长约6～8cm,由肠系膜上静脉和脾静脉在胰头的后方汇合而成,在肝门处分为左、右两支入肝。肝门静脉的特点是起、止两端均为毛细血管,并缺少静脉瓣。所以,当肝门静脉血流受阻时,血液可发生逆流。

肝门静脉的主要属支(图1-29):①肠系膜上静脉(superior mesenteric vein):在同名动脉的右侧上行,至胰头后方与脾静脉合成肝门静脉。收集同名动脉及胃十二指肠动脉供血区的静脉血。②脾静脉(splenic vein):在胰的后方,脾动脉的下方向右行,与肠系膜上静脉合成肝门静脉。收集同名动脉供血区的静脉血。③肠系膜下静脉(inferior mesenteric vein):注入脾静脉或肠系膜上静脉或上述两静脉的汇合处。收集同名动脉供血区的静脉血。④胃左静脉(left gastric vein)(胃冠状静脉):与同名动脉伴行,注入肝门静脉。胃左静脉的食管支经食管静脉丛,再借食管静脉与奇静脉吻合。⑤胃右静脉(right gastric vein):与同名动脉伴行,注入肝门静脉,并与胃左静脉相吻合。⑥胆囊静脉(cystic vein):收集胆囊

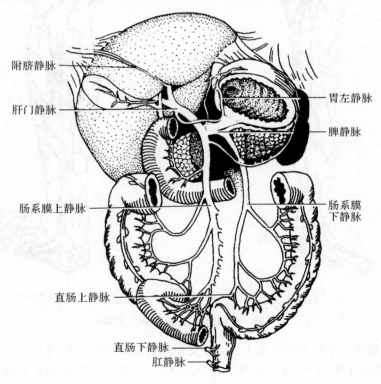

图1-29　肝门静脉及其属支

的静脉血,注入肝门静脉或其右支。⑦附脐静脉(paraumbilical vein):起于脐周静脉网,沿肝圆韧带行走,注入肝门静脉。

肝门静脉系与上、下腔静脉系的吻合及侧支循环主要有以下三处:食管静脉丛、直肠静脉丛和脐周静脉网(图1-30)。在一般情况下,这些静脉丛的分支细小,血液按正常方向回流。当肝门静脉高压时(如肝硬化引起的门脉高压),肝门静脉回流受阻,肝门静脉内的血液可经吻合的静脉丛流入上、下腔静脉系,形成门脉侧支循环。

当肝门静脉高压时,大量血液经侧支循环流向腔静脉,食管静脉丛曲张和破裂导致呕血;直肠静脉丛曲张和破裂,引起便血;腹壁的静脉形成以脐为中心,呈放射状排列的静脉曲张,临床称为"海蛇头"体征。

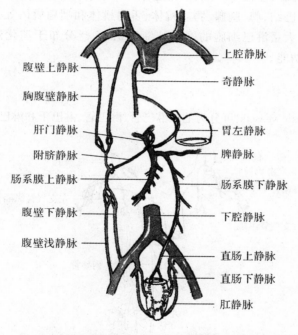

图 1-30　肝门静脉与上、下腔静脉系的吻合模式图

（陶冬英）

第二节　淋巴系统

导入情景

情景描述:

　　患儿,女,7岁,因"发现颈部淋巴结肿大半天"入院。没有出疹,无发热、咳嗽等不适。既往无特殊病史。入院查体:体温:37.1℃,神志清,颈部可触及多个肿大的淋巴结,最大约3.3cm×1.9cm,有触痛,活动度尚可,无粘连,双腋下可扪及数个黄豆大小淋巴结。

初步诊断:支原体感染。

试分析:1.颈部淋巴结与腋下淋巴结如何回流?

　　　　2.淋巴的功能有哪些?为何感染时淋巴结会肿大?

淋巴系统(lymphatic system)包括淋巴管道、淋巴器官和淋巴组织。在淋巴管道内流动的无色透明液体,称为淋巴。当血液运行到毛细血管时,部分液体经毛细血管滤出,进入组织间隙,形成组织液,组织液与细胞进行物质交换后,大部分在毛细血管的静脉端被吸收,进入静脉内,小部分进入毛细淋巴管内成为淋巴,沿淋巴管道向心流动,最后通过胸导管、右淋巴导管注入静脉角而归入血液中。因此,淋巴系可以看作是静脉系的辅助部分。

淋巴器官包括淋巴结、脾、胸腺、腭扁桃体、舌扁桃体和咽扁桃体等。

淋巴组织是含有大量淋巴细胞的网状结缔组织,广泛分布于消化道和呼吸道等器官的黏膜内,也具有防御功能。

一、淋巴管道

淋巴管道(lymphatic vessels)可分为毛细淋巴管、淋巴管、淋巴干和淋巴导管等(图1-31)。

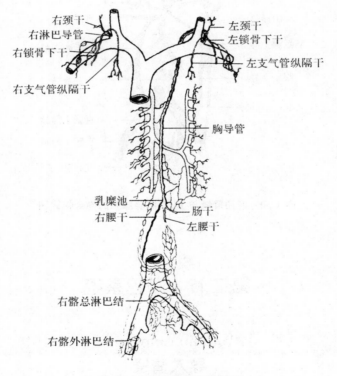

图 1-31　胸导管和右淋巴结

1.毛细淋巴管　以盲端起于组织间隙,由一层内皮细胞构成,管腔粗细不一,没有瓣膜,互相吻合成网,中枢神经、上皮组织、骨髓、软骨和脾实质等器官组织内不存在毛细淋巴管(图 1-32)。

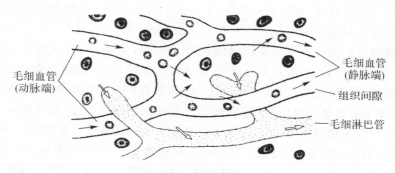

毛细血管
（动脉端）

毛细血管
（静脉端）

组织间隙

毛细淋巴管

图 1-32　毛细淋巴管

2. 淋巴管　由毛细淋巴管汇合而成，管壁与静脉相似，但较薄、瓣膜较多且发达，外形粗细不匀，呈串珠状。淋巴管根据其位置分为浅、深两组，浅淋巴管位于皮下与浅静脉伴行；深淋巴管与深部血管伴行，两者间有较多交通支。淋巴管在行程中通过一个或多个淋巴结，从而把淋巴细胞带入淋巴液。

3. 淋巴干　由淋巴管多次汇合而形成，全身淋巴干共有 9 条：即收集头颈部淋巴的左、右颈干；收集上肢、胸壁淋巴的左、右锁骨下干；收集胸部淋巴的左、右支气管纵隔干；收集下肢、盆部及腹腔成对器官淋巴的左、右腰干，以及收集腹腔不成对器官淋巴的肠干。

4. 淋巴导管　包括胸导管（左淋巴导管）和右淋巴导管。胸导管的起始部膨大叫乳糜池，位于第 11 胸椎与第 2 腰椎之间，乳糜池接受左、右腰干和肠干淋巴的汇入。胸导管穿经膈肌的主动脉裂孔进入胸腔，再上行至颈根部，最终汇入左静脉角，沿途接受左支气管纵隔干、左颈干和左锁骨下干的汇入。右淋巴导管为一短干，收集右支气管纵隔干、右颈干和右锁骨下干的淋巴，注入右静脉角。

二、淋巴器官

（一）淋巴结

1. 淋巴结（lymph nodes）的形态　淋巴结是灰红色的扁圆形或椭圆形小体，常成群聚集，也有浅、深群之分，多沿血管分布，位于身体屈侧活动较多的部位。胸、腹、盆腔的淋巴结多位于脏器的门和大血管的周围。

2. 人体各部主要淋巴结的位置和引流　局部淋巴结（regional lymph nodes）是指引流某个器官或部位淋巴的第一级淋巴结，临床上通常称为哨位淋巴结。通过其输入淋巴管收纳机体一定区域的淋巴，过滤后经其输出淋巴管输送至下一级淋巴结群或其他淋巴管道。当某器官感染或癌变时，细菌、病毒、寄生虫或癌细胞可沿淋巴管到达相应的局部淋巴结，淋巴结则迅速增殖、肿大，产生大量的淋巴细胞来过滤、阻截和杀灭这些病原体，防止病变进一步扩散，从而使病灶远处免受病原体的侵袭。但当病原体的致病力过强或淋巴结功能低下时，该局部淋巴结不能成功地过滤、拦截和杀灭病原体，病变则沿该淋巴结的引流方向继续向远处蔓延，波及下一级淋巴结群。因此，局部淋巴结的肿大往往提示其引流范围内有感染灶存在。了解局部淋巴结的位置及其变化情况、淋巴液的引流范围和引流去向，对某些部位疾病的诊断和治疗有重要的临床意义。有些器官如甲状腺、食管及肝的部分淋巴管可不经淋巴

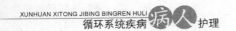

结的过滤,直接注入胸导管,使得这些器官的病变或肿瘤细胞得不到淋巴结的监测,病变易于向远处转移,波及其他器官。

(1)头颈部淋巴结的位置和引流:头颈部淋巴结较多,主要分布于头颈交界处和颈内、外静脉的周围。其中主要有:①下颌下淋巴结:位于下颌下腺周围,收纳面部和口腔的淋巴,其输出管注入颈外侧深淋巴结;②颈外侧浅淋巴结:位于胸锁乳突肌的浅面,沿颈外静脉排列,收纳耳后和腮腺下部等处的淋巴,其输出管注入颈外侧深淋巴结;③颈外侧深淋巴结:沿颈内静脉排列,其中位于锁骨上方部分的颈外侧深淋巴结称为锁骨上淋巴结。颈外侧深淋巴结直接或间接收纳头颈部各群淋巴结的输出管,其输出管汇成颈干;右侧颈干注入右淋巴导管,左侧颈干注入胸导管,在颈干注入胸导管处,常无瓣膜,故胃癌或食管癌患者,癌细胞可经胸导管转移到左锁骨上淋巴结(图 1-33,1-34)。

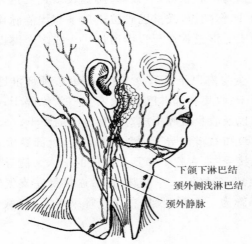

图 1-33 头颈部淋巴结和淋巴管

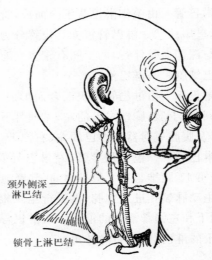

图 1-34 颈深部淋巴结和淋巴管

(2)上肢淋巴结的位置和引流:主要有腋淋巴结群。腋淋巴结群(axillary lymph nodes)分为外侧淋巴结、胸肌淋巴结、肩胛下淋巴结、中央淋巴结和尖淋巴结等 5 群,位于腋窝内,分布于腋血管及其分支的周围,收纳上肢、胸前外侧壁、乳房和肩部等处的淋巴,其输出管形成锁骨下干(图 1-35)。左侧的锁骨下干注入胸导管;右侧的锁骨下干注入右淋巴导管。乳腺癌常转移到腋淋巴结。

(3)胸部淋巴结的位置和引流:胸部的淋巴结有胸壁淋巴结和胸腔器官淋巴结。胸壁淋巴结中有胸骨旁淋巴结,沿胸廓内血管排列,收纳胸前壁、腹前壁上部和乳房内侧部等处的淋巴,其输出管注入支气管纵隔干。胸腔器官淋巴结中有支气管肺门淋巴结,位于肺门处,又称肺门淋巴结。引流肺、支气管和胸膜脏层等淋巴,其输出管注入气管支气管淋巴结,气管支气管淋巴结位于支气管杈上、下方,其输出管注

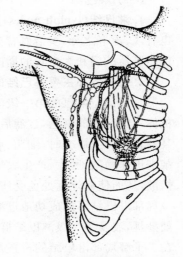

图 1-35 腋淋巴结

入气管旁淋巴结,后者的输出管汇合成支气管纵隔干。左、右支气管纵隔干分别注入胸导管和右淋巴导管。

（4）下肢淋巴结的位置和引流:主要有腹股沟淋巴结,根据其位置深浅又分为:①腹股沟浅淋巴结:位于腹股沟韧带下方的浅筋膜内,分为上、下两群(图 1-36)。上群与腹股沟韧带平行排列,收纳腹前外侧壁下部、臀部、会阴部和子宫底的淋巴。下群沿大隐静脉末端分布,收纳除足外侧缘和小腿后外侧部之外的下肢浅淋巴。腹股沟浅淋巴结的输出管注入腹股沟深淋巴结或髂外淋巴结。②腹股沟深淋巴结:位于股静脉根部周围,收纳下肢深淋巴、会阴的淋巴,以及足外侧缘和小腿后外侧浅部的淋巴,并接受腹股沟浅淋巴结的输出管。其输出管注入髂外淋巴结。

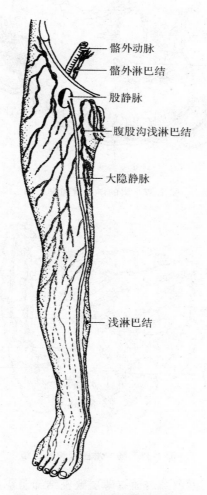

髂外动脉
髂外淋巴结
股静脉
腹股沟浅淋巴结
大隐静脉
浅淋巴结

图 1-36　下肢的淋巴管和淋巴结

（5）盆部淋巴结的位置和引流:盆部的淋巴结沿髂内、外血管和髂总血管排列,分为髂外淋巴结、髂内淋巴结、髂总淋巴结。收纳同名动脉分布区域的淋巴,最后经髂总淋巴结的输出管注入腰淋巴结。

（6）腹部淋巴结的位置和引流:腹部淋巴结主要有(图 1-37,1-38):①腰淋巴结:沿腹主动脉和下腔静脉排列,收纳腹后壁及腹腔内成对脏器的淋巴,以及髂总淋巴结的输出管,腰淋巴结的输出管汇合成左、右腰干,注入乳糜池;②腹腔淋巴结:位于腹腔干周围,收纳腹腔干各级分支分布区域的淋巴;③肠系膜上淋巴结:位于肠系膜上动脉根部周围,收纳肠系膜上动脉分布区域的淋巴;④肠系膜下淋巴结:位于肠系膜下动脉根部周围,收纳肠系膜下动脉分布区域的淋巴。腹腔淋巴结、肠系膜上、下淋巴结的输出管共同汇合成一条肠干,向上行注入乳糜池。

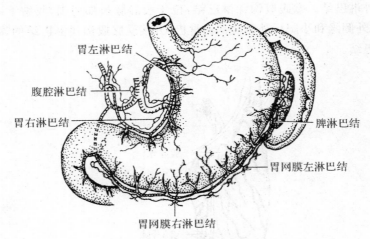

图 1-37　胃的淋巴管和淋巴结

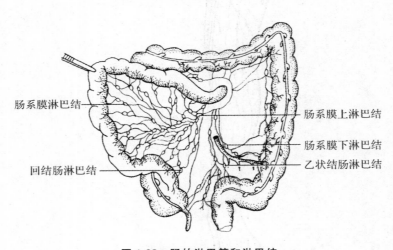

图 1-38　肠的淋巴管和淋巴结

3. 淋巴结的微细结构　淋巴结表面有薄层致密结缔组织构成的被膜,被膜和门部的结缔组织伸入淋巴结实质,形成相互连接的小梁,小梁在淋巴结内分支并互相连接成网,构成淋巴结的支架。支架的网眼内充填着大量的淋巴细胞、浆细胞、巨噬细胞、肥大细胞等。淋巴结的实质分为皮质和髓质两部分(图 1-39),位于浅层的为皮质,深层的为髓质。皮质和髓质内都有淋巴窦通过。

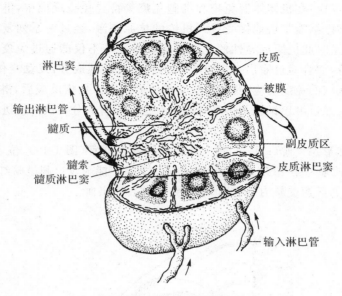

淋巴窦　　　　　　　　　　　皮质

被膜

输出淋巴管

髓质　　　　　　　　　　　　副皮质区

髓索　　　　　　　　　　　　皮质淋巴窦

髓质淋巴窦

输入淋巴管

图 1-39　淋巴结的微细结构

（1）皮质（cortex）：位于被膜深面，由以下三部分构成：①浅层皮质：主要为 B 细胞，其包含淋巴小结和弥散淋巴组织。淋巴小结位于皮质浅层，未经抗原刺激时体积较小，称初级淋巴小结，受到抗原刺激后即增大并产生生发中心，称次级淋巴小结。生发中心指次级淋巴小结中央着色浅淡的区域，是 B 细胞受抗原刺激后，转化形成较幼稚的大、中淋巴细胞，生发中心的一部分 B 细胞可向浆细胞转化，并逐渐移向髓质；弥散淋巴组织位于淋巴小结之间。②副皮质区：位于皮质的深层，为大片的弥散淋巴组织，主要由 T 细胞聚集而成，如给新生动物切除胸腺后，该区域就不再发育，所以又称胸腺依赖区。③皮质淋巴窦：位于被膜、小梁与淋巴小结之间，分别称被膜下窦和小梁周窦。被膜下窦在被膜侧有多条输入淋巴管相通。其窦壁由内皮细胞围成，并有星状内皮细胞支撑，有许多巨噬细胞附着于内皮细胞。淋巴在窦内流动缓慢，有利于巨噬细胞清除抗原。

（2）髓质（medulla）：位于淋巴结深部，由两部分组成：①髓索是相互连接呈索条状淋巴组织，主要含有浆细胞、B 细胞和巨噬细胞。髓索的浆细胞主要由皮质淋巴小结产生的幼小浆细胞在此转变形成，并分泌抗体。②髓窦是髓索与髓索之间的髓质淋巴窦，结构与皮质淋巴窦相似，但窦更宽，窦内巨噬细胞更多，具有较强的滤过功能。

（3）淋巴结内的淋巴通路：淋巴从输入淋巴管进入被膜下窦和小梁周窦，部分渗入皮质淋巴组织，然后渗入髓窦，而部分经小梁周窦直接注入髓窦，再汇入输出淋巴管。

4. 淋巴结的功能

（1）滤过淋巴液：淋巴结位于淋巴回流的通路上。当病原体、异物等有害成分侵入机体内部浅层结缔组织时，这些有害成分很容易随组织液进入遍布全身的毛细淋巴管，随淋巴回流到达淋巴结。在淋巴窦中由于容积极大增加，淋巴的流速变得极为缓慢，使得淋巴中的有害成分在迂回曲折流动时，有充分与窦内的巨噬细胞接触的机会，绝大多数被清除或局限在淋巴结中，有效地防止了有害成分进入血液循环侵害机体的其他部位。

(2)参与免疫反应:在机体体液免疫和细胞免疫等特异免疫反应中,淋巴结起着重要作用。淋巴回流使淋巴结能很快地接受侵入机体的抗原刺激,经过一系列复杂的细胞和体液因子的作用,发动了对此抗原特异性的免疫反应。淋巴结不仅能通过免疫反应消除进入淋巴结内的抗原成分,而且通过输出效应淋巴细胞或免疫活性成分,发动身体其他部位,特别是有害成分侵入区域的免疫反应,及时解除对机体的伤害。免疫反应后,淋巴结产生的抗原特异性记忆细胞又通过淋巴细胞的再循环随时对这些有害成分再次入侵进行监视。

(二)脾

1.脾的位置和形态 脾(spleen)是人体最大的淋巴器官(图 1-40),位于左季肋区,与第9～11 肋相对,其长轴与第 10 肋一致,正常时在肋下缘不能触及。脾呈暗红色,呈扁椭圆形,质软且脆,在左季肋区遭受暴力打击时,易导致脾破裂而出血。

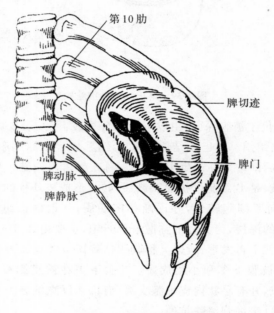

图 1-40　脾的形态和位置

脾可分为膈、脏两面,上、下两缘,前、后两端。膈面隆凸光滑,与膈相贴。脏面凹陷,中央处有脾门,是血管、神经和淋巴管出入的部位。脾的上缘较薄,有 2～3 个脾切迹。当脾肿大时,是触诊脾的标志。

2.脾的微细结构 脾的被膜由一层较厚的致密结缔组织构成,内含弹性纤维和少量平滑肌。被膜表面大部分覆有间皮。被膜的结缔组织伸入实质,形成相互连接的小梁,小梁互相连接成网,构成脾的支架。脾的实质由大量的淋巴组织构成,但不分皮质和髓质,而分为白髓、边缘区和红髓三部分(图 1-41)。脾只有血窦,而没有淋巴窦。脾的表面除脾门以外均被腹膜覆盖。

(1)白髓(white pulp):由密集淋巴组织构成。包括 2 种结构:①动脉周围淋巴鞘:是围绕中央动脉周围的厚层弥散淋巴组织,由大量 T 细胞和少量巨噬细胞等构成,是胸腺依赖区,受抗原刺激时,动脉周围淋巴鞘的 T 细胞分裂、增殖。②淋巴小结:又称脾小体,结构同淋巴结内的淋巴小结,主要由 B 细胞构成,另外还有巨噬细胞等,小结外周为 T 细胞。当抗原侵入时淋巴小结数量剧增。

(2)红髓(red pulp):分布于被膜下、小梁周围、边缘区外侧,约占脾实质的 2/3,因含大量红细胞,所以呈红色。红髓由两部分构成:①脾索:主要为 B 细胞,其次为浆细胞、巨噬细胞;②脾血窦:内充满血液,窦壁内皮细胞呈长杆状,内皮间有间隙,基膜不完整,有利于血细胞进出脾血窦。

(3)边缘区:在白髓与红髓交界的狭窄区,含有 T、B 细胞和较多的巨噬细胞。

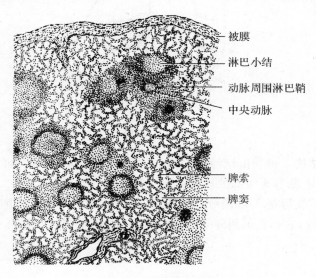

图 1-41　脾的微细结构

3. 脾的功能

(1)滤血:血液流经脾内时,主要位于脾索和边缘区的巨噬细胞,吞噬清除血液中病原体和衰老的血细胞,主要为红细胞。当脾肿大或功能亢进时,红细胞破坏过多,产生贫血。如将脾切除后,血液中的异形衰老红细胞大量增多。

(2)免疫:脾是各类免疫细胞居住的场所,也是对血源性抗原物质产生免疫应答的部位,是体内产生抗体最多的部位。可产生体液免疫应答和细胞免疫应答。

(3)造血:在胚胎早期,脾有造血功能,出生后只产生淋巴细胞,但脾内仍有少量造血干细胞,当机体严重失血或贫血时,脾可恢复造血功能。

(4)储血:脾可储存约 40ml 的血液,主要储于脾血窦。脾肿大时储血量也可增加,当剧烈运动或大失血时,脾内平滑肌收缩,可将储存的血液挤入血循环中。

(三)胸腺

胸腺(thymus)是中枢淋巴器官,具有培育并向周围淋巴器官(淋巴结、脾和扁桃体)和淋巴组织输送 T 细胞的功能。

1. 胸腺的位置和形态　胸腺位于胸骨柄后方,上纵隔的前部,分为不对称的左、右两叶。在新生儿和幼儿较大,性成熟后最大,重达 25～40g。以后逐渐萎缩退化,到成人时腺组织常被结缔组织所代替(图 1-42)。

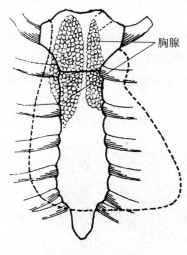

胸腺

图 1-42　胸腺

2. 胸腺的微细结构　被膜由结缔组织构成,其伸入腺内,将实质分隔成不完全的小叶,称胸腺小叶,每个小叶都分为浅部的皮质和深部的髓质。

3. 胸腺的功能　胸腺是 T 细胞分化的场所,胸腺分泌的胸腺素和胸腺生成素促进胸腺细胞分化成为 T 细胞,它具有识别外来抗原的能力,进入周围淋巴器官。胸腺具有重要的免疫调节功能。

（陶冬英）

第三节　局部血液循环障碍

DAO RU QING JING
导入情景

情景描述：

　　某一大面积烧伤患者,住院期间输液时曾行大隐静脉切开插管。患者后因感染性休克而死亡,死后尸检了现髂外静脉内有血栓形成。

　　试分析：1. 该患者血栓形成的原因是什么?

　　　　　　2. 血栓是何种类型并描述其大体及镜下特点。

　　血液循环是机体的重要生理活动之一。通过血液循环向全身组织细胞输送氧和营养物质,同时运走二氧化碳和各种代谢产物,以维持机体内环境的稳定及保证组织细胞代谢和功能活动的正常运行。如果血液循环发生障碍,则可引起各种组织、器官的形态改变、代谢紊乱和功能异常,严重者甚至可危及生命。

　　血液循环障碍可分为全身性和局部性两种。前者指整个心血管系统功能发生紊乱,如心力衰竭、休克等。后者包括充血、出血、血栓形成、栓塞、梗死等。本章主要讲述局部血液循环障碍。

一、充血

局部组织、器官内血管扩张，血液含量增多，称为充血（hyperemia）。根据发生部位不同，可分为动脉性充血和静脉性充血。

(一)动脉性充血

由于细动脉和毛细血管扩张，局部组织、器官的动脉内血液含量增多，称为动脉性充血（arterial hyperemia），简称充血。

1. 原因和类型　凡能引起小动脉扩张的任何原因，都可引起局部组织或器官的充血。小动脉扩张是在神经、体液因素作用下，舒血管神经兴奋性增高或缩血管神经兴奋性降低的结果。动脉性充血在生理和病理情况下都很常见。

(1)生理性充血：通常在组织器官功能活动增强时发生，如进食后的胃肠道充血，运动时的骨骼肌充血以及情绪激动时的面颈部充血等。

(2)病理性充血：①炎性充血：炎症早期因致炎因子刺激导致神经轴突反射以及炎症介质的作用，均可使局部细动脉扩张，引起充血；②减压后充血：局部组织、器官长期受压，血管壁张力降低，一旦压力突然解除，小动脉即可发生充血。

2. 病理变化　动脉性充血时，组织器官内的小动脉和毛细血管扩张，动脉血量增多，致使病变组织器官体积增大，颜色鲜红，局部温度增高，同时伴有局部代谢和功能活动增强。

3. 后果　动脉性充血是暂时的血管反应，原因消除后即可恢复正常，一般对机体有利。临床常运用动脉性充血来治疗疾病，如热敷。但有时也对机体造成一些不利影响，如脑充血可引起头痛。

(二)静脉性充血

因静脉血液回流受阻，血液瘀积于小静脉和毛细血管内，使组织或器官内静脉血含量增加，称静脉性充血（venous hyperemia），简称瘀血（congestion）。

1. 原因

(1)静脉外受压：静脉外受压使其管腔狭窄或闭塞，血液回流受阻而导致局部组织、器官瘀血，如妊娠子宫压迫髂静脉，引起下肢瘀血水肿。

(2)静脉腔内阻塞：静脉内血栓形成、栓塞或静脉炎引起的静脉壁增厚，可阻塞静脉血液回流，局部出现瘀血。由于组织内静脉有较多的分支相互吻合，静脉性瘀血一般不易发生，只有在侧支循环不能有效建立的情况下，静脉腔的阻塞才会引起瘀血。

(3)心力衰竭：心力衰竭时，心脏不能正常排血，心腔内血液滞留，压力增高，阻碍了静脉血液的回流，造成瘀血。右心衰竭导致腔静脉回流受阻引起体循环瘀血，左心衰竭则导致肺静脉回流受阻引起肺瘀血。

2. 病理变化

(1)基本病变：瘀血器官体积增大，包膜紧张，重量增加，质地变实。由于静脉血氧合血红蛋白少，还原血红蛋白多，局部呈暗红色，皮肤、黏膜则发绀。发生在体表部位的瘀血，由于血流缓慢，代谢降低，使该处的温度降低。镜下见小静脉、毛细血管扩张，管腔内充满大量血液,有时伴有水肿或小出血灶。

(2)重要脏器瘀血:包括慢性肺瘀血、肝瘀血和脾瘀血。

1)慢性肺瘀血:常见原因是左心衰竭,肺静脉血回流受阻发生肺瘀血。表现为肺体积增大,重量增加,呈暗红色,质地变实。切面可流出粉红色泡沫状液体。镜下肺泡壁毛细血管扩张充血,肺泡腔内充满水肿液及数量不等的红细胞和巨噬细胞。当肺泡腔内的红细胞被巨噬细胞吞噬后,红细胞内的血红蛋白被降解成棕黄色的含铁血黄素颗粒,这种当左心衰竭时肺泡腔内含有吞噬铁血黄素的巨噬细胞被称为心力衰竭细胞。长期的慢性肺瘀血可引起肺间质的纤维组织增生及网状纤维胶原化,使肺质地变硬,同时伴有含铁血黄素广泛沉着,使肺组织呈棕褐色,称为肺褐色硬化。

肺瘀血时,由于瘀血水肿及肺硬化,影响肺的通气与换气功能,患者常出现呼吸困难。

2)慢性肝瘀血:常见原因是右心衰竭,因下腔静脉回流受阻,表现为肝体积增大,重量增加,包膜紧张。长期慢性肝瘀血可在肝表面及切面见有红(瘀血)、黄(脂肪变性)相间的花纹,形似中药槟榔的切面,故称槟榔肝。镜下观:肝小叶中央静脉及附近肝窦扩张瘀血,小叶中央的肝细胞发生萎缩甚至消失,小叶周边的肝细胞也因营养不良而发生脂肪变性。长期慢性肝瘀血,由于结缔组织增生可发展为瘀血性肝硬化。

3)慢性脾瘀血:常见原因肝硬化或右心衰竭,因门静脉回流受阻。瘀血的脾脏体积增大,重量增加,包膜紧张,质地较实,切面色暗红。镜下脾窦扩张瘀血,脾索纤维化、增粗,脾小结受压而萎缩变小。长期严重瘀血,有含铁血黄素沉积,形成肉眼所见的含铁结节。

3.瘀血的后果 若瘀血时间短,则对机体影响不大。若瘀血时间长,由于缺氧及酸性代谢产物堆积,可引起以下表现。

(1)毛细血管通透性增高:血液成分由毛细血管、微静脉间隙漏出,进入组织间隙,引起瘀血性水肿。严重时红细胞也漏出而发生瘀血性出血。

(2)实质细胞萎缩、变性甚至坏死:由于长期瘀血缺氧,引起实质细胞发生不同程度的损伤,表现为萎缩、变性,甚至坏死。

(3)器瘀血性硬化:局部纤维结缔组织增生,间质网状纤维变为胶原纤维(网状纤维胶原化),发生脏器瘀血性硬化。

二、出血

血液从心血管腔内外出,称为出血(hemorrhage)。血液进入组织间隙或体腔内称内出血。如血液蓄积于体腔,称体腔积血;发生在组织内的局限性大量出血,称血肿;皮肤、黏膜、浆膜等处有少量局限性出血,称瘀点或瘀斑。血液流出并排出到体外称为外出血,如体表外伤出血、肺或支气管的出血(咯血)、消化道出血(呕血、血便)、泌尿道出血(血尿)等。

(一)出血的类型

按出血的原因及血液逸出的机制,可将出血分为破裂性出血和漏出性出血两种。

1.破裂性出血 破裂性出血由心脏或血管壁破裂引起,一般出血量较多。引起心血管破裂的原因很多,除常见于切割、刺伤、撞击等机械性损伤外,血管壁或心脏的病变也会引起破裂出血。

2.漏出性出血 漏出性出血是由于毛细血管及微静脉管壁通透性增高所致。引起的原因有以下几个。

(1)血管壁的损害:这是漏出性出血常见的原因,见于严重感染,血管壁通透性因管壁受损而增加,引起出血。长期瘀血,也可引起漏出性出血。

(2)血小板减少或功能障碍:血小板有维持血管壁完整性的功能,在阻止毛细血管出血方面起着重要作用。如再生障碍性贫血、白血病、脾功能亢进、血小板因子的缺陷、尿毒症、白血病或血小板减少性紫癜等疾病使血小板数量减少或功能障碍时,便可引起出血。

(3)凝血因子缺乏:如凝血因子Ⅷ(血友病 A)、Ⅸ(血友病 B)以及纤维蛋白原、凝血酶原、Ⅳ、Ⅴ、Ⅶ、Ⅹ、Ⅺ等因子的先天性缺乏,可引起出血。

(二)病理变化

新鲜的出血为红色,以后随红细胞降解形成含铁血黄素而转为棕黄色。镜下出血部位的组织内见大量红细胞,以及一定量的含铁血黄素沉积于巨噬细胞内或细胞外。较大的血肿可因吸收不全而发生机化或包裹。

(三)出血的后果

出血对机体的影响取决于出血的类型、出血量、出血速度和出血部位。急性大出血,如在短时间内失血量达全身血量的 20%～25% 时,可导致失血性休克。一次性出血超过30%,可危及生命。重要脏器的出血,如心脏破裂、脑出血常危及生命。慢性持续少量出血可引起贫血。

三、血栓形成

活体心血管内的血液成分析出、聚集、凝固成固体质块的过程,称为血栓形成(thrombosis)。所形成的固体质块称为血栓(thrombus)。

正常血液以液体状态在循环系统内周而复始的流动,这是因为血液内凝血系统和抗凝血系统两者保持动态平衡的结果。但在某些促进凝血过程的因素作用下,打破了动态平衡,激发凝血过程,则可导致血栓形成。可见,血栓形成必须具备一些原因和条件。

(一)血栓形成的条件和机制

1.心血管内膜损伤　当心血管内皮细胞损伤后,促凝作用增强,导致血栓形成。其主要因素有以下几方面。

(1)粘集血小板:①当内皮细胞坏死、脱落,暴露内皮下带有正电荷的胶原纤维,可迅速吸附带负电荷的血小板;②受损的内皮细胞释出二磷酸腺苷(ADP)与血小板膜上的 ADP 受体结合,促进血小板黏附,黏附的血小板释放出内源性 ADP 和血栓素 A_2(TXA$_2$),促使更多的血小板黏附及凝集,并使血小板进一步发生释放反应,释出各种促凝物质,促进凝血;③受损的内皮细胞合成前列环素(PGI$_2$)减少,对 TXA$_2$ 的抑制降低,使 TXA$_2$ 引起血小板粘集的作用增强。

(2)激活内源性凝血系统:损伤的内皮细胞可活化血液中的Ⅻ因子,激活内源性凝血系统。

(3)激活外源性凝血系统:内皮细胞损伤,释放出组织因子,激活外源性凝血系统。

心血管内膜损伤是血栓形成的最重要和最常见的原因。因此,任何引起心血管壁损伤的原因均有可能导致血栓形成。临床上多见于严重动脉粥样硬化溃疡形成、创伤性或炎症性引起的动静脉损伤、反复静脉穿刺引起的内膜损伤、风湿性和细菌性心内膜炎引起内膜损伤都有可能血栓形成。

2.血流缓慢或不规则 血液在血管内正常流动时,由于力学的作用,血液中的有形成分在血流的中轴流动(轴流),其外周为血浆(边流),阻止了血小板和内膜接触。当血流缓慢或涡流时,轴流消失,血小板易与受损的血管内膜接触而黏附。血流缓慢还可使活化的凝血因子在局部堆积,有利于内源性和外源性凝血系统的启动,导致血栓形成。

临床上静脉内血栓较动脉血栓多4倍,下肢静脉较上肢静脉多3倍。静脉血栓常见的原因为:①静脉内血液的流速相对比动脉血液流速慢;②静脉内有静脉瓣,血流易出现漩涡;③静脉壁较薄,易受压;④临床上反复静脉输液,易引起内皮细胞损伤,使内膜粗糙不平,引起血流不规则;⑤流入静脉的血液黏性有所增加。这些因素都有利于血栓形成。

3.血液凝固性增高 血小板或凝血因子增多,纤维蛋白溶解系统活性降低,均可导致血液凝固性增高而发生血栓。如严重创伤、妊娠、分娩、大手术等,均可发生血液凝固性增高,这与血液中补充了大量幼稚的血小板有关。这种血小板黏性大,易于粘集;血液浓缩,黏性增高;凝血物质浓度增加均可引起血液凝固性升高。

在血栓形成的过程中,上述三个方面的因素常同时存在,相互影响,协同作用或以其中某一因素为主。如手术后静脉内的血栓形成,既有手术创伤,出血导致组织因子增多,使血液凝固性增高,加之手术后卧床,血流缓慢等因素共同作用所致。

(二)血栓形成的过程和血栓形态

血栓形成包括血小板的黏附、凝集和血液凝固两个基本过程(图1-43)。根据血栓形成的部位以及不同阶段,可有不同的类型。

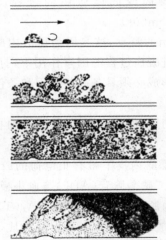

血管内膜粗糙,局部血流形成旋涡,血小板聚集粘附

血小板形成小梁,周围白细胞附着(白色血栓)

血小板梁间形成纤维蛋白网,网眼中充满红细胞及白细胞(混合血栓)

血管阻塞,局部血流停滞,血液凝固(红色血栓)

图1-43 血栓形成过程示意图

1.白色血栓 血小板的黏附聚集是血栓形成的关键性一步。无论心脏、动脉或静脉内的血栓形成,都是以血小板首先黏附于内膜受损处裸露的胶原表面,形成血小板小丘,黏附的血小板又释放 ADP 和 TXA_2,促进血小板的进一步黏附。上述过程反复进行,使血小板小丘不断增大,形成白色血栓(血栓头)。呈灰白色,质地较硬,与血管壁粘连。

2.混合血栓 由于白色血栓突入血管腔内,下游产生涡流,又形成新的血小板堆积。这一过程不断进行,形成许多有分支的血小板小梁,小梁间血流缓慢,凝血因子浓度增加,使纤维蛋白原变为纤维蛋白,呈细网状沉积于血小板小梁间,并将血流中的红细胞和白细胞网罗其中,便形成了混合血栓(血栓体)。

3. 红色血栓　随着混合血栓逐渐增大,最终阻塞血管腔,局部血流停止,血液发生凝固,形成红色血栓(血栓尾)。眼观呈暗红色。镜下观形态同体外凝血块一样,即在纤维蛋白网眼内充满血细胞。

(三)血栓的转归

1. 溶解、吸收　血栓形成后,血栓中的白细胞崩解释放蛋白水解酶以及血液中的纤溶酶激活,使血栓发生溶解。小的血栓可完全溶解吸收不留痕迹。

2. 机化与再通　血栓形成后,若不能溶解及脱落,则 24 小时后从血管壁向血栓内长入内皮细胞和成纤维细胞,形成肉芽组织并逐渐取代血栓,此过程称为血栓机化,使血栓不易脱落。在血栓机化过程中,血栓干燥收缩,可出现许多裂隙,并在裂隙表面被覆内皮细胞,形成新的相互沟通的血管,使血管阻塞的现象得以改善,这种现象称为再通。

3. 钙化　血栓长久不能溶解吸收或机化,可发生钙盐沉积而钙化。如发生在静脉内的血栓,有大量钙盐沉积,则称为静脉石。

4. 脱落形成栓子　大的血栓部分溶解而软化,易受血流冲击脱落形成栓子,可引起栓塞。

(四)血栓对机体的影响

血栓形成对机体既有有利方面,又有不利方面的影响。但多数情况下血栓形成对机体产生不同程度的不利影响,影响大小取决于血栓形成的速度、大小、类型、部位,以及阻塞血管腔的程度和侧支循环有无建立等。

1. 有利方面　血栓形成对破裂出血的血管起到止血及防止出血的作用,如胃或十二指肠溃疡的底部血管内常有血栓形成,可防止血管被病变侵蚀破裂出血。此外,炎症灶周围血管内血栓形成可防止病原菌蔓延扩散。

2. 不利方面

(1)阻塞血管:血栓形成主要引起血管阻塞,并影响相应组织、器官的血供。若动脉内血栓形成,未完全阻塞血管,则可引起局部缺血,实质细胞萎缩;若完全阻塞,侧支循环不能及时建立则可发生缺血性坏死(梗死),如脑动脉血栓形成,可引起脑梗死。若静脉阻塞则发生瘀血、水肿、出血及坏死,如肠系膜静脉内血栓形成可引起肠的出血性梗死。

(2)栓塞:血栓因部分或全部脱落,形成栓子,随血流运行,阻塞血管,形成栓塞。

(3)心瓣膜变形:发生于心瓣膜上的血栓,机化后可引起瓣膜粘连、增厚、变硬,导致瓣膜的狭窄或关闭不全。

(4)出血和休克:微循环内广泛的微血栓形成,可引起全身广泛出血和休克,见于 DIC。

四、栓塞

循环血液中不溶于血液的异常物质,随血液运行,阻塞血管腔的过程称为栓塞(embolism)。阻塞血管的异常物质称为栓子(embolus)。栓子可以是固体(如血栓栓子、细胞栓子、细菌栓子、寄生虫及虫卵栓子等)、液体(如羊水栓子、脂肪栓子)和气体(如空气、氮气栓子)。其中以血栓栓塞最常见。

(一)栓子的运行途径

栓子的运行途径(图 1-44)通常与血流方向一致,因被流动的血液推着走。其途径主要有:①左心和大循环动脉内的栓子,栓塞于口径相当的动脉分支,常见于脑、脾、肾、下肢;②右心和大循环静脉内的栓子,栓塞于肺动脉主干或其分支;③门静脉内的栓子,引起肝内门静脉分支的阻塞。

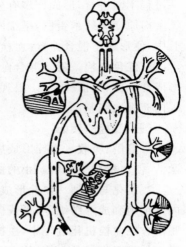

图 1-44 栓子运行途径示意图

此外,还偶见两种特殊类型的栓塞:①交叉性栓塞:在有房、室间隔缺损患者,心腔内的栓子可由压力高的一侧通过缺损处进入压力低的一侧,产生动、静脉系统栓子的交叉运行称交叉性栓塞;②逆行性栓塞:下腔静脉内的栓子,在胸、腹腔压力骤然升高(如咳嗽、便秘等)时,可逆血流方向栓塞于下腔静脉所属的分支。

(二)栓塞的类型及其对机体的影响

1. 血栓栓塞(thromboembolism) 由脱落的血栓造成的栓塞,称为血栓栓塞。是最常见的栓塞类型。

(1)肺动脉栓塞:95%的血栓栓子来自下肢静脉,特别是下肢深静脉,少数是盆腔静脉,偶尔来自右心。栓塞的后果取决于栓子的大小、数量和患者有无心肺疾患。①少量小栓子的栓塞一般不引起严重后果,是由于肺具有肺动脉和支气管动脉双重血液供应,并有丰富的吻合支。②左心衰竭患者由于肺瘀血,肺动脉栓塞时,侧支循环不能充分发挥效应,可引起肺出血性梗死。③大的栓子阻塞于肺动脉主干,或虽未阻塞主干,但使肺循环血量减少50%以上时,可引起患者突然死亡(猝死)。其机制是:其一,肺循环机械性阻塞;其二,栓子刺激肺动脉壁引起迷走神径反射,导致支气管和肺动脉痉挛;其三,栓子中的血小板释放大量 5-羟色胺(5-HT),使冠状动脉、肺和支气管动脉广泛痉挛,导致心肌缺血和肺循环进一步衰竭。

(2)大循环动脉栓塞:栓子绝大多数来自左心,栓塞多见于脑、肾、脾和下肢动脉。若栓子栓塞于较大动脉,又缺乏有效的侧支循环时,组织即发生缺血,甚至引起梗死。

2. 气体栓塞(gas embolism)

(1)空气栓塞:多由静脉破裂,空气进入血流所致。常见于下列情况:①靠近心脏的大静脉(如锁骨下静脉、颈静脉和胸腔内大静脉)因外伤或手术破损时,由于该处呈负压状态,可将大量空气吸入血管;②分娩、人工流产及胎盘早期剥离时,由于子宫收缩,宫腔内高压可将空气压入开放的子宫静脉;③静脉输液、空气造影等操作不慎,误将空气注入静脉。

少量空气随血流进入肺组织可以被吸收,不引起严重后果。当大量空气(一次超过100ml)进入右心时,因空气具有表面张力,受血流冲击后与心腔内血液混合成泡沫状液体,泡沫状血液具有压缩性和膨胀性,随心腔的收缩、舒张而被压缩、膨胀。当心脏舒张时泡沫膨胀影响静脉血液回流,心脏收缩时泡沫状液体被压缩,从而使大部分泡沫状液体不能排出,导致肺动脉出口阻塞,引起血液循环中断而致猝死。

(2)氮气栓塞(减压病):由溶解于血液内的气体迅速游离引起。由于血液溶解气体量随大气压的增减而增减,所以,在深海潜水员过快浮上水面时或在座舱未密闭的飞行器中的人员在飞行器快速升高时,因气压骤降,溶解于血液和组织中的氧、二氧化碳和氮气迅速游离,形成气泡,氧和二氧化碳可以再溶解或经呼吸排出体外,而氮气不易溶解(溶解度低),无数氮气泡引起多脏器的栓塞。

3. 脂肪栓塞(fat embolism) 脂肪栓塞是指脂肪滴进入血流栓塞小血管的现象。多见于长骨骨折或脂肪组织严重挫伤时,脂肪细胞释出脂肪滴进入血液。少量脂肪滴可以被巨噬细胞吞噬或被血中酯酶分解,对机体影响不大,当大量脂肪滴栓塞肺毛细血管,可引起肺循环血量显著减少,同时出现肺水肿、出血,患者可死于窒息或右心衰竭。直径小于 $20\mu m$ 的脂肪滴还可直接通过肺泡壁毛细血管经肺静脉到达左心,引起全身器官的栓塞。

4. 羊水栓塞(amniotic fluid embolism) 羊水栓塞是指在分娩过程中,羊膜破裂后,由于子宫强烈收缩,宫内压增高,羊水经破裂的子宫静脉进入母体肺循环,在肺动脉分支及毛细血管内引起的栓塞。镜下观,在产妇肺的小血管内有角化上皮、胎脂、胎毛、胎粪等羊水成分。少量羊水也可通过肺循环到达左心,引起全身各器官的栓塞。

羊水栓塞是分娩过程中一种罕见的严重并发症。本病发病急,后果严重,死亡率大于 80%,患者常在分娩过程中或分娩后突然出现呼吸困难、发绀、抽搐、休克、DIC、昏迷等表现,常常导致产妇死亡。其发生机制与羊水中的某些成分使母体发生过敏性休克、DIC 等因素有关。

5. 其他栓塞 细菌栓子、肿瘤细胞栓子、寄生虫及虫卵栓子亦可造成栓塞。这类栓子小,多数对血液循环影响不大,但它们均是"活栓子",除机械性阻塞血管外,还可在局部造成机体继发性病变,对机体造成严重影响。如细菌栓子栓塞引起炎症的扩散,恶性肿瘤细胞栓子栓塞造成恶性肿瘤的血液转移。

五、梗死

局部组织由于动脉血液供应明显减少或中断,侧支循环不能建立而引起的缺血性坏死称梗死(infarct)。

(一)梗死的原因和条件

1. 动脉内血栓形成 血栓形成是梗死最常见的原因。如冠状动脉和脑动脉粥样硬化合并血栓形成,可分别引起心肌梗死和脑梗死。

2. 动脉栓塞 各种栓子引起的动脉栓塞也是梗死的常见原因。且大多为血栓栓塞所致,如肾、脾和肺的梗死多由动脉血栓栓塞引起。

3. 动脉血管受压闭塞 肿瘤压迫,肠扭转、肠套叠和嵌顿性疝时,使肠系膜动、静脉受压,引起局部血液循环障碍,引起肠梗死。

4. 动脉痉挛 在心脏冠状动脉硬化时,如发生强烈和持久的冠状动脉痉挛,可引起心肌严重缺血而发生梗死。

综上所述,能造成组织严重缺血的原因均可引起梗死。但血管阻塞是否引起梗死的发生,还与组织缺血后是否有充分的侧支循环建立、血流阻断的速度以及组织对缺氧的耐受性等因素有关。如脾、肾因终末动脉供血器官,最易发生梗死;心、脑吻合支小而少,也易发生梗死;肺、肝有双重血供,不易发生梗死;脑对缺氧的耐受性最低,在同等缺血条件下比其他组织更快发生梗死。

(二)梗死的类型及病理变化

梗死是局部组织的坏死,可为凝固性坏死,亦可为液化性坏死。梗死灶的形状,取决于该器官的血管分布。如脾、肾、肺的血管呈锥形分布,其梗死灶呈锥形,尖端指向被阻塞的动脉(图1-45),底部靠近器官的表面。冠状动脉分支不规则,心肌梗死呈不规则形(地图形)。肠系膜血管呈扇形分支,故肠梗死呈节段形。根据梗死灶内含血量的多少,又可分为贫血性梗死和出血性梗死。

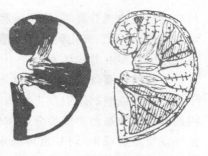
图1-45 肾贫血性梗死模式图

1. 贫血性梗死(anemic infarction) 贫血性梗死发生于组织结构比较致密,侧支循环不丰富的器官,如心、肾、脾、脑。眼观梗死灶呈灰白色,与正常组织分界较清,梗死区周围可见暗红色的充血出血带。发生在心、肾、脾的贫血性梗死属凝固性坏死,镜下观实质细胞坏死、结构消失,但组织轮廓尚能辨认。发生在脑的贫血性梗死常为液化性坏死。晚期梗死灶呈粉红色、均质状结构。梗死灶外周有中性粒细胞为主的炎症细胞浸润带和充血出血带。

2. 出血性梗死(hemorrhagic infarction) 出血性梗死常发生于组织疏松、侧支循环丰富及双重血供并伴有严重瘀血的脏器,如肺和肠。病变的特点是梗死灶内有明显出血,呈暗红色。

(1)肺出血性梗死:常在发生肺瘀血的基础上,因肺动脉栓塞而引起。眼观梗死灶多位于肺下叶,呈暗红色,锥体形,尖端指向肺门,底部靠近肺膜,相应胸膜面常有纤维素渗出。镜下观梗死灶内充满红细胞,肺泡壁结构模糊。

(2)肠出血性梗死:多见于肠扭转、肠套叠和嵌顿性疝时。如肠套叠时肠系膜的静脉首先受压而发生瘀血,继之动脉受压发生阻塞,造成出血性梗死。肠梗死呈节段性,因瘀血、水肿、出血呈暗红色,随后肠壁坏死,肠梗死多发生在肠系膜上动脉的分布区,多见于小肠段。早期因组织缺血,肠壁肌肉痉挛出现剧烈腹痛,该肠段梗死后,蠕动功能丧失,可引起麻痹性肠梗阻,若不及时处理,可发生肠穿孔,引起急性弥漫性腹膜炎。

(三)梗死对机体的影响

梗死对机体的影响取决于梗死部位和梗死灶的大小。一般脏器小范围梗死,通过组织的代偿,对生命威胁不大,以后梗死灶被肉芽组织机化,最后形成瘢痕。肾梗死有腰痛、血尿等症状,对肾功能影响不大。脾梗死可出现左季肋区疼痛。肺梗死可出现胸痛、咯血等症状。重要器官的梗死,常危及生命,如心肌梗死严重者可导致急性心力衰竭,甚至猝死。脑梗死可出现瘫痪、昏迷甚至死亡。

(陶冬英)

第四节　心血管系统疾病

导入情景

情景描述：

男,58岁,一年前出现胸痛,并放射到左肩、左臂,休息或服用硝酸酯制剂后症状缓解消失。1天前因情绪激动,出现心前区持续性疼痛,服用硝酸酯类药后无缓解,急诊入院。体格检查无异常。心电图显示左心室前壁、心尖部及室间隔前2/3心肌梗死。

试分析：1. 心脏的解剖结构及血液在心腔内的流走方向。

2. 心肌梗死的好发部位有哪些。

3. 心前区疼痛向左肩放射的原因。

心血管疾病是对人类健康与生命构成威胁最大的一组疾病。心血管疾病一般分为五大类：①炎症性疾病：如风湿性心脏病、感染性心内膜炎、心肌炎等；②血管性疾病：如高血压、动脉粥样硬化等；③心肌病；④心血管先天发育畸形；⑤继发于肺部疾病的心脏病。心脏原发性肿瘤和转移性肿瘤均很少见。这里主要讲述心血管系统最常见的心脏与动脉疾病。

一、原发性高血压

原发性高血压(primary hypertension)是以体循环动脉血压升高为特征,可伴有心脏、血管、脑和肾等器官功能性或器质性改变的全身性疾病。

正常成人血压,收缩压为140mmHg(18.4kPa)以下,舒张压为90mmHg(12kPa)以下。在安静休息状态下成人收缩压等于或高于140mmHg,和(或)舒张压等于或高于90mmHg,即可定为高血压。高血压是一种体征,它分为原发性高血压和继发性高血压两类。原发性高血压即高血压病,占高血压总数的90%以上,是我国常见的心血管疾病。继发性高血压较少见,占高血压的10%左右,其血压升高是某些疾病的体征之一,如慢性肾小球肾炎、妊娠毒血症、垂体及肾上腺肿瘤引起的高血压。本节仅叙述原发性高血压。

原发性高血压是我国最常见的心血管疾病,多见于30岁以上的中老年人,以细小动脉硬化为基本病变。多数病程较长,如不坚持治疗,晚期易发生左心室肥大、两肾弥漫性颗粒性固缩、脑内出血等严重并发症。

(一)病因及发病机制

原发性高血压的病因及发病机制尚未完全明了,一般认为与下列因素有关。

1. 持久的不良心理状态　长期强烈的精神紧张、焦虑烦躁及恐惧,使大脑皮质功能紊乱,失去对皮质下中枢的控制与调节,血管舒缩中枢功能失调,形成以血管收缩冲动占优势的病理性兴奋灶,引起全身细、小动脉痉挛,致外周阻力增加,血压升高。

2. 遗传因素　原发性高血压有明显的家族史,这是由于本病患者存在多基因遗传缺陷,其后代获得了遗传易感性，在一定的环境因素作用下，易发生本病。有这种遗传缺陷的高血压患者，其血浆血管紧张素原水平较高。

3. 内分泌因素 肾上腺素能加强心肌收缩力，提高心排出量。去甲肾上腺素能使全身细小动脉痉挛。肾上腺皮质激素可引起钠、水潴留和增强血管收缩反应。这些激素分泌增加，均可使血压升高。

4. 肾源性因素 当肾入球小动脉痉挛或硬化时，肾血流量减少，刺激肾小球旁细胞分泌肾素增加，通过肾素-血管紧张素-醛固酮系统活动增强，使细小动脉强烈收缩，外周阻力增加；同时醛固酮分泌也增加，引起钠、水潴留，血容量增加，从而使血压升高。

5. 长期过量摄入钠盐 钠盐的过度摄入和贮存一方面使血容量增加，心排出量增加，血压上升；另一方面，可导致血管平滑肌对去甲肾上腺素、血管紧张素Ⅱ等反应性增强，易引起外周血管阻力增高。故世界卫生组织（WHO）建议每人每日摄入盐量应控制在 5g 以下，有预防原发性高血压的作用。

（二）缓进型高血压

缓进型高血压又称良性高血压，是临床上最常见的一型，约占原发性高血压的 95%，病程进展缓慢，长达 10 年至数十年；基本病变为全身细小动脉痉挛和硬化。病变的发展可分为以下三期。

1. 功能障碍期 是良性高血压的早期病变，表现为全身细小动脉呈间歇性痉挛致血压升高，血管痉挛缓解时，血压又恢复正常，故血压升高呈波动性。患者偶有头痛、头晕、失眠、情绪不稳等症状。头痛多发生于晨间，枕部明显。全身细小动脉和其他器官无器质性病变，因而适当休息和治疗，血压可恢复正常。

2. 动脉硬化期 病变主要累及细动脉和小动脉。

（1）细动脉硬化：细动脉硬化是高血压最主要的病变特征，表现为细动脉壁的玻璃样变性。细动脉是指直径 1mm 及以下的最小动脉，如肾小球入球动脉、脾中央动脉等。由于血管持续痉挛，其管壁因长期痉挛而缺氧，内皮细胞与基底膜受损，通透性升高，致使血浆蛋白不断渗入血管壁并发生凝固，使管壁增厚、变硬，管腔狭窄。

（2）小动脉硬化：如肾叶间动脉、弓形动脉及脑内小动脉，病变表现为小动脉内膜纤维组织与弹力纤维弥漫性增生，中膜平滑肌细胞肥大和增生，内弹力膜分离断裂，使管壁增厚、管腔狭窄、弹性减弱。

此期血压持续上升，休息后已不能降至正常，患者常伴有头痛、眩晕、健忘及注意力不集中等表现。

3. 器官病变期 由于全身细小动脉硬化，导致心、肾、脑等器官发生器质性改变和功能障碍。

（1）心脏病变：血压长期升高，外周阻力增加，使左心室负荷增加而呈代偿性肥大，出现左心室壁肥厚，心脏体积增大，重量增加，可达 400～900g（正常约 250g），左心室壁厚可达 1.5～2.5cm（正常约 0.9cm）。乳头肌和肉柱均明显增粗，但心腔扩张不明显，称向心性肥大。晚期代偿失调，逐渐出现心腔扩张，称离心性肥大。最后出现肌原性扩张，发生左心衰竭。这种由高血压升高引起的心脏病称高血压性心脏病。

血压升高常可促使动脉粥样硬化的发生与发展，故本病中、晚期往往并发冠状动脉粥样硬化,使心肌供血量进一步减少,促使和加重心力衰竭。

(2)肾脏病变:由于肾入球小动脉的玻璃样变性,使所属肾单位缺血,进而纤维化或萎缩、消失,相对正常的肾单位则代偿性肥大和扩张,肾间质纤维化和淋巴细胞浸润。眼观见两侧肾对称性缩小,质地变硬,表面细颗粒状,切面肾皮质变薄,称为原发性颗粒性固缩肾。随着纤维化和消失的肾单位越来越多,肾小球滤过率逐渐减少,可出现肾衰竭,严重者可致尿毒症。

(3)脑的病变:可引起脑软化、脑出血和脑水肿。

1)脑软化:脑内细、小动脉硬化、血栓形成,使管腔狭窄,导致脑组织缺血而发生梗死,继而液化形成软化灶。梗死形成的软化灶常为小灶性(一般在0.3~0.5cm)、多发性,称微梗死灶,常见于基底节、丘脑、脑桥和大脑皮质。微梗死症状较轻(如口舌麻,一过性行走困难),一般不引起严重后果,最后由胶质细胞增生,形成瘢痕。但若脑梗死灶较大可出现相应的定位症状。

2)脑出血:这是晚期高血压最严重的并发症,也是高血压常见的死亡原因。出血部位最多见于基底节和内囊部,少数可发生于大脑皮层、脑桥和小脑。引起出血的原因有:①在脑细小动脉硬化的基础上发生持续痉挛,引起漏出性出血或破裂性出血;②微小动脉瘤破裂出血;③豆纹动脉与大脑中动脉在内囊附近成直角分支,也较易破裂出血。出血区脑组织可完全被破坏。患者常突然昏迷,呼吸加深,脉搏加快,反射消失,大小便失禁。出血波及内囊时,出现对侧肢体偏瘫和感觉消失。出血破入侧脑室,常致突然死亡。如果患者度过急性期,出血区液化,最后由胶质细胞增生,形成瘢痕,或包绕形成囊腔。

3)脑水肿:由于脑内细小动脉硬化及痉挛,局部缺血,毛细血管通管性增高,引起急性脑水肿和颅内高压。严重时可发生高血压脑病或高血压危象。高血压脑病是指高血压时严重的脑水肿,而导致以中枢神经功能障碍为主的综合征。临床表现为血压明显升高、剧烈头痛、呕吐及视物障碍等。如上述临床表现更加严重,甚至出现意识障碍、抽搐、昏迷等,称为高血压危象,如不及时救治易引起患者死亡。

(4)视网膜病变:视网膜血管的变化与高血压三期变化相一致。早期,视网膜小动脉痉挛、变硬(Ⅰ级);中期,血管硬化,出现动、静脉交叉压迫(Ⅱ级);晚期,出血或絮状渗出(Ⅲ级);视神经盘水肿(Ⅳ级)。这些变化可以通过检眼镜直接观察到,是临床上用以判断高血压程度和预后的依据。

(三)急进型高血压

又称恶性高血压,多见于年轻患者,主要临床表现为血压显著升高,常超过230/130 mmHg。特征性病变是坏死性细动脉炎和增生性小动脉硬化。主要累及肾脏。表现为:①肾入球小动脉的纤维素样坏死,血管壁及周围可见炎细胞浸润(单核细胞、中性粒细胞),病变严重者可致肾小球血管丛节段性坏死,并发血栓形成、出血及微梗死等;②肾叶间动脉及弓形动脉内膜显著增厚,内弹力膜分裂,平滑肌细胞增生肥大,胶原等基质增多,使血管壁呈同心圆状增厚,管腔狭窄。本病起病急,进展快,预后差,多数患者于一年内死于急性肾衰竭或脑血管意外。

二、动脉粥样硬化

动脉粥样硬化(atherosclerosis,AS)是与脂质代谢障碍有关的疾病,主要累及大动脉(弹力型动脉)、中等动脉(弹力肌型动脉),特征性病变是在动脉内膜发生脂质沉积,形成粥样斑块,而发生动脉硬化。本病多见于中、老年人,常因侵犯心、脑等重要器官的动脉而产生不良后果。近年来,我国本病发病率有不断增加的趋势。

(一)病因及发病机制

一般认为高胆固醇血症、高血压、吸烟和糖尿病是本病发生的四大危险因素。

1. 高胆固醇血症 指血浆总胆固醇和甘油三酯的异常升高,是动脉粥样硬化发生的重要危险因素。血浆内脂质以脂蛋白形式存在。低密度脂蛋白(LDL)含胆固醇最高,且分子较小,容易透入动脉内膜并引起巨噬细胞的吞噬反应和血管壁平滑肌细胞增生而形成斑块,因此与本病的发生关系最大。极低密度脂蛋白(VLDL)降解后形成 LDL,故与本病密切相关。高密度脂蛋白(HDL)能将血液中多余的胆固醇运至肝脏进行代谢,从而抑制动脉粥样硬化的发生,因此高密度脂蛋白是动脉粥样硬化的拮抗因素。

引起血中胆固醇升高的因素有:①外源性摄入过多:如进食过多的动物脂肪和高胆固醇食物,如蛋黄、动物内脏等;②内源性合成过多:见于各种能引起高脂血症的疾病,如糖尿病、甲状腺功能低下、肾病综合征等。

2. 高血压 正常动脉有清除脂蛋白的功能。高血压时,由于血流对血管壁的机械性压力和冲击作用较大,动脉内膜容易受损,通透性增加,容易使脂蛋白渗入。同时,管壁胶原纤维暴露,又可引起血小板聚集,从而释放生长因子,刺激单核细胞、中膜平滑肌细胞增生并移入内膜,以吞噬和分解脂蛋白,产生胶原纤维、弹力纤维等,终而形成本病所特有的斑块。

3. 吸烟 大量吸烟促使血中 LDL 氧化,并通过血中一氧化碳浓度的升高等途径损害血管内皮细胞,使脂蛋白沉积和内膜胶原纤维增生等。尼古丁还可使肾上腺素分泌增加,导致血小板聚集和内皮细胞收缩。

4. 糖尿病 由于糖代谢紊乱,常导致高脂血症。同时糖尿病患者血中 HDL 降低,血小板活性增强,这些在本病发生中均起着重要作用。

5. 其他危险因素 年龄偏高、缺乏体育锻炼或体力活动、长期精神紧张、体内雌激素含量偏低、肥胖等。

(二)基本病理变化

动脉粥样硬化主要发生在大动脉、中动脉上,如主动脉、冠状动脉、脑基底动脉、肾动脉等。病变发展有三个阶段。

1. 脂斑脂纹期 是动脉粥样硬化的早期病变,主要病变是动脉内膜下大量吞噬脂质的泡沫细胞聚集。血浆脂蛋白(主要是 LDL)侵入内膜,局部浸润的巨噬细胞及中膜移入的平滑肌细胞吞噬脂质,形成泡沫细胞,使动脉内膜面出现略为隆起的淡黄色脂斑,及与血管长轴相平行的淡黄色脂纹。脂斑脂纹可自行消退,也可进一步发展成为纤维斑块。

2. 纤维斑块期 脂质在内膜中沉积增多,刺激病灶周围纤维组织增生,形成灰白色或淡黄色微隆起的斑块。镜下观,病灶表面为厚薄不一玻璃样变的纤维结缔组织构成的"纤维帽",纤维帽下面可见不等量的泡沫细胞、平滑肌细胞及炎细胞等。

3. 粥样斑块期 随着病变的发展,斑块深层的细胞缺血坏死并与病灶内的脂质混合形成粥样物质,称粥样斑块。镜下观,粥样斑块表层为层状的胶原纤维,深层为坏死、崩解物质,内有胆固醇结晶(石蜡切片中呈针状空隙),底部和边缘为肉芽组织和纤维组织,并有少量泡沫细胞和淋巴细胞。动脉中膜受压萎缩。

4.继发性病变 粥样斑块形成后还可发生下列继发性变化。

(1)粥样溃疡:若斑块内的粥样物质向内膜表面破溃形成溃疡。

(2)血栓形成:溃疡表面粗糙,继发血栓形成。

(3)斑块内出血:斑块内新生的血管可发生破裂出血。

(4)钙化:较大的陈旧斑块内常有钙盐沉积。

(5)动脉瘤形成:严重的粥样斑块因肌层及弹性纤维受损,向外鼓出形成动脉瘤(图 1-46)。

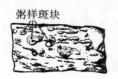

粥样斑块

粥样溃疡　　血栓形成　　斑块出血　　斑块钙化

图 1-46　动脉粥样硬化基本病变及继发病模式图

(三)主要动脉病变

1.主动脉粥样硬化 病变好发于主动脉后壁及其分支开口处,以腹主动脉病变最严重。由于主动脉管腔较大,一般不引起症状。严重者可形成主动脉瘤,动脉瘤破裂可导致致命性大出血。

2.冠状动脉粥样硬化(详见后面内容)。

3.脑动脉粥样硬化 病变以大脑中动脉和基底动脉环(Willis 动脉环)最严重。动脉内膜呈不规则增厚,管腔狭窄,甚至阻塞,可引起以下病变。

(1)脑萎缩:脑组织因长期供血不足而萎缩,临床上表现为智力和记忆力减退,甚至痴呆。

(2)脑梗死:如在动脉粥样硬化的基础上并发血栓形成,进而血管阻塞,可致相应部分的脑组织梗死(脑软化),多发生在内囊、豆状核、尾状核及丘脑等处。严重脑梗死可出现失语、偏瘫甚至死亡。

(3)脑出血:脑动脉粥样硬化可形成小动脉瘤,当血压突然升高时,动脉瘤破裂引起出血,严重者可致死。

4.肾动脉粥样硬化 病变多发生于肾动脉开口处或主干近侧端。由于动脉管腔狭窄,导致肾缺血而引起顽固性肾性高血压或肾梗死,严重者可发生动脉粥样硬化性固缩肾。

5.四肢动脉粥样硬化 下肢动脉较常受累且较重。若动脉高度狭窄则可发生肢端坏疽(属干性坏疽)或可因肢体缺血出现疼痛,行走时跛行,休息后好转,即临床上所谓的间歇性跛行。

三、冠状动脉粥样硬化及冠心病

(一)冠状动脉粥样硬化症

冠状动脉粥样硬化症(coronary atherosclerosis)是指冠状动脉疾病引起的心肌供血不足或中断,又称缺血性心脏病。其原因及发病机制有以下几方面。

1.冠状动脉粥样硬化 是冠心病最常见的病因,由冠状动脉粥样硬化所引起的心脏病称为冠状动脉粥样硬化性心脏病,习惯上把它视为冠心病。

2.冠状动脉痉挛 常在冠状动脉粥样硬化的基础上发生。

3.其他原因 炎症(如结节性多动脉炎、梅毒性主动脉炎等);血液灌注不足(如低血压);负荷增加(如心动过速、情绪激动等),引起冠脉相对缺血。

(二)冠状动脉粥样硬化性心脏病

冠状动脉粥样硬化性心脏病(coronary heart disease, CHD)简称冠心病,是动脉粥样硬化中对人体构成威胁最大的疾病。常发生于左冠状动脉前降支,其次是右冠状动脉主干,再次是左冠状动脉的左旋支。病变血管横断面见粥样斑块呈半月状增厚,使管腔明显狭窄(图 1-47),导致心肌缺血。按管腔狭窄的程度可分为 4 级:Ⅰ级,狭窄程度≤25%;Ⅱ级,狭窄占 26%～50%;Ⅲ级,狭窄占 51%～75%;Ⅳ级,狭窄≥76%。冠状动脉粥样硬化对心脏的影响,取决于动脉管腔的狭窄程度、管腔阻塞速度和侧支循环的建立等情况,若在病变基础上伴有痉挛,可使原有的管腔狭窄程度加重,甚至导致血供中断,引起心肌缺血及相应的心脏病变(心绞痛、心肌梗死等),并可成为心源性猝死的常见原因。

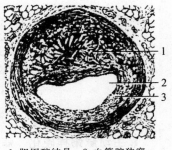

1.胆固醇结晶　2.血管腔狭窄　3.纤维组织增生

图 1-47　冠状动脉粥样硬化

1.心绞痛(angina pectoris) 在冠状动脉粥样硬化使管腔狭窄的基础上,如伴有心脏负荷突然加重或冠状动脉痉挛,则心肌因急剧暂时性缺血、缺氧,而导致心绞痛。表现为胸骨后或心前区阵发性疼痛或压迫感,并放射到左肩、左臂。每次发作持续 3～5 分钟,休息或口含硝酸甘油后缓解。发作常有明显诱因,如劳累、情绪激动、寒冷及暴食等,亦可无明显诱因。根据心绞痛的性质、强度、部位、发作次数、诱因等,可分三种类型。

(1)稳定型心绞痛(轻型心绞痛):一般不发作,仅在体力活动过度时发作。

(2)不稳定型心绞痛:是一种进行性加重的心绞痛,在体力活动或休息时均可发生。

(3)变异型心绞痛:多无明显诱因,常在休息或睡眠时发生。

2.心肌梗死(myocardial infarction,MI) 指由于冠状动脉急性阻塞,引起心肌严重而持续性的缺血、缺氧而导致的局部心肌坏死。

(1)原因:常见的原因有冠状动脉粥样硬化并发血栓形成、斑块内出血、冠状动脉持久性痉挛等,少数情况下,可因休克、大出血使冠状动脉血流量急剧减少或情绪激动、过度劳累使心肌负荷增加,相对供血不足而引起。

(2)病变:心肌梗死的部位(图 1-48)多见于左心室前壁、心尖部及室间隔前 2/3(相当于左前降支的供血区),其次为左心室后壁、右心室大部分及室间隔后 1/3(右冠状动脉供血区),再次是左心室侧壁(左旋支的供血区)。根据梗死的深度分为:①心内膜下心肌梗死:指梗死仅累及心室壁内侧 1/3 的心肌,常表现为多发性、小灶性坏死。严重、弥漫的冠状动脉狭窄是此型心肌梗死发生的基础。②厚层梗死:梗死超过心脏肌层厚度的 1/2 以上,但未达到心肌全层。③透壁性心肌梗死:最常见,梗死自心内膜至心外膜,累及整个心壁。此型心肌梗死常有相应的一支冠状动脉高度狭窄,并常伴有血栓形成或动脉痉挛,致管腔完全阻塞。心肌梗死为贫血性梗死,梗死灶在 6 小时以内无眼观形态变化,6 小时以后呈灰白色,再以后呈土黄色,形状不规则,周围有充血出血带。如果累及心内膜,常伴附壁血栓;累及心外膜时,常有纤维素渗出。梗死灶 4~6 周后一般可完全机化形成瘢痕。

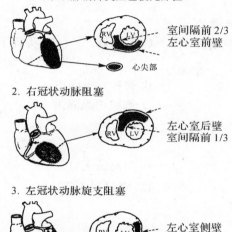

1. 左冠状动脉前降支阻塞梗死部位

室间隔前 2/3
左心室前壁

心尖部

2. 右冠状动脉阻塞

左心室后壁
室间隔前 1/3

3. 左冠状动脉旋支阻塞

左心室侧壁

图 1-48 心肌梗死常见部位

(3)临床表现:心前区剧烈疼痛,持续半小时至数小时,硝酸甘油不能缓解。梗死区坏死物质被吸收,可有发热、中性粒细胞增多、血沉加快。心肌细胞内的肌酸磷酸激酶(CPK)、谷氨酸-草酰乙酸转氨酶(SGOT)、谷氨酸-丙氨酸转氨酶(SGPT)、乳酸脱氢酶(LDH)等释放到血中,使血中上述酶浓度升高。心肌梗死发展迅速,死亡率很高。

(4)并发症:①心律失常:由于梗死累及传导束的左、右束支及其分支,可引起期前收缩或房室传导阻滞等;②左心衰竭及休克:梗死的心肌收缩力显著减弱甚至丧失,故引起急性左心衰竭,当左心梗死范围达 40% 时,心排出量明显减少,常引起心源性休克;③心脏破裂:心肌坏死、软化导致心脏破裂,大量血液进入心包发生急性心包填塞而猝死;④室壁瘤:梗死或瘢痕组织在血流压力作用下,使局部心肌组织向外膨出所致;⑤附壁血栓形成:由于梗死区心内膜粗糙常可形成血栓。血栓可机化,也可脱落引起栓塞。

3. 心肌硬化 冠状动脉粥样硬化时,由于管腔狭窄,造成心肌长期慢性缺血缺氧,引起心肌细胞萎缩,间质纤维组织增生而导致广泛的心肌纤维化,称心肌硬化。心肌硬化影响心肌的收缩与扩张,严重者可引起慢性心力衰竭。

(陶冬英)

练·习·与·思·考·

（一）单项选择题

1. 体循环不经过的结构是 （ ）
   A. 右心房　　　B. 左心室　　　　C. 肺动脉　　　　D. 主动脉　　　　E. 颈外动脉

2. 对右心室的说法中正确的是 （ ）
   A. 入口周围有二尖瓣　　　　　　B. 右心室壁比左心室厚
   C. 位于右心房的左前下方　　　　D. 有冠状窦的开口
   E. 有上腔静脉的开口

3. 不直接与心相连的血管是 （ ）
   A. 上腔静脉　　　B. 肺动脉　　　C. 肺静脉　　　D. 头臂干　　　E. 主动脉

4. 心位于 （ ）
   A. 胸腔前纵隔内　　　　　　　　B. 胸腔后纵隔内
   C. 胸腔上纵隔内　　　　　　　　D. 胸腔中纵隔内
   E. 以上均不是

5. 右心房有 （ ）
   A. 4 个肺静脉入口　　　　　　　B. 肺动脉入口
   C. 心大静脉入口　　　　　　　　D. 奇静脉入口
   E. 上、下腔静脉入口

6. 血液进入左心室的入口是 （ ）
   A. 上腔静脉口　　B. 下腔静脉口　　C. 冠状窦口　　　D. 主动脉口　　　E. 左房室口

7. 冠状窦注入（　　）
   A. 右心室　　　B. 右心房　　　C. 左心房　　　D. 上腔静脉　　　E. 左心室

8. 冠状动脉起自 （ ）
   A. 冠状窦　　　B. 升主动脉　　　C. 主动脉弓　　　D. 胸主动脉　　　E. 肺动脉

9. 心的静脉 （ ）
   A. 全部注入右心房　　　　　　　B. 全部注入冠状窦
   C. 注入冠状窦和上腔静脉　　　　D. 注入冠状窦和各心腔
   E. 全部注入左心房

10. 心肌正常收缩的起搏点在（　　）
    A. 窦房结　　　B. 房室结　　　C. 房室束　　　D. 房室交界处　　E. 心肌

11. 卵圆窝位于 （ ）
    A. 右心室的室间隔上部　　　　　B. 房间隔左心房侧下部
    C. 左心室的室间隔上部　　　　　D. 房间隔右心房侧下部
    E. 左心室的室间隔下部

12. 关于冠状动脉的说法,正确的是（　　）
    A. 属于小循环动脉　　　　　　　B. 是只营养心室壁的血管

C. 前室间支来自右冠状动脉　　D. 后室间支来自右冠状动脉

E. 均发自主动脉弓

13. 有关肺循环的说法,错误的是　　　　　　　　　　　　　　(　　)

    A. 起自右心室　　　　　　　　B. 只有一条肺动脉干

    C. 肺静脉内流动的是动脉血　　D. 肺静脉开口于左心房

    E. 把动脉血变成静脉血

14. 主动脉弓右侧上方发出的第一条分支是　　　　　　　　　(　　)

    A. 右颈总动脉　　　　　　　　B. 左锁骨下动脉

    C. 头臂干　　　　　　　　　　D. 左颈总动脉

    E. 右锁骨下动脉

15. 腹主动脉发出的成对脏支是(　　　　)

    A. 脾动脉　　　B. 子宫动脉　　C. 直肠上动脉　　D. 膀胱上动脉　　E. 卵巢动脉

16. 翼点骨折易损伤(　　　　)

    A. 面动脉　　　　　　　　　　B. 颞浅动脉　　　　　　　　C. 脑膜中动脉

    D. 上颌动脉　　　　　　　　　E. 脑膜前动脉

17. 不属于肠系膜上动脉分支的是　　　　　　　　　　　　　(　　)

    A. 空肠动脉　　　　　　　　　B. 回肠动脉　　　　　　　　C. 右结肠动脉

    D. 左结肠动脉　　　　　　　　E. 中结肠动脉

18. 主动脉起自　　　　　　　　　　　　　　　　　　　　　(　　)

    A. 左心房　　　B. 左心室　　　C. 右心房　　　D. 右心室　　　E. 冠状窦

19. 有静脉瓣的静脉是　　　　　　　　　　　　　　　　　　(　　)

    A. 面静脉　　　B. 下腔静脉　　C. 上腔静脉　　D. 肝门静脉　　E. 头静脉

20. 合成上腔静脉的静脉是　　　　　　　　　　　　　　　　(　　)

    A. 左、右锁骨下静脉　　　　　B. 左、右头臂静脉

    C. 左、右颈外静脉　　　　　　D. 左、右颈内静脉

    E. 左、右髂总静脉

21. 脑膜中动脉发自　　　　　　　　　　　　　　　　　　　(　　)

    A. 颈内动脉　　B. 颈外动脉　　C. 上颌动脉　　D. 下颌动脉　　E. 颞浅动脉

22. 下列动脉中不属于颈外动脉分支的是　　　　　　　　　　(　　)

    A. 甲状腺下动脉　　　　　　　B. 甲状腺上动脉　　　　　　C. 面动脉

    D. 上颌动脉　　　　　　　　　E. 颞浅动脉

23. 关于椎动脉的叙述,正确的是　　　　　　　　　　　　　(　　)

    A. 起自颈总动脉　　　　　　　B. 穿第 7～1 颈椎横突孔上行

    C. 经枕骨大孔入颅　　　　　　D. 两侧椎动脉汇合成大脑后动脉

    E. 分支分布于脑和视器

24. 腹主动脉发出的不成对脏支是　　　　　　　　　　　　　(　　)

    A. 卵巢动脉　　　　B. 睾丸动脉　　　　　　C. 肾上腺中动脉

    D. 肾动脉　　　　　E. 肠系膜上动脉

25. 属于肠系膜上动脉分支的是　　　　　　　　　　　　　　　（　　）

  A. 脾动脉　　　　　　B. 回肠动脉　　　　　　C. 乙状结肠动脉

  D. 左结肠动脉　　　　E. 直肠动脉

26. 营养肝的主要血管是　　　　　　　　　　　　　　　　　　（　　）

  A. 肝总动脉　　　　　B. 肝固有动脉　　　　　C. 肝门静脉

  D. 肝静脉　　　　　　E. 下腔静脉

27. 阑尾动脉发自　　　　　　　　　　　　　　　　　　　　　（　　）

  A. 直肠下动脉　　　　B. 右结肠动脉　　　　　C. 中结肠动脉

  D. 左结肠动脉　　　　E. 回结肠动脉

28. 全部由肠系膜下动脉供应的器官是　　　　　　　　　　　　（　　）

  A. 空肠和回肠　　　　　　　　B. 升结肠和横结肠

  C. 降结肠和乙状结肠　　　　　D. 直肠和肛管

  E. 回肠和回盲部

29. 静脉血不汇入肝门静脉的器官是　　　　　　　　　　　　　（　　）

  A. 肝　　　　B. 胰　　　　C. 小肠　　　　D. 脾　　　　E. 胃

30. 不是上肢浅静脉的是　　　　　　　　　　　　　　　　　　（　　）

  A. 头静脉　　　　　　B. 贵要静脉　　　　　C. 肘正中静脉

  D. 前臂正中静脉　　　E. 肱静脉

31. 不直接注入下腔静脉的是　　　　　　　　　　　　　　　　（　　）

  A. 肝门静脉　　　　　B. 肝静脉　　　　　　C. 肾静脉

  D. 右睾丸静脉　　　　E. 髂外静脉

32. 有关静脉的叙述，正确的是　　　　　　　　　　　　　　　（　　）

  A. 与动脉相比，其管壁厚，收缩力强　　　B. 静脉内均为静脉血

  C. 都有向心开放的静脉瓣　　　　　　　　D. 其名称均与伴行动脉相同

  E. 起始于毛细血管，不断接受属支

33. 肝静脉　　　　　　　　　　　　　　　　　　　　　　　　（　　）

  A. 在第一肝门出肝　　　　B. 在第一肝门入肝

  C. 在腔静脉沟处出肝　　　D. 在腔静脉沟处入肝

  E. 只有一条

34. 头静脉　　　　　　　　　　　　　　　　　　　　　　　　（　　）

  A. 起自手背静脉网桡侧　　　B. 沿前臂和臂内侧上行

  C. 起自手掌静脉网桡侧　　　D. 注入肱静脉

  E. 是深静脉

35. 静脉角位于　　　　　　　　　　　　　　　　　　　　　　（　　）

  A. 颈内、外静脉汇合处　　　　　　B. 左、右头臂静脉汇合处

  C. 锁骨下静脉与颈内静脉汇合处　　D. 髂内静脉、髂外静脉汇合处

  E. 锁骨下静脉与颈外静脉汇合处

36. 肝门静脉　　　　　　　　　　　　　　　　　　　　　　　（　　）

A. 收集全部腹腔脏器的静脉血　　　　　B. 注入下腔静脉

C. 注入肝静脉　　　　　　　　　　　　D. 无静脉瓣

E. 注入上腔静脉

37. 关于肝门静脉的叙述,正确的是　　　　　　　　　　　　　　　（　　）

A. 收集腹腔内全部不成对脏器的静脉血　B. 收集腹腔内成对脏器的静脉血

C. 由肠系膜上、下静脉合成　　　　　　D. 由肠系膜上静脉和脾静脉合成

E. 注入下腔静脉

38. 下列属于肝门静脉系属支的是　　　　　　　　　　　　　　　（　　）

A. 肝静脉　　　　B. 肾静脉　　　　C. 下腔静脉　　　D. 卵巢静脉

E. 肠系膜下静脉

39. 关于血窦的描述,正确的是　　　　　　　　　　　　　　　　（　　）

A. 相邻内皮细胞之间有紧密连接、缝隙连接或桥粒

B. 内皮细胞中吞饮小泡很少,基底面有连续的基膜

C. 又称为不连续毛细血管,主要分布于大分子物质代谢旺盛的器官

D. 有完整的内皮

E. 有完整的基膜

40. 内、外弹性膜均较明显的血管是　　　　　　　　　　　　　　（　　）

A. 大动脉　　　B. 中动脉　　　C. 小动脉　　　D. 中静脉　　　E. 微动脉

41. 淋巴管道的行程中要经过淋巴结的是　　　　　　　　　　　　（　　）

A. 毛细淋巴管　　B. 淋巴管　　C. 淋巴干　　D. 淋巴导管　　E. 以上均不对

42. 其淋巴干的淋巴经右淋巴导管流回静脉的是　　　　　　　　　（　　）

A. 右腰干　　　　　B. 左颈干　　　　　　C. 右锁骨下干

D. 左支气管纵隔干　E. 肠干

43. 下列关于脾的说法,正确的是　　　　　　　　　　　　　　　（　　）

A. 位于右季肋区　　　　B. 与第9～11肋相对　　C. 长轴与肋弓一致

D. 下缘有2～3个切迹　　E. 正常时在肋下缘可触及

44. 腋外侧淋巴结位于　　　　　　　　　　　　　　　　　　　　（　　）

A. 腋窝后壁　　　　　　B. 腋血管远侧周围　　　　C. 前锯肌表面

D. 腋窝中央脂肪组织内　E. 腋窝前壁

45. 乳糜池位于　　　　　　　　　　　　　　　　　　　　　　　（　　）

A. 第1腰椎体前面　　B. 第2腰椎体前面　　C. 第3腰椎体前面

D. 第12胸椎前面　　　E. 第11胸椎前面

46. 腹前壁脐平面以下的皮肤和外阴部的淋巴流至　　　　　　　　（　　）

A. 髂外淋巴结　　　B. 髂总淋巴结　　　　C. 腹股沟浅淋巴结

D. 腹股沟深淋巴结　E. 腹腔淋巴结

47. 毛细淋巴管起自　　　　　　　　　　　　　　　　　　　　　（　　）

A. 小动脉　　B. 小静脉　　C. 毛细血管　　D. 组织间隙　　E. 微静脉

48. 关于右淋巴导管的说法,正确的是　　　　　　　　　　　　　（　　）

A. 由右腰干和右肠干合成　　B. 穿主动脉裂孔入胸腔,行于胸主动脉右侧

C. 全身最大的淋巴管道　　　D. 收纳右半身的淋巴

E. 收纳右上半身的淋巴

49. 关于胸导管的说法,正确的是　　　　　　　　　　　　（　　）

A. 由左、右腰干和左、右肠干合成　　　B. 起始部位于腹主动脉前方

C. 经主动脉裂孔入胸腔　　　　　　　　D. 沿食管前方上行

E. 收纳左半身的淋巴

50. 肠系膜下淋巴结　　　　　　　　　　　　　　　　　（　　）

A. 沿肠系膜下动脉的分支排列　　　　　　B. 收纳横结肠的淋巴

C. 收纳降结肠至直肠上段的淋巴　　　　　D. 其输出管即肠干

E. 位于肠系膜下静脉周围

51. 不经过淋巴结门的结构是　　　　　　　　　　　　　　（　　）

A. 输入淋巴管　　B. 血管　　C. 神经　　　D. 输出淋巴管　　E. 以上都不是

52. 淋巴结毛细血管后微静脉主要分布于　　　　　　　　　（　　）

A. 浅层皮质　　B. 淋巴小结　　C. 副皮质区　　D. 皮质与髓质交界处

E. 髓质

53. 主要由 T 淋巴细胞组成的结构是　　　　　　　　　　（　　）

A. 淋巴小结　　B. 脾索　　C. 髓索　　　D. 动脉周围淋巴鞘

E. 边缘区

54. 槟榔肝是指　　　　　　　　　　　　　　　　　　　　（　　）

A. 肝细胞脂肪变性　　B. 肝细胞水样变性　　C. 门脉性肝硬化

D. 慢性肝瘀血　　　　E. 坏死后性肝硬化

55. 下列哪项不是慢性瘀血的后果　　　　　　　　　　　　（　　）

A. 实质细胞的增生　　B. 出血　　　　　　　C. 含铁血黄素沉积

D. 组织间质增生　　　E. 可并发血栓形成

56. 下列哪个器官易发生出血性梗死　　　　　　　　　　　（　　）

A. 心　　　　B. 肾　　　　C. 肺　　　　D. 脑　　　　E. 脾

57. 股静脉血栓脱落常栓塞于　　　　　　　　　　　　　　（　　）

A. 下腔静脉　　B. 右下肢大静脉　　C. 右心房　　D. 右心室　　E. 肺动脉

58. 下列梗死中哪项属于液化性坏死　　　　　　　　　　　（　　）

A. 肺梗死　　B. 脑梗死　　C. 肠梗死　　D. 肾梗死　　E. 脾梗死

59. 下述关于肺瘀血的描述中哪一项是错误的?　　　　　　（　　）

A. 肺泡壁毛细血管扩张　　　B. 肺泡内中性白细胞和纤维素渗出

C. 肺泡腔内有水肿液　　　　D. 可发生漏出性出血

E. 常可见心力衰竭细胞

60. 股静脉血栓形成时下述哪种结局不易发生　　　　　　　（　　）

A. 阻塞血流　　B. 机化　　　C. 脱落　　　D. 钙化　　　E. 排出

61. 患者股静脉内形成的血栓脱落,随血流运行至相应大小的血管,引起血管腔阻塞的

过程叫做　　　　　　　　　　　　　　　　　　　　　　　　　（　　）

    A. 血栓　　　　B. 血栓形成　　　C. 血栓栓塞　　　D. 梗死　　　　　E. 血栓栓子

62. 心力衰竭细胞是指　　　　　　　　　　　　　　　　　　　　　　（　　）

    A. 心力衰竭时肺泡内巨噬细胞吞噬了含铁血黄素

    B. 心力衰竭时肺泡内巨噬细胞吞噬了尘埃颗粒

    C. 心力衰竭时肺泡内巨噬细胞吞噬了纤维素样坏死物

    D. 心力衰竭时巨噬细胞的集聚

    E. 心力衰竭时肺泡内巨噬细胞吞噬了白细胞

63. 慢性肺瘀血的镜下改变，下列哪项不正确　　　　　　　　　　　（　　）

    A. 肺泡腔内有心力衰竭细胞　　　　　　　　B. 肺泡壁增宽

    C. 肺泡壁毛细血管扩张充血　　　　　　　　D. 切面呈棕褐色

    E. 肺内支气管扩张

64. 由于静脉回流受阻，血液在毛细血管和微静脉内瘀积，使局部组织和器官内静脉血

    含量增多称为　　　　　　　　　　　　　　　　　　　　　　（　　）

    A. 充血　　　　B. 瘀血　　　　C. 出血　　　　D. 血栓　　　　E. 栓塞

65. 下列哪项属于静脉性充血　　　　　　　　　　　　　　　　　　（　　）

    A. 妊娠子宫充血　　B. 炎性充血　　　　C. 侧支性充血

    D. 减压后性充血　　E. 静脉栓塞引起的充血

66. 肺动脉内血栓栓塞，其栓子多来自　　　　　　　　　　　　　　（　　）

    A. 肠系膜静脉　　　B. 下肢深静脉　　　C. 肾动脉

    D. 脑动脉　　　　　E. 脾动脉

67. 活体心血管内的血液成分析出、聚集、凝固成固体质块的过程，称为　（　　）

    A. 血栓形成　　B. 梗死　　　　C. 血栓栓塞　　　D. 血栓　　　　E. 栓子

68. 最常见的栓塞是　　　　　　　　　　　　　　　　　　　　　　（　　）

    A. 血栓栓塞　　B. 脂肪栓塞　　C. 空气栓塞　　D. 羊水栓塞　　E. 细菌栓塞

69. 局部组织由于血液供应中断，侧支循环又不能建立而引起的缺血性坏死称为（　　）

    A. 凝固性坏死　　　B. 液化性坏死　　　C. 湿性坏疽

    D. 干性坏死　　　　E. 梗死

70. 关于血栓的结局，下列哪项不正确　　　　　　　　　　　　　　（　　）

    A. 溶解吸收　　B. 脱落排出　　C. 机化　　　D. 包裹　　　E. 钙化

71. 肠道扭转时，肠壁可能发生　　　　　　　　　　　　　　　　　（　　）

    A. 贫血性梗死　　　B. 出血性梗死　　　C. 干性坏疽

    D. 气性坏疽　　　　E. 液化性坏死

72. 外伤患者一次性出血量达到多少可发生出血性休克　　　　　　　（　　）

    A. 10%　　　　B. 20%　　　　C. 30%　　　　D. 40%　　　　E. 50%

73. 以下对动脉粥样硬化的粥样斑块描述错误的是　　　　　　　　　（　　）

    A. 有胆固醇结晶　　B. 有钙盐沉积　　　C. 有坏死物

    D. 有肉芽组织　　　E. 该处中膜平滑肌细胞肥大增生

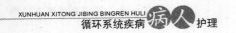

74. 心肌梗死多发生在 （　　）
    A. 左心室前壁　　　　B. 右心室前壁　　　　C. 左心房
    D. 右心房　　　　　　E. 室间隔后 1/3

75. 世界卫生组织（WHO）建议每日每人摄盐量应控制在何种水平,可起到预防高血压
    作用 （　　）
    A. 小于 13g　　B. 小于 10g　　C. 小于 8g　　D. 小于 5g　　E. 小于 3g

76. 动脉粥样硬化继发性病变下列哪项不存在 （　　）
    A. 血栓形成　　　　　B. 粥样溃疡　　　　　C. 纤维蛋白样坏死
    D. 钙化　　　　　　　E. 斑块内出血

77. 关于动脉粥样硬化性固缩肾的记述中哪一项是错误的 （　　）
    A. 常引起肾功能不全　　　　　　　　B. 可引起肾性高血压
    C. 肾动脉粥样硬化合并血栓形成　　　D. 可引起氮质血症
    E. 肾脏出现较大的凹陷性瘢痕

78. 良性高血压时造成血压升高的主要病变是 （　　）
    A. 细动脉纤维素样坏死　　　B. 颗粒性固缩肾
    C. 全身细动脉硬化　　　　　D. 左心室肥大
    E. 重要器官肌型动脉中膜及内膜增厚

79. 高血压性心脏病代偿期的主要特征是 （　　）
    A. 左心室向心性肥大　　　B. 左心室扩张
    C. 左心房扩张　　　　　　D. 弥漫性心肌纤维化
    E. 右心室肥大

80. 冠状动脉粥样硬化最常受累的冠状血管是 （　　）
    A. 右冠状动脉主干　　　B. 左冠状动脉旋支　　　C. 左冠状动脉主干
    D. 右冠状动脉后降支　　E. 左冠状动脉前降支

81. 引起冠状动脉性心脏病的最常见原因是 （　　）
    A. 冠状动脉痉挛　　　B. 冠状动脉粥样硬化　　　C. 梅毒性冠状动脉炎
    D. 高血压病　　　　　E. 梅毒性主动脉炎

82. 高血压时左心室壁肥厚由下列哪种因素引起 （　　）
    A. 再生　　　B. 化生　　　C. 代偿　　　D. 增生　　　E. 肉芽组织

83. 引起心肌梗死最主要的原因是 （　　）
    A. 冠状动脉痉挛　　　　　　　　　　B. 冠状动脉缺血
    C. 冠状动脉粥样硬化并血栓形成　　　D. 冠状动脉扩张
    E. 冠状动脉畸形

84. 高血压脑出血最常见的部位是 （　　）
    A. 大脑　　　B. 小脑　　　C. 丘脑　　　D. 脑桥　　　E. 内囊、基底节

85. 动脉粥样硬化最常见于 （　　）
    A. 细动脉　　　B. 大动脉　　　C. 大静脉　　　D. 小动脉　　　E. 微动脉

(二)填空题

86. 脉管系统由_____和_____组成,其中前者是由_____和_____组成,后者由_____、_____和_____组成。

87. 心尖搏动位于左侧第_____肋间隙,左锁骨中线内侧_____cm处。

88. 心传导系统由_____、_____、_____及其左、右束支等组成。心的正常起搏点是_____,位于_____与_____的交界处。

89. 心腔的壁可分为3层,由外向内依次为_____、_____和_____。

90. 右心室的入口称_____,口周围有_____附着;出口称_____,口周围有_____附着。

91. 左心室的入口称_____,口周围有_____附着;出口称_____,口周围有_____附着。

92. 营养心的动脉有_____和_____,它们均起自_____。

93. 心包可分为内、外两层,外层为_____,内侧层为_____。

94. 从主动脉弓上发出的分支自右向左依次为_____、_____和_____动脉。

95. 颈外动脉的分支主要有_____、_____、_____和_____。

96. 肱动脉在_____的内上方,_____内侧可触到搏动。

97. 常用于切脉的动脉是_____,其部位在_____。

98. 腹腔干由_____动脉发出,其主要分支有_____、_____和_____。

99. 常用于测量血压的动脉是_____动脉。

100. 头臂静脉由_____与_____汇合而成,汇合处的夹角称_____。

101. 上肢浅静脉中沿上肢外侧上行的是_____,沿上肢内侧上行的是_____。

102. 下腔静脉由_____与_____汇合而成,注入_____。

103. 肝门静脉由_____与_____在_____后方合成其主要的属支有_____、_____、_____、_____、_____和_____等。

104. 大隐静脉起于_____的内侧,经内踝_____方上行,最后注入_____。

105. 小隐静脉起自_____的外侧,经外踝_____方上行,最后注入_____。

106. 血栓形成的条件有_____、_____、_____。

107. 血栓可分为_____、_____、_____和_____四种类型。

108. 栓塞类型有_____、_____、_____等。

109. 静脉性充血常见原因有_____、_____、_____等。

110. 心绞痛可分为_____、_____和_____三型。

111. 动脉粥样硬化基本病变分三期_____、_____、_____。

112. 高血压病分两类_____、_____。

113. WHO建议每日每人摄盐量应控制_____以下,可起到预防高血压的作用。

114. 高血压病时,由于脑内细小动脉痉挛和硬化,可引起的脑病变包括_____、_____和_____。

115. 高血压脑出血主要发生的部位是_____、_____。

116. 缓进型高血压的病变可分为_____、_____、_____三期。

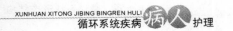

117. 心肌梗死好发部位为＿＿＿＿＿＿、＿＿＿＿＿＿、＿＿＿＿＿＿。

(三)名词解释

118. 血液循环　　119. 心包腔　　120. 静脉瓣　　121. 静脉角　　122. 危险三角

123. 胸导管　　124. 乳糜池　　125. 心力衰竭细胞　　126. 血栓形成　　127. 栓塞

128. 梗死　　129. 心肌梗死　　130. 血压脑病

(四)简答题

131. 当面部、上肢、下肢大出血时,可分别压迫哪些动脉进行止血?

132. 有一阑尾炎患者,经手背静脉网的桡侧方滴注抗生素进行抗感染治疗,请问抗生素需经过哪些途径才能到达阑尾炎症区?

133. 有一肝硬化患者,晚期出现腹壁浅静脉曲张、呕血、便血等肝门静脉高压症状,试用解剖学知识对上述现象加以解释。

134. 常用于静脉穿刺的浅静脉有哪些? 它们分别注入何处?

135. 门静脉有哪些属支? 如何合成?

136. 淋巴结和脾各有何功能和临床意义?

137. 简述血栓形成的条件和机制。

138. 淤血、血栓形成、栓塞、梗死之间有关系吗? 为什么?

139. 简述心绞痛的类型。

140. 简述动脉粥样硬化的病因。

(五)论述题

141. 试述体循环、肺循环的具体途径及功能。

142. 门静脉循环受阻时,主要的三条侧支循环途径是什么? 由此可出现什么症状或体征?

143. 指出全身五个主要动脉干的体表投影和止血部位在何处。

144. 论述胸导管的起始、行程、收纳范围以及注入部位。

145. 论述动脉粥样硬化的基本病理变化及继发性变化。

146. 论述心肌梗死的好发部位、类型、病变及并发症。

147. 论述高血压脑出血的部位、原因及后果。

第二章 心血管生理基础

第一节 心脏生理

DAO RU QING JING
导入情景

情景描述：

女,56岁,10年来劳作后心悸气急,半卧位时颈静脉怒张,伴下肢水肿。听诊时发现肺动脉瓣区第二心音亢进,初步诊断为慢性右心功能不全。

试分析：1. 右心功能不全为什么会出现上述体征。

2. 结合本章对心功能的介绍,试分析心功能不全会对机体产生哪些影响。

心脏是推动血液循环流动的动力部分。通过心肌的舒张,能将压强较低的静脉血管内的血液抽吸入心腔,再通过心肌的收缩将血液射入压强较高的动脉血管内。通过这种节律性收缩与舒张的交替活动,心脏顺序完成充盈和射血。在这一过程中,心室与心房及动脉间的压强改变决定了心脏瓣膜的开启和关闭,迫使血液定向流动。

一、心脏的泵血功能

(一)心动周期和心率

1. 心动周期　心脏每收缩和舒张一次所构成的一个机械活动周期称为心动周期（cardiac cycle）。由于心脏由心房和心室这两个功能合胞体构成，所以心动周期包括心房的心动周期和心室的心动周期。这两种周期活动既按先后次序进行，又有一定的相互重叠。一般而言，心脏的活动主要是由心室来完成，因此，心动周期主要是指心室的舒缩活动。

2. 心率　每分钟的心动周期数或每分钟的心跳次数，称为心率。健康成人安静状态时的心率为 60～100 次/min，平均约 75 次/min。心率存在生理变动。年龄越小心率越快，新生儿的心率可达 130 次/min 以上，随着年龄增长而逐渐减慢，至青春期接近成年人；成年女性的心率略快于男性；经常进行体育活动和体力劳动者，由于迷走神经紧张性较一般人高，故心率较慢。同一个人的心率还与其本人的功能状态有关，处于激动、紧张、或运动时心率较快，这与交感神经兴奋和儿茶酚胺增加有关，而安静或睡眠时则相反。心率是临床经常测定的一个反映心脏活动的指标，在评定其是否正常时，一定要考虑生理变动的因素是否存在。另外，心率与心律具有不同的含义，后者是指心跳的节律是否规则，如心跳有快慢或停顿等现象时称心律不齐。

心动周期持续的时间与心率呈反比关系。如心率以 75 次/min 计算，每个心动周期持续时间是 0.8s。一个心动周期中，两心房首先收缩，持续时间仅 0.1s，继而心房舒张，持续时间长达 0.7s。当心房收缩时，心室处于舒张期，心房收缩完毕进入舒张期后，心室才开始收缩，持续时间 0.3s，随后心室进入舒张期，历时 0.5s。心室舒张的前 0.4s 期间，心房也处于舒张期，这一时期称为全心舒张期（图 2-1）。从上可知，一个心动周期中，无论是心房还是心室，均是舒张时间长于收缩时间，这就保证了心脏有足够的充盈时间和休息时间，有利于心脏的持久工作。如果心率增快，心动周期持续时间就会缩短，收缩期和舒张期均相应缩短，尤其是舒张期缩短更为明显。因此，心率增快时，心室充盈量将受影响。同时，心肌工作的时间将延长，休息时间将缩短，这对心脏的持久活动是不利的。反之心率过慢，也不利于心脏的射血。

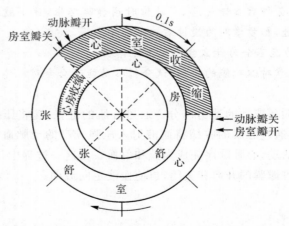

图 2-1　心动周期中心房与心室活动的顺序和时间分配

（二）心室的射血与充盈

由于心室收缩时间及收缩强度明显超过心房，故在心脏的泵血活动中，心室起着主要作用。左、右心室的活动几乎同步，其射血和充盈过程几乎相似，射血量也几乎相等。下面以左心室为例，说明心室的泵血和充盈过程。

1. 左心室的收缩与射血过程　这一过程包括三个时期即等容收缩期、快速射血期和减慢射血期。

（1）等容收缩期：左心房收缩完毕进入舒张之时，左心室肌即开始收缩，左心室内压迅速升高，很快左心室内压高于左心房内压，左心室内血液推动二尖瓣关闭，血液因而不会反流入左心房。此时左心室内压尚低于主动脉压，主动脉瓣仍处于关闭状态，左心室成为一个密闭的腔。由于封闭的左心室腔中充盈着不可压缩的血液，使左心室容积没有发生变化，故称为等容收缩期。等容收缩期是室内压急剧上升的时期。

（2）快速射血期：左心室继续收缩，左心室内压继续升高，当左心室内压高于主动脉压时，血液冲开主动脉瓣由左心室射入主动脉内，此时射入主动脉内的血量大、速度快，故称快速射血期。左心室容积随着血液的射出而明显减小。此期左心室内压升高达到顶峰。本期射出的血液量占总射血量的70%左右。

（3）减慢射血期：快速射血期内已有大量的血液射入主动脉，主动脉血压相应增高，左心室容积迅速减小，左心室肌的收缩强度逐步减弱，左心室内压也逐步下降，射血速度和射血量逐渐下降，这段时期称为减慢射血期。在此中、后期，虽然左心室内压已小于主动脉内压，但左心室内的血液因受到心室肌收缩的挤压具有较高的动能，依其惯性作用逆着压强差继续射入主动脉。本期射出的血液量占总射血量的30%左右。

2. 左心室的舒张与充盈过程　这一过程也包括三个时期即等容舒张期、快速充盈期、减慢充盈期。

（1）等容舒张期：左心室肌开始舒张后，左心室内压急剧下降而低于主动脉血压时，主动脉内血液反流，冲击主动脉瓣使其关闭。但此时左心室内压仍明显大于左心房内压，二尖瓣依然关闭，左心室又成为密闭的腔。室内压快速下降而容积不发生变化，称为等容舒张期。

（2）快速充盈期：左心室肌继续舒张，当左室内压下降到低于左心房内压时，二尖瓣被血液冲开，左心房和肺静脉内的血液顺房室压强梯度被"抽吸"快速流入左心室，左心室容积随之增大，这一时期称为快速充盈期。此期进入左心室的血液量约占总充盈量的2/3。

（3）减慢充盈：快速充盈期后，左心室内已有相当的充盈血量，大静脉、房室间的压强梯度逐渐减小，血液以较慢的速度继续流入左心室，左心室容积继续增大，称减慢充盈期。

在减慢充盈期末，随着血液不断流入心室，房室间的压强趋于平衡。在此基础上，心房肌开始收缩，提高了房内压，心房内的血液继续被挤入已相当充盈但仍处于舒张状态的心室。心房收缩期历时0.1秒，其增加的心室充盈量占心室总充盈量的10%～30%。由于心脏的射血依靠心室肌收缩，心室的充盈主要依靠心室肌本身舒张时室内压下降对心房血液的抽吸作用，故临床上心房纤维颤动与心室纤维颤动对心脏充盈与射血的影响程度有极大的区别。

上述心脏的射血与充盈过程可以简述为：心室收缩时，室内压升高，房室瓣关闭而动脉瓣开放,血液由心室射入动脉;心室舒张时,室内压下降,动脉瓣关闭而房室瓣开放,血液由心房充盈心室。从以上对心室射血和充盈过程的描述中不难看出,心室肌的收缩和舒张引起室内压的升降,是导致心室与心房之间、心室与动脉之间压强差形成的基本原因,而压强差又是血液流动和瓣膜开闭的直接动力。瓣膜启闭决定了血液流动方向,血流的变化决定了心室容积的变化。

(三)心音

在每一个心动周期中,由于心肌收缩、瓣膜启闭、血液对心血管壁的撞击等因素引起的机械振动,构成了声源。这种机械振动可通过周围组织传至胸壁,如将听诊器放在胸壁特定部位,就可听到声音,这个声音称为心音(heart sound)。

每一心动周期中,至少可听到两个心音,分别称为第一心音和第二心音。在正常人偶尔可听到第三心音和第四心音。

第一心音发生在心室收缩期初,是心室开始收缩的标志。听诊的特点是:音调低,持续时间相对较长,在心尖部听得最清楚。第一心音的产生原理主要是由于房室瓣突然关闭的振动引起的,也与心室射出的血液冲击动脉壁引起振动有关。第一心音的响度主要取决于心室的收缩力,心室收缩力愈强,房室瓣振动愈强,则第一心音愈响。

第二心音发生在心室舒张期初,是心室开始舒张的标志。听诊的特点是:音调高,持续时间相对较短,在心底部听得最清楚。第二心音的产生原理主要是由于动脉瓣突然关闭的振动所致,也与血液反流冲击大动脉根部及心室壁振动有关。第二心音的响度主要取决于主动脉和肺动脉压强的高低,压强愈高,与心室间的压强差愈大,动脉瓣的振动愈大,则第二心音愈响。

(四)心脏泵血功能的评定

心脏的功能是泵出血液,单位时间内心脏泵出血量的多少,是反映心脏功能最基本的评定指标。

1. 每搏排出量与射血分数 一侧心室一次收缩所射出的血量,称为每搏排出量,简称搏出量(stroke volume)。正常成人在静息状态下左心室的搏出量是 60～80ml,相当于心室舒张末期容积与收缩末期容积之差。搏出量占心室舒张末期容积的百分比,称为射血分数(ejection fraction)。正常成人在静息状态下左心室舒张末期的容积约为 125～145ml,射血分数为 55%～65%。在心室功能减退、心室异常扩大的情况下,虽然搏出量可能与正常人没有明显区别,但此时的射血分数却明显下降,若单纯依据搏出量来评定心脏的泵血功能,不考虑心室舒张末期容积,可能作出错误的判断。

2. 每分排出量与心指数 每分钟由一侧心室所射出的血量称为每分排出量,或称心排出量(cardiac output)。心排出量是搏出量与心率的乘积。健康成年男性在静息状态下,心率为 75 次/min,搏出量为 70ml(60～80ml),心排出量则为 4.5～6.0L/min,平均约 5L/min。心排出量有生理变动,女性的心排出量比男性约低 10%;青年人的心排出量高于老年人;在剧烈运动时心排出量明显增加,睡眠或麻醉情况下则明显减少。

心排出量是以个体为单位计算的。身体矮小和高大者,其新陈代谢总量并不相等,因此,用心排出量的绝对值作为指标进行不同个体之间心功能的比较,是不全面的。资料表明,很多生理数据与体表面积成正比。如肺活量、基础代谢率等。以每平方米体表面积计算的心排出量,称为心指数(cardiac index)。中等身材的成年人体表面积约为 $1.6\sim1.7m^2$,安静和空腹情况下心排出量约 $5\sim6L/min$,故心指数约为 $3.0\sim3.5\ L/min\cdot m^2$。安静和空腹情况下的心指数称为静息心指数,是分析比较不同大小个体心脏功能时常用的评定指标。

心指数随不同生理条件而异。年龄在 10 岁左右时,静息心指数最大,可达 $4\ L/min\cdot m^2$ 以上,以后随年龄增长而逐渐下降;到 80 岁时,静息心指数降至接近 $2\ L/min\cdot m^2$。运动、妊娠及进食等时,心指数亦增高。女性心指数比同年龄男性低些。

(五)影响心排出量的因素

在机体内,心脏泵出的血液能适应不同生理情况下新陈代谢的需要。心排出量既决定于心脏本身活动的改变,又受神经体液因素的调节。下面从心脏自身的角度来分析影响心排出量的因素。心排出量等于搏出量与心率的乘积,凡能影响搏出量和心率的因素,均是影响排出量的因素。

1. 影响搏出量的因素　当心率不变时,搏出量的多少取决于心肌收缩的强度和速度。心肌收缩愈强愈快,心排出量就愈多。心肌与骨骼肌一样,其收缩的强度和速度也受心脏前负荷、后负荷和肌肉收缩能力的影响。

(1)心脏前负荷:是指心室收缩前所承受的负荷。通常是指心室舒张末期的充盈量或容量,故心脏的前负荷又称容量负荷。心室舒张末期的充盈量取决于心室射血后的余血量与静脉回心血量之和,其中静脉回心血量是影响心室舒张末期充盈量的重要因素,而静脉回心血量又决定于心室舒张期的长短和静脉血回流的速度。心室舒张期的长短与心率有关,静脉血回心速度则与静脉管道两端的压强差及静脉血管对血流阻力的大小有关。

心室舒张末期充盈量的多少决定了心室肌收缩前的初长度,初长度在一定范围内增加,心肌细胞内粗肌丝与细肌丝的有效重叠增加,发挥作用的横桥数目增加,肌丝滑行力增强,心肌的收缩力增强,搏出量及心排出量增加。能使心肌收缩力达到最大值的初长度称为最适初长度,与此同时的前负荷称为最适前负荷。这种由于心肌细胞本身初长度改变引起心肌收缩强度改变和搏出量改变的调节形式称为异长自身调节(heterometric autoregulation)。

异长自身调节的生理意义在于对搏出量进行精细的调节,当体位改变使静脉回流突然增加或减少,或动脉血压突然增高时,或当左、右心室搏出量不平衡等情况下所出现充盈量的微小变化,都可以通过异长自身调节来改变搏出量,使之与充盈量保持平衡。

(2)心脏后负荷:后负荷是指心室肌开始收缩后才遇到的负荷。对心室而言,动脉血压构成心脏后负荷,故后负荷又称压强负荷。主动脉血压构成左心室的后负荷,而肺动脉血压则构成右心室的后负荷。在心率、前负荷和收缩能力不变的情况下,当动脉血压暂时升高时,心室后负荷增大,导致等容收缩期延长,半月瓣开放推迟,射血速度减慢,射血时间缩短,搏出量暂时减少。然而,搏出量的减少,使心室剩余血量增加,充盈量增加,前负荷增加,初长度增加,通过异长自身调节使搏出量又可以恢复到原有正常水平。如果动脉血压长期持续升高,机体将通过增加心肌收缩能力,使机体在动脉血压升高的情况下,能够维持适当的心排出量。但这种心排出量的维持是以增加心肌收缩力为代价的,久而久之,心脏将出现逐渐肥厚的病理改变。如果主动脉高压即高血压将引起左心室肥大,肺动脉高压将引起右心室肥大,最终导致心脏泵血功能的衰竭。

若其他条件不变,后负荷下降时则心排出量将增加。临床上用扩张血管药物降低心脏后负荷,治疗心力衰竭,并提高心排出量,其原理就在于此。

(3)心肌收缩能力:当人们在运动或强体力劳动时,搏出量可成倍增加,而此时心室舒张末期容积不一定增大,甚至可能减小,动脉血压也有所增高。此时心脏收缩强度和速度的变化并不主要依赖于前、后负荷的改变,机体可通过改变心肌收缩能力来适应不同代谢水平的需要。心肌收缩能力是指心肌不依赖于前、后负荷而能改变其力学活动的一种内在特性。心脏泵血功能的这种调节是通过收缩能力这个与初长度无关的因素改变而实现的,故称等长自身调节(homometric autoregulation)。心肌收缩能力受兴奋-收缩耦联过程中各个环节的影响,包括兴奋时胞浆中的钙离子浓度、横桥与肌纤蛋白联结的数量和横桥 ATP 酶的活性等。神经体液因素和药物等均可通过改变心肌收缩能力来影响搏出量。如心交感神经兴奋和肾上腺素等使心肌收缩能力加强,而心迷走神经兴奋和乙酰胆碱等使心肌收缩能力下降。

2. 心率对心排出量的影响 心率是决定心排出量的基本因素之一,在一定的范围内,心率与心排出量呈正比关系。但是如果心率太快,超过 170~180 次/min,心动周期缩短,尤其是舒张期缩短更甚,心室缺乏足够的充盈时间,充盈量减少,搏出量可减少到正常的一半左右,心排出量开始减少。一个缺乏锻炼的人,如参加剧烈的运动时,心率非常快,心排出量明显下降,血压也会随之下降,出现脸色苍白、头晕乏力等心排出量不足,器官供血不足的表现。反之,如心率太慢低于 40 次/min 时,虽然心舒期明显延长,但心室充盈早已接近最大限度,不能再继续增加充盈量,此时虽然搏出量正常或略增加,但每分心排出量也明显下降。临床上,对某些心跳特别慢的患者,需安装人工心脏起搏器,以维持合适的心跳频率来保证正常的心排出量。可见,合适的心率时,心排出量最大,心率过快或过慢,心排出量都将减少。

(六)心脏泵血功能的储备

心排出量能随机体代谢需要而增加的能力称为泵功能储备或心力储备(cardiac reserve)。健康成年人静息状态下的心排出量在 5L/min 左右,而剧烈运动或强体力劳动时可达到 25~30L/min,为静息时的 5~6 倍,表明健康人心脏泵血功能有相当大的储备。心力储备包括心率储备和搏出量储备。

1. 心率储备 一个经常锻炼的健康成人,安静时心率平均为 75 次/min,剧烈运动或强体力劳动时心率可增快到 180~200 次/min。此时虽然心率很快,但心排出量不会因心舒期缩短而减少。这是因为剧烈运动时静脉血回流速度明显加快,心室充盈速度大大加快之故。充分动用心率储备时,就可以使心排出量增加 2~2.5 倍。

2. 搏出量储备 搏出量是心室舒张末期容积和收缩末期容积之差,搏出量储备的变化又可分为舒张期储备和收缩期储备。比较起来,舒张期储备比收缩期储备要小得多。静息状态下舒张末期容积约为 145ml,由于心肌的伸展性小,心室不能过分扩大,一般只能达到 160ml 左右,即舒张期储备只有 15ml 左右。左心室收缩末期容积通常约为 75ml,当心肌收缩能力增加时,能射出更多的血,使心室剩余血量不足 20ml。可见通过动用收缩期储备,就可使搏出量增加约 55ml。当进行强烈体力活动时,由于交感-肾上腺髓质系统活动增加,主要通过动用心率储备以及收缩期储备;另一方面由于肌肉泵的作用,使静脉回流增加,心舒末期的心室容积有所增大,也动用了舒张期的储备,使心排出量增加。

坚持体育锻炼可使心肌纤维变粗,心肌收缩能力增强,因此收缩期储备增加,同时,心率储备也增加。

二、心肌的生物电现象和生理特性

心脏的泵血功能由心肌细胞的活动来完成。根据组织学特点、电生理特性以及功能上的区别,心肌细胞可分为两大类:一类是普通的心肌细胞,包括心房肌细胞和心室肌细胞,此类细胞像骨骼肌细胞一样含有丰富的肌原纤维,主要进行收缩和舒张活动,故又称为工作细胞。工作细胞具有兴奋性、传导性和收缩性,不具有自动节律性。另一类是特殊分化的心肌细胞,构成心脏内的特殊传导系统,包括窦房结的 P 细胞和心室的浦肯野细胞等。它们除了具有兴奋性和传导性之外,还具有自动产生节律性兴奋的能力,故称为自律细胞,但它们含肌原纤维甚少,故基本不具备收缩功能。

(一)心肌细胞的生物电现象

不同类型心肌细胞的跨膜电位不仅在幅度和持续时间上各不相同,而且形成的离子基础也有一定的差别(图 2-2)。

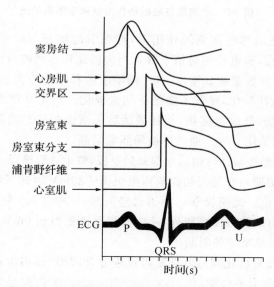

图 2-2　各部心肌细胞的动作电位

1. 心室肌细胞的跨膜电位及其形成机制　正常心室肌细胞的静息电位约 $-90mV$。其形成机制与神经细胞和骨骼肌细胞基本相同,主要是由于 K^+ 外流所形成的电-化平衡电位。心室肌细胞的动作电位比较复杂,持续时间也比较长。动作电位的全过程可分为五个时期,即 0 期的去极化过程和 1、2、3、4 期的复极化过程(图 2-3)。

(1)去极化过程(0 期):心室肌细胞在窦房结传来的兴奋冲动(局部电流)刺激作用下,膜内电位由静息状态下的 $-90mV$ 迅速上升到 $+30mV$ 左右,即膜两侧原有的极化状态被消除并呈反极化状态,构成动作电位的上升支。心室肌细胞动作电位的 0 期很短暂,仅 $1 \sim 2ms$,去极幅度很大,可达 120mV。

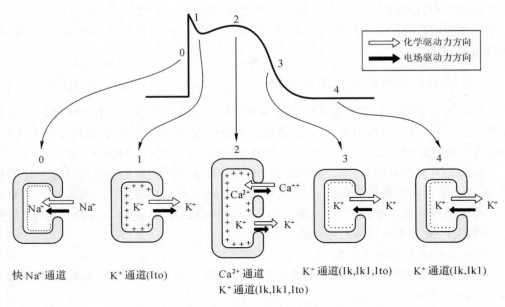

图 2-3　心室肌细胞的动作电位和主要离子流

0 期的形成机制：在局部电流刺激作用下，首先引起部分 Na^+ 通道开放和少量 Na^+ 内流，造成肌膜部分去极化，膜电位绝对值下降。当去极化到达阈电位水平（-70mV）时，膜上 Na^+ 通道开放概率和开放数量明显增加，Na^+ 顺浓度差和电位差大量快速内流，使膜内电位急剧上升至零并向正电性转化，导致了细胞 0 期去极化。产生 0 期去极化的 Na^+ 通道是一种快通道，它不仅激活快，开放速度快，而且激活后失活也很快。当膜去极达 0mV 左右时，Na^+ 通道就开始失活而关闭。Na^+ 通道可被河豚毒阻断。

（2）复极过程：心室肌去极达峰值后立即开始复极，整个过程缓慢，可分为以下几个阶段：

1 期（快速复极化初期）：在复极初期膜内电位由 +30mV 迅速下降到 0mV 左右，历时约 10ms，与 0 期构成锋电位。此期快 Na^+ 通道已经失活，一种以 K^+ 为主要离子成分的一过性外向电流产生，即 K^+ 由细胞内流到膜外，从而使膜迅速复极到 0mV 电位水平。这种 K^+ 通道可被四乙基铵和 4-氨基吡啶等阻断。

2 期（平台期或缓慢复极化期）：此期复极过程非常缓慢，膜内电位停滞于 0mV 左右，记录的曲线比较平坦，故称为平台期，历时约 100～150ms。平台期是复极化和整个动作电位持续时间长的主要原因，也是心肌细胞动作电位区别于神经和骨骼肌细胞动作电位的主要特征。平台期的形成机制是心肌细胞膜上存在一种电压门控型钙通道，当膜去极达 -40mV 时被激活，钙通道的激活过程较钠通道慢，在 0 期后才表现为持续开放。Ca^{2+} 缓慢持久的内流，抵消了复极过程中 K^+ 外流的作用。在平台早期，Ca^{2+} 内流和 K^+ 的外流所负载的跨膜正电荷量相等，膜电位稳定于 0mV 左右，随着时间推移，Ca^{2+} 通道逐渐失活，K^+ 外流逐渐增加，使平台期延续为复极 3 期。钙通道的激活、失活及再复活的时间均比 Na^+ 通道要长，故称为慢通道。心室肌细胞膜上的慢 Ca^{2+} 通道可被维拉帕米（异搏定）和 Mn^{2+} 所阻断。Ca^{2+} 内流既是工作细胞平台期的重要离子基础，又是工作细胞兴奋-收缩耦联的离子基础。

3 期（快速复极化末期）：此期的细胞膜复极速度加快，膜电位从 0mV 左右较快地下降到一90mV,完成复极化过程,故又称快速复极化末期,历时约100~150ms。3期的产生是平台期末,钙通道失活关闭,膜对K^+通透性增高,K^+迅速外流,膜内电位快速下降,使膜完成复极化过程。

4期(静息期):此期心室肌细胞复极化完毕,膜电位恢复并稳定在一90mV,故又称静息期,但实际上膜内外的离子分布尚未恢复,必须把细胞内多余的Na^+和Ca^{2+}排出,并摄回细胞外的K^+,恢复细胞内外离子的正常浓度梯度才能保持心脏正常的兴奋性。Na^+和K^+浓度的恢复依赖Na^+-K^+泵的作用。0期的Na^+内流和复极化时的K^+外流使细胞内Na^+有所增加而细胞外K^+有所增加,这就激活了Na^+-K^+泵的转运。平台期内流的Ca^{2+}通过Ca^{2+}-Na^+交换体的转运而出细胞,这是一种继发性主动转运过程。洋地黄类强心药通过轻度抑制Na^+泵转运而减弱Ca^{2+}-Na^+交换体的转运,使细胞内Ca^{2+}增加而发挥强心作用。

2. 自律细胞的跨膜电位及形成机制 自律细胞动作电位的特点是3期复极化末期膜内电位达最低水平即最大复极电位后,膜电位不稳定,立即开始4期自动去极化,当4期自动去极达阈电位后引起新的动作电位,产生新的兴奋,这种4期自动去极化是产生自动节律性兴奋的基础,不同类型的自律细胞其跨膜电位形成机制不同。

(1)浦肯野细胞跨膜电位及形成机制:浦肯野细胞的动作电位形状与心室肌细胞相似,产生的离子基础也基本相同,但4期完全不同。在浦肯野细胞4期,表现为自动去极化,其产生原理是随时间逐渐增强的Na^+内流和逐渐衰减的K^+外流所引起。浦肯野细胞的4期自动去极化速度远较窦房结为慢,故其自律性也远较窦房结为低(图2-4)。

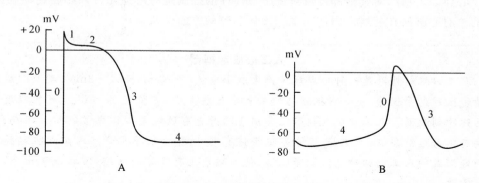

图2-4 心室肌(A)与窦房结(B)细胞跨膜电位的比较

(2)窦房结细胞跨膜电位特点及形成机制:窦房结细胞的跨膜电位具有许多不同于浦肯野细胞的特征:①窦房结细胞的最大复极电位(一70mV)和阈电位(一40mV)均高于浦肯野细胞;②0期去极结束时膜内电位为0mV左右,不出现明显的反极化;③其去极幅度小、速度慢;④没有明显的复极1期和平台期;⑤4期自动去极速度快,故其自律性远较浦肯野细胞高。当4期自动去极化达阈电位水平时,Ca^{2+}通道开放,Ca^{2+}内流,导致0期去极;而3期复极化是钾通道开放,K^+外流引起的。窦房结细胞4期自动去极化机制:①K^+外流进行性衰减,这是导致窦房结细胞4期自动去极化的最重要的离子基础;②进行性增强的Na^+内流;③Ca^{2+}内流。

3. 心肌细胞的电生理学分类 根据心肌细胞0期去极化的速度快慢及幅度大小,可将心肌细胞分为快反应细胞和慢反应细胞。工作细胞和浦肯野细胞属于快反应细胞,窦房结细胞和房室交界细胞属于慢反应细胞。又根据有否 4 期自动去极化现象,将心肌细胞分为自律细胞和非自律细胞。工作细胞和房室交界的结区细胞是非自律细胞,窦房结细胞、浦肯野细胞和房室交界的某些细胞是自律细胞。如此,可将心肌细胞分为四种类型,即快反应自律细胞和快反应非自律细胞、慢反应自律细胞和慢反应非自律细胞。

(二)心肌的生理特性

1. 自动节律性 心脏能够在没有外来刺激的条件下,自动地发生节律性兴奋与收缩的特性,称为自动节律性(autorhythmicity),简称自律性。心脏的自律性来源于心脏特殊传导系统中的自律细胞,自律细胞的自发兴奋能力又来源于本身的 4 期自动去极化。不同部位自律细胞自律性的高低决定于各自 4 期自动去极化的速度。

(1)心脏的正常起搏点:心脏各种自律细胞的自律性高低存在差别,其中以窦房结细胞的自律性最高(100 次/min),房室交界细胞次之(约 50 次/min),浦肯野细胞的自律性最低(约 25 次/min)。在正常情况下,由于窦房结的自律性最高,由它来控制整个心脏的活动而成为心脏的正常起搏点。由窦房结引起的正常心跳节律称为窦性心律,其他部位的自律组织虽有起搏能力,但由于自律性低,通常受控于窦房结的节律之下,只起传导作用而不表现出本身的自律性,故称为潜在起搏点。只有在某些异常情况下,如窦房结病变或窦房结的兴奋因传导阻滞而不能下传,或潜在起搏点的自律性异常升高时,潜在起搏点则可以取代窦房结而成为异位起搏点,控制一部分或整个心脏的跳动,产生异位心律,包括房性、交界性及室性异位心律。窦房结对其他部位自律细胞自律性的控制是通过抢先占领和超速驱动抑制来实现的。对心脏潜在起搏点的作用也应该从利弊两方面去认识。

人工心脏起搏器

人工心脏起搏器是一种可以规律产生微小电流(1~3mA 和 1~3mV)刺激心脏跳动的精密医疗电子仪器,是一种很精巧的如火柴盒般大小、重量在 25~50g、可靠程度很高的电脉冲刺激器。人工心脏起搏器主要用于治疗患有过缓型心律失常的心脏疾病患者,如病态窦房结综合征、严重房-室传导阻滞伴有阿-斯综合征等患者。人工心脏起搏器能按一定形式的人工电脉冲电流刺激心脏,使心脏产生有节律的收缩,不断地泵出血液,供人体需要。

人工心脏起搏器主要由两部分组成:一是起搏导管电极,它一方面将起搏器的输出信号引向心肌进行起搏,另方面将感知到心脏自身搏动的信号反馈给起搏器,以控制起搏脉冲的发放。二是起搏脉冲发生器,它由起搏集成电路、锂—锌电池(可用 10 年左右)和生物相容性好的金属钛外壳组成。

人工心脏起搏器的脉冲发生器一般安装在患者上胸部皮下,与之相连的导管电极经锁骨下静脉等插入心脏。当心脏跳动太慢时,起搏器就会发放冲动使心脏跳动。

人工心脏起搏器在临床上广泛应用,使过去药物治疗无效的严重心律失常患者得到救治,大大降低了心脏病患者的死亡率,是近代生物医学工程对人类的一项重大贡献。

(2)影响自律性的因素:自律细胞的自动兴奋,是 4 期自动去极化使膜电位从最大复极电位达到阈电位水平而引起的。因此,自律性的高低,既受最大复极电位与阈电位的差距的影响,也取决于 4 期自动去极化的速度(图 2-5)。①4 期自动去极化速度:4 期自动去极化速度与膜电位从最大复极电位水平达到阈电位水平所需时间密切相关;若去极化速度增快,达到阈电位水平所需的时间缩短,单位时间内发生兴奋的次数增多,自律性增高;反之,则自律性降低。心交感神经兴奋时,使窦房结细胞 4 期自动去极化加速,可提高自律性而加快心率。心迷走神经兴奋时则起相反的作用,使自律性下降,心率变慢。②最大复极电位与阈电位之间的差距:最大复极电位绝对值减小和/或阈电位下移,均使两者之间的差距减小,4 期自动去极化达到阈电位水平所需的时间缩短,自律性增高;反之,则自律性降低。心迷走神经兴奋时,窦房结细胞对 K^+ 的通透性增加,复极 3 期 K^+ 外流增加,最大复极电位绝对值增大,4 期自动去极化减慢,自律性下降,心率变慢。

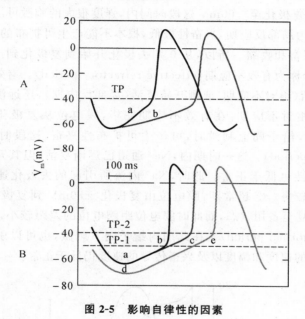

图 2-5　影响自律性的因素

2. 兴奋性　心肌细胞同其他可兴奋细胞一样,在一定强度的刺激作用下,具有产生动作电位的能力,即具有兴奋性。心肌兴奋性的高低也可用阈值大小作为衡量指标。两者成反比关系。

(1)影响兴奋性的因素:①静息电位水平:静息电位绝对值增大时,与阈电位的差距加大,引起兴奋所需的阈值也增大,兴奋性降低;反之,则兴奋性增高。②阈电位水平:阈电位水平上移,与静息电位之间的差距也加大,引起兴奋所需的阈值增大,兴奋性降低;反之,则兴奋性增高。③离子通道的性状:快反应细胞兴奋的产生都是以 Na^+ 通道被激活作为前提的。Na^+ 通道可表现为激活、失活和备用三种状态,Na^+ 通道所处的状态取决于当时的膜电位以及有关的时间进程,即具有电压依从性和时间依从性。当膜电位处于正常静息电位水平 $-90mV$ 时,Na^+ 通道处于备用状态。此时,Na^+ 通道有双重特性,一方面,它是关闭的;另一方面,当膜电位从静息水平去极化到阈电位水平时($-70mV$)可被激活、开放,导致 Na^+ 快速跨膜内流。Na^+ 通道激活后便迅速失活,Na^+ 通道关闭,使 Na^+ 内流终止。处于失活状态的 Na^+ 通道不能被再次激活,只有当膜电位恢复到静息电位水平时,才重新恢复到备用状态,此过程称为复活。Na$^+$通道是否处于备用状态是心肌能否接受刺激产生动作电位的先决条件,而正常静息电位又是决定 Na$^+$通道能否处于或复活到备用状态的关键。Na$^+$通道在不同状态下对刺激的反应不同,即膜的兴奋性不同。在慢反应细胞,产生动作电位 0 期去极化的相关离子通道是 Ca^{2+}通道,此时,Ca^{2+}通道的性状是影响慢反应细胞兴奋性的一个因素。

(2)心肌兴奋性的周期性变化:心肌细胞每兴奋一次,由于膜电位的变化,使膜通道的状态也经历激活、失活和复活等过程,使细胞再次接受刺激,再次发生兴奋的能力也发生相应的周期性改变。以心室肌为例,其兴奋性的变化可分为以下几个时期(图 2-6)。①有效不应期:心肌细胞发生一次兴奋后的短时间内,对任何强大的刺激都毫无反应,兴奋性等于零,这段时间称为绝对不应期。相当于 0 期去极化开始到复极化 3 期膜电位到达−55mV 的时间。从复极化−55mV 到复极化至−60mV 这段时间内,强度很大的刺激可以引起细胞产生部分去极化,此段时间称为局部反应期,兴奋性极低,根本不能产生可扩布的动作电位,因而实际上也不能引起心脏兴奋和收缩。所以,从 0 期去极化开始到复极化到−60mV 这段时间内(约 200~300ms),合称为有效不应期(effective refractory period)。有效不应期的产生是因为 Na$^+$通道完全失活(绝对不应期)或刚开始复活(局部反应期),还远没有恢复到可以再激活的备用状态。②相对不应期:在有效不应期完毕,膜电位从复极化−60mV 到复极化−80mV 这段时间内,给予阈上刺激时,可产生可扩布性兴奋,这段时间称为相对不应期(relative refractory period)。这一时期内,Na$^+$通道已逐渐复活,但其开放能力尚未恢复到正常水平,故其兴奋性也低于正常。此时,Na$^+$内流所引起的去极化速度和幅度均小于正常,兴奋的传导也比较慢。③超常期:膜电位由复极化−80mV 到复极化−90mV 这段时间内,Na$^+$通道基本恢复至备用状态,而此时膜电位距阈电位的差距较小,故兴奋性高于正常,称为超常期(superanormal period)。在此期内给予阈下刺激,也可以引起可扩布的动作电位,但其 0 期去极化的速度和幅度以及兴奋传导的速度仍低于正常。

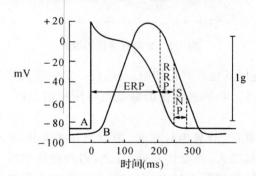

图 2-6 心室肌动作电位期间兴奋性的变化及其与机械收缩的关系
A:动作电位;B:机械收缩;ERP:有效不应期;RRP:相对不应期;SNP:超常期

经历了超常期后,膜电位就恢复到静息电位水平,细胞的兴奋性也恢复至正常。

(3)兴奋性的周期变化与收缩活动的关系:细胞在兴奋过程中,兴奋性发生周期性变化,这是可兴奋性组织的共同特性。但心肌细胞兴奋性周期性变化的特点是有效不应期特别长,包括心肌的整个收缩期及舒张的早期(图 2-6)。因此,心肌在收缩期和舒张早期以前不可能再接受刺激而产生第二次兴奋和收缩。这个特点使得心肌不会像骨骼肌那样产生完全强直收缩,保证了心脏节律性泵血功能的完成。

正常情况下,整个心脏是按窦房结发出的兴奋节律进行活动的。但在某些情况下,如果心室肌在有效不应期之后,窦性冲动到达之前,受到人工的或窦房结以外的病理性异常刺激,则可提前发生一次兴奋和收缩,分别称为期前兴奋和期前收缩(亦称早搏)。期前兴奋也有它本身的有效不应期,这样,当紧接在期前兴奋之后的一次窦房结兴奋传到心室肌时,常常落在期前兴奋的有效不应期内,因而不能引起心室肌的兴奋和收缩,形成一次窦性兴奋的"脱落",必须等到下一次窦房结的兴奋传到心室时才能引起心室肌收缩。这样,在一次期前收缩之后往往出现一段较长的心室舒张期,称为代偿间歇(图2-7)。

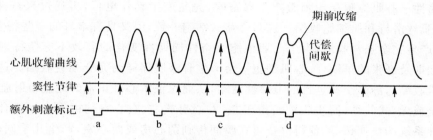

图2-7 期前收缩和代偿间歇

3. 传导性 心肌细胞传导兴奋的特性称为传导性。兴奋传导的实质是局部电流的扩布。心脏内兴奋的传导是由心内的特殊传导系统来完成。由于心肌细胞之间有一种称为闰盘的低电阻连接结构,使心肌在功能上成为一种合胞体,使心肌细胞膜的任何部位产生的兴奋不但可以沿整个细胞膜传播,并且可以通过闰盘传递到另一个心肌细胞,从而引起整块心肌的兴奋和收缩。

(1)心脏内兴奋传播的途径和特点:窦房结是心脏兴奋的发源地,由窦房结发出的兴奋通过优势传导通路(结间束)传播到左、右心房肌及房室交界区,再经房室束(希氏束)和左、右束支传播到密布于心室肌的浦肯野纤维网,最后传到心室肌。整个心室肌内的兴奋传导是由心内膜侧向心外膜侧展开的。由于各种心肌细胞的传导性高低不等,兴奋在心脏各个部分传播的速度也不同。一般心房肌的传导速度较慢,为0.4m/s;而"优势传导通路"的传导速度较快,可达1m/s;房室交界区细胞的传导性很低,传导速度仅0.02m/s;心室肌的传导速度约为1m/s;浦肯野纤维传导速度可达4m/s。可见,心房的优势传导通路和心室的浦肯野纤维网是心脏内兴奋传导的两条高速通路,而房室交界区则是兴奋由心房传入心室的限速区。心脏内各部兴奋传导速度有快有慢的现象具有重要的生理意义。房室交界区兴奋传导速度极慢的现象称房-室延搁,其生理意义是先保证心房完成兴奋与收缩,然后才允许心室的兴奋与收缩。这样就避免了心房与心室同时发生收缩的可能,保证了房室依次节律性舒缩活动。由房室交界传入心室的兴奋沿着高速传导的浦肯野纤维网迅速广泛地向左、右两侧心室壁传导,这种多方位的快速传导使全部心室肌细胞几乎同步兴奋与同步收缩,产生强大的合力,非常有利于心室将血液射入压强较高的动脉内。

(2)影响传导性的因素:心肌的传导性决定于它的解剖结构特点和电生理特点。

解剖因素:细胞直径与细胞内电阻呈反比关系,直径小的细胞内电阻大,产生的局部电流小于粗大细胞,兴奋传导速度也较后者缓慢。浦肯野细胞的直径最大,兴奋传导速度最快;而结区细胞直径最小,故传导速度最慢。

电生理因素:①0期去极化的速度和幅度:0期去极化的速度愈快,局部电流形成愈快,兴奋传导也愈快。0期去极化的幅度愈大,兴奋和未兴奋部位之间的电位差愈大,形成的局部电流愈强,兴奋传导也愈快。②邻近未兴奋膜的兴奋性:兴奋的传导是细胞膜依次兴奋的过程。因此,静息电位与阈电位的差距必然影响兴奋的传导,当两者差距扩大时,兴奋性降低,同时,膜去极化达阈电位水平所需的时间延长,传导速度减慢。此外,若邻近细胞膜的兴奋性为零,例如已接受了一个刺激产生期前兴奋,正处于有效不应期内,便不可能再接受刺激产生兴奋,导致传导阻滞。

4.收缩性 心肌细胞受到刺激产生兴奋时,先是产生动作电位,再通过兴奋-收缩耦联过程,引起肌丝滑行和肌细胞收缩。这与骨骼肌细胞一致,但又具有本身的一些特点。

(1)不产生完全强直收缩:由于心肌细胞兴奋性周期性变化的有效不应期特别长,相当于整个收缩期及舒张的早期,故心肌细胞不会产生骨骼肌那样的完全强直收缩。这一特点,保证了心肌收缩与舒张交替进行的节律性活动,从而保证了心脏正常的充盈与射血。

(2)"全或无"式收缩(同步收缩):由于左、右心房或左、右心室均可视为功能合胞体,以及特殊传导系统的快速传导,使得兴奋可在瞬间传到两心房或两心室,产生几乎同步的兴奋与收缩。也就是说,左、右心房或左、右心室要么全部同时兴奋同时收缩,要么全部无兴奋无收缩。同步收缩的意义是有利于射血。

(3)对细胞外液的 Ca^{2+} 浓度有明显的依赖性:由于心肌细胞内的肌质网不发达,细胞内贮存的 Ca^{2+} 量较少,兴奋-收缩耦联所需的 Ca^{2+} 要从细胞外转运入内。当细胞外 Ca^{2+} 浓度下降时,会使心肌的收缩力下降;当细胞外 Ca^{2+} 浓度增加时,会使心肌的收缩力增加。

(三)心电图

心脏活动过程中所产生的电变化,可以通过其周围的导电组织和体液传导至身体表面。用与心电图机相连的引导电极置于体表的一定部位,将这种心电变化描记成图,即为心电图(electrocardiogram,ECG)(图 2-8)。心电图反映心脏兴奋的产生、传导和恢复过程中的生物电变化。心电图是整个心脏在心动周期中各部位细胞瞬间综合心电向量的反映。临床上心电图检查对心脏起搏点的分析、传导功能的判断、房室有否肥大及心肌有否损伤的判断有重要价值。

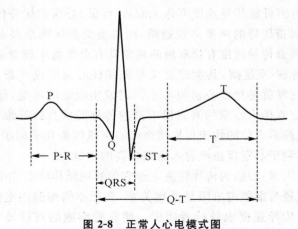

图 2-8 正常人心电模式图

正常心电图以标准导联Ⅱ的波型较为典型,由如下波形和各波间的线段组成。

1.P波　代表两心房的去极化过程的电位变化。P波形小圆钝,历时0.08～0.11s,波幅不超过0.25mV。

2.QRS波群　代表两心室去极化过程的电位变化。典型的QRS波群,包括三个紧密相连的电位波动:第一个向下波为Q波,以后是高而尖峭的向上的R波,最后是一个向下的S波。在不同导联中,这三个波不一定都出现,且波的幅度变化较大,QRS波群历时0.06～0.10s。

3.T波　代表两心室复极化过程中的电位变化。历时0.05～0.25s,波幅为0.1～0.8mV,在R波较高的导联中T波的波幅不应低于R波的1/10,小于1/10称为T波低平,常见于心肌损害。T波的方向与QRS波的主波方向一致。

4.U波　T波后偶有一个小的U波,方向与T波一致,历时0.2～0.3s,波幅小于0.05mV。有人认为U波与浦肯野纤维3期复极化有关,一般情况下被心室肌的复极化掩盖而不明显。低血钾时,复极化延长,出现U波并增大。

5.P-R间期（或P-Q间期）　是指从P波起点到QRS波起点之间的时程,历时0.12～0.20s。P-R间期代表由窦房结产生的兴奋经心房、房室交界和房室束传到心室,并引起心室开始兴奋所需要的时间,也称为房室传导时间。房室传导阻滞时,P-R间期延长。

6.Q-T间期　是从QRS波起点到T波终点的时程,历时0.3～0.4s,代表心室从开始兴奋去极化开始到完全复极至静息状态的时间。

7.S-T段　是从QRS波终点到T波起点之间的线段。它代表心室已全部处于去极化状态,各部分之间无电位差,曲线回到基线水平。若S-T段上下偏离一定范围说明心肌有损伤缺血等病变。

第二节　血管生理

DAO RU QING JING
导入情景

情景描述:

　　男,58岁,间断性头晕多年,13年前因经常头晕,检查发现血压增高:160/110mmHg,间断服用降压药物。近3个月出现活动后胸闷、心悸、气短,休息后可以缓解。偶有四肢乏力,无发作性呕吐和头痛。既往无糖尿病、冠心病史,无药物过敏史,吸烟15年,每天2包;少量饮酒;父52岁时死于高血压病、脑出血。

　　试分析:1.该患者血压高的原因。

　　　　　　2.结合本章对血管功能的介绍,试分析高血压会对机体产生哪些影响。

一、血管的功能分类与血流动力学

不论体循环还是肺循环，从心室射出的血液都必须流经动脉、毛细血管和静脉相互串联构成的血管系统，最后返回心房。血管的功能是输送血液、分配血液及完成血液与组织液的物质交换，并参与血压的形成与维持。

(一)血管的功能分类

各类血管的结构不尽相同，血管壁的弹性纤维、胶原纤维及平滑肌等比例也不相同，使得各类血管有不同的功能。

1.弹性血管　主动脉、肺动脉被称为弹性血管。这些血管的管壁厚，壁内含有丰富的弹性纤维，故有较大的可扩张性和弹性。当心室射血时，大动脉血压升高，一方面推动大动脉内的血液向前流动，另一方面使动脉被动扩张，暂时储存部分血液，缓冲收缩压；当心室舒张时，被扩张的大动脉发生弹性回缩，将射血期贮存的这部分血液继续推向外周血管，同时维持一定的舒张压。大动脉的这种功能称为弹性贮器作用，可以使心脏间断的射血变为血管系统中连续的血流，并减小每个心动周期中血压的波动幅度。

2.阻力血管　小动脉(直径≤1mm)和微动脉(直径 20～30μm)被称为阻力血管。这些血管的管径小，管壁富有平滑肌，后者的舒缩活动可使局部血管的口径和血流阻力发生明显的变化，从而影响所在器官、组织的血流量。小动脉和微动脉对血流的阻力约占总的外周阻力的 47%。

3.交换血管　毛细血管被称为交换血管。毛细血管管壁由单层内皮细胞和基膜组成，通透性高，且数量多、分布广、靠近组织细胞、血流缓慢，是血液与组织液之间进行物质交换的理想场所。

4.容量血管　静脉血管被称为容量血管。与相应的动脉相比，静脉血管的管径大、管壁薄、容量大且易扩张。在安静状态下，静脉系统容纳了整个循环血量的 60%～70%，起着贮血库的作用。

(二)血流动力学

血液在心血管系统内流动的力学称为血流动力学。和一般的流体力学一样，其研究的基本问题是流量、阻力和压强之间的相互关系。由于血管是有可扩张性和弹性的管道，且血液是含有血细胞和胶体物质等多种成分的液体，因此血流动力学除了符合一般流体力学的规律外，还有其自身的特点。

1.血流量(blood flow)与血流速度　单位时间内流过血管某一横截面的血量称为血流量，也称容积速度，通常以 ml/min 或 L/min 来表示。根据流体力学规律，血流量与两端的压强差(P_1-P_2)成正比，与血流阻力(R)成反比。$Q=P_1-P_2/R$

循环系统是一个封闭的系统，因此在各个横截面血管中的血流量是相等的，都等于心排出量。对整个体循环来说，上式中的 Q 就是心排出量，R 为体循环的外周阻力，P_1 为主动脉压，P_2 为右心房压。

血液中的一个质点在血管内移动的直线速度，称为血流速度。血液在血管内流动时，其血流速度与血流量成正比，与血管的横截面积成反比。主动脉的横截面积最小，血流速度最快，毛细血管的总横截面积最大，血流速度最慢。静脉血流速度介于两者之间。

2. 血流阻力　　血液在血管内流动时遇到的摩擦力，称为血流阻力。血流阻力主要来自两种摩擦力，即血液内部各成分之间的摩擦力和血液与血管壁之间的摩擦力。摩擦消耗的能量一般表现为热能。这部分热能不可能再转换成血液的势能或动能，故血液在血管内流动时压强逐渐降低。

血流阻力（R）与血管长度（L）和血液黏滞度（η）成正比，与血管半径（r）的 4 次方成反比。由于血管的长度很少变化，可看作不变的常数，故血流阻力主要取决于血管口径和血液黏滞度。血液黏滞度主要与红细胞比容有关，红细胞比容愈大，血液黏滞度愈高，血流阻力也愈大。由于血流阻力与血管半径的 4 次方成反比，因此血管口径是形成血流阻力的主要因素。血管口径越小，血流阻力越大，反之，血管口径越大，血流阻力越小。在整个体循环总血流阻力中，大、中动脉约占 19％，小动脉、微动脉约占 47％，毛细血管约占 27％，静脉约占 7％，可见小动脉和微动脉是产生血流阻力的主要部位，故将它们称为阻力血管。由外周小动脉和微动脉对血流产生的阻力称为外周阻力。

3. 血压（blood pressure）　　血压是指血管内血液对单位面积血管壁的侧压力。在不同的血管内分别称为动脉血压、毛细血管血压和静脉血压。通常所说的血压是指动脉血压。血压的计量单位常用毫米汞柱（mmHg）表示。血压是推动血液流动的直接动力，血液从大动脉流出，途经中小动脉、毛细血管和静脉，返回心脏。在这一流程中，要不断地克服阻力而消耗能量，使血压越来越低，产生血压梯度。如主动脉血压为 100mmHg，小动脉血压为 85mmHg，毛细血管血压为 30mmHg，静脉起始部血压为 10mmHg，在心房血压接近于 0。由于小动脉和微动脉对血流阻力最大，故该处消耗能量最多，血压降落也最大（图 2-9）。

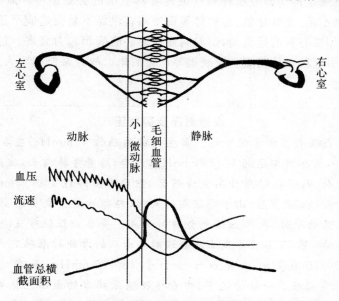

图 2-9　各段血管的血压、血流速度和血管总横截面积示意图

二、动脉血压和动脉脉搏

(一)动脉血压

1.动脉血压的概念和正常值 动脉血压(arterial blood pressure)是指流动的血液对单位面积动脉管壁的侧压力。在一个心动周期中,动脉血压随心脏的舒缩活动发生规律性的波动。心室收缩射血时,动脉血压升高,在快速射血期达最高值,称为收缩压(systolic pressure)。心室舒张时,动脉血压下降,于心舒末期降至最低值,称为舒张压(diastolic pressure)。收缩压和舒张压的差值称为脉搏压,简称脉压(pulse pressure)。整个心动周期中动脉血压的平均值,称为平均动脉压(mean arterial pressure)。平均动脉血压约等于舒张压＋1/3脉压。动脉血压的书写形式是收缩压/舒张压(mmHg)。

一般所说的动脉血压是指主动脉压。由于大动脉中血压降落不大,为便于临床测量,通常将上臂测得的肱动脉血压代表主动脉压。我国健康成年人安静状态的理想血压是:收缩压为100～120mmHg,舒张压为60～80mmHg,脉搏压为30～40mmHg,平均动脉血压为100mmHg。

人体动脉血压存在生理变动:动脉血压随着年龄增加而升高,收缩压与舒张压均有升高的趋势,以收缩压升高较为显著;男性略高于女性;情绪激动或运动时,由于交感神经兴奋,儿茶酚胺增加,血压升高,尤其是收缩压升高更甚。此外,血压还受体位、昼夜、环境温度等因素的影响。在测定和评判血压结果是否正常时,要考虑到是否有影响因素存在。

正常的动脉血压是推动血液循环和保证各脏器血供的必要条件。血压如果过低(低血压),使各脏器供血不足,尤其是脑、心和肾等重要器官供血不足会造成严重后果。血压如果过高(高血压),会加重心脏的后负荷,引起高血压性心脏病和心力衰竭。过高的血压还损伤脑血管和肾血管,引起脑血管破裂和肾衰竭等严重后果。故经常监测个人动脉血压,是医疗保健的重要内容之一。

理想血压及高血压

人体的动脉血压有多种生理变动。新生儿收缩压仅40mmHg左右,出生后一个月为70～80mmHg,青年时期达到120/80mmHg,此后,随着年龄增长,收缩压与舒张压均有逐渐升高的倾向,而以收缩压升高更为明显,但均不应超过140/90mmHg。50岁前,男性血压略高于女性,50岁后,由于绝经期到来,体内雌性激素减少的影响,女性血压略高于男性;运动、激动等时,人体血压也会暂时升高。并非血压低于140/90mmHg就是理想血压。1998年,第17届世界高血压会议对高血压的诊断标准确定为:18岁的成人,理想血压是120/80mmHg,正常血压应小于130/85mmHg,而在130～139/85～89mmHg为高正常血压。一般情况下,中青年及糖尿病者的血压应达到正常或理想血压水平,老年人至少应控制在正常高限以下。

2.动脉血压的形成 形成动脉血压的前提条件是心血管系统内有足够的血液充盈。循环系统中血液充盈的程度一般用循环系统平均充盈压来表示。如果让心脏暂停,血流也暂停,血液会均匀地分布于心血管系统中,此时各处的压强趋于相等,该压强值称为循环系统

平均充盈压,约为 7mmHg。该压强的高低取决于血量和循环系统容量的相对关系,如果血量多,或血管容量小,该压强就高,反之亦然。显然,单靠血液充盈并不能形成平均值达 100 mmHg 左右的动脉血压。

心脏射血和外周阻力是形成动脉血压的两个根本因素,缺一不可。心脏收缩射血时所释放的能量分为两部分:一部分表现为动能,推动血液向前流动;一部分表现为血液对血管壁的侧压力,使动脉血管扩张,贮存血液,形成势能,表现为血压。心室舒张时,射血停止,大动脉管壁弹性回缩,使一部分势能转化为动能,推动血液继续向前流动。外周阻力主要是指小动脉和微动脉对血流的阻力。假如不存在外周阻力,心室每次射血所射出的那部分血液将全部流至动脉系统以后的血管,即心室收缩释放的能量可全部表现为动能,而不对血管壁产生侧压,也就不能形成动脉血压。由于外周阻力的存在,心室每次射血量的 1/3 流向外周,进入毛细血管。其余 2/3 血液被暂时贮存在大动脉和主动脉内,从而使大动脉扩张,大动脉血压上升。

形成正常的动脉血压,还需要大动脉管壁的弹性缓冲作用,心室收缩释放的一部分能量以弹性势能的形式贮存于扩张的动脉管壁中,既产生收缩压,又不至于太高。当心室舒张,停止射血时,随着动脉内血液流向外周,大动脉血压下降,被扩张的动脉管壁随即弹性回缩,弹性势能转换为动能,推动动脉内的血液继续向前流动,使左心室的间断射血变为动脉内的连续血流,又减小血管容积,使动脉血压的下降得到缓冲,舒张压不致太低,使一个心动周期中动脉血压的波动幅度远小于左心室内压的波动幅度。

总之,形成动脉血压的前提条件是心血管内有足够的血液充盈,心脏射血和外周阻力是形成动脉血压的两个根本因素,大动脉管壁的弹性能缓冲动脉血压和维持心舒期的血流。

3. 影响动脉血压的因素 凡能影响上述动脉血压形成的因素,都能影响动脉血压。

(1)每搏排出量:如其他因素不变,每搏排出量增加,心室收缩期主动脉和大动脉内血量增加,对动脉壁的压强增加,故收缩压明显升高。由于收缩压升高,血流速度加快,大动脉内增多的血液仍可在心舒期流向动脉系统以后的血管,到心舒期末,大动脉内存留的血量和每搏排出量增加之前相比,略有增加,使舒张压也有所增加。因此动脉血压的升高主要表现为收缩压的明显升高,而舒张压升高不多,故脉压增大。反之亦然。所以,每搏排出量的变化主要影响收缩压,而收缩压的高低也主要反映了每搏排出量的多少。

(2)心率:如其他因素不变,心率在一定范围内增加,心排出量增加,动脉血压增加,但舒张压升高明显,而收缩压升高不多,脉压减小。这是因为心率变化主要影响心动周期的心舒期,心率增快,心舒期缩短较心缩期明显,以致心舒期内流向外周的血量明显减少,到心舒期末存留在大动脉内的血量和心率增加前相比明显增多,故舒张压明显升高。由于心率对心缩期的缩短影响较小,加之收缩期动脉血压升高本身也促进了血流速度,故心率增快时,收缩压虽有升高,但与舒张压相比,升高幅度不如舒张压升高显著,脉压减小。反之亦然。

(3)外周阻力:如其他因素不变,仅外周阻力增大,动脉内血液流向外周的速度减慢,到心舒末期存留在主动脉内的血量增多,故舒张压升高明显。由于心缩期血压较心舒期高,相应地心缩期血流速度也较心舒期快,故心缩期血管充盈度虽有增加,但增加不大,因此收缩压的升高幅度不如舒张压的显著,脉压减小。反之亦然。所以,外周阻力的变化主要影响舒张压,而舒张压的高低也主要反映了外周阻力的大小。另外,血液黏滞度也影响外周阻力。

如果血液黏滞度增加,外周阻力也增大,可使舒张压升高。

(4)大动脉管壁的弹性:主动脉和大动脉的弹性贮器作用有缓冲动脉血压波动幅度的作用。老年人常因动脉管壁硬化,大动脉的弹性贮器作用减弱,本应导致收缩压升高、舒张压下降,但老年人除大动脉硬化外,小动脉和微动脉亦有硬化,故收缩压升高,舒张压也升高。

(5)循环血量和血管容量的比例:如前所述,循环系统平均充盈压是形成动脉血压的前提,而循环系统平均充盈压的大小,又取决于循环血量和心血管系统容量两者的相应关系。在正常情况下,循环血量和心血管系统容量是相适应的,产生正常的动脉血压。当大失血时,循环血量绝对减少,循环系统平均充盈压下降,使动脉血压降低。要大量输血输液补充血量进行抢救。当过敏性休克时,血管普遍扩张,血管容量增加,血量相对减少,循环系统平均充盈压下降,使动脉血压降低,要用缩血管药物进行抢救。

上面对影响动脉血压各种因素的叙述,都是在假设其他因素不变的前提下,分析某一因素发生变化时对动脉血压可能发生的影响。实际上,在完整机体的情况下,当一种因素发生改变时,机体将对其他因素重新调整,因此动脉血压的任何改变,往往是各种因素相互作用的综合结果。

(二)动脉脉搏

心动周期中,动脉内压强周期性变化所致动脉血管壁的扩张与回缩的搏动称为动脉脉搏,简称脉搏(pulse)。动脉脉搏波首先在主动脉根部产生,产生后沿着动脉管壁向外周血管传播。脉搏波的传播速度比血流速度快得多。脉搏波的传播与动脉管壁的弹性呈反变关系。主动脉的弹性最大,脉搏波的传播最慢,传播速度约为 $3\sim5m/s$,在大动脉约为 $7\sim10m/s$,到小动脉段可加快到 $15\sim35m/s$。老年人的动脉血管弹性降低,故其脉搏波的传播速度较青年人为快。用手指可在身体浅表部位摸到动脉搏动,桡动脉是临床上最常用的触摸部位。脉搏的频率和节律能反映心率和心律;脉搏的强弱、紧张度大小与心肌收缩力强弱、心排出量多少及血管壁弹性有密切关系。所以,检查脉搏可反映心血管功能状态。用张力换能器将动脉搏动描记成图,称脉搏图。

三、静脉血压和静脉血回流

静脉血管是引导来自毛细血管的血液回流入心房的管道。静脉血管壁薄易扩张,容量大,起着血液贮存库的作用。安静时静脉容纳了循环血量的 $60\%\sim70\%$。静脉的收缩或舒张可有效地调节回心血量和心排出量,使血液循环功能适应机体在各种生理状态时的需要。

(一)静脉血压

由于不断地克服血流阻力,消耗能量,当体循环血液通过动脉、毛细血管到达小静脉时,血压已降至约 $15\sim20mmHg$,流到下腔静脉时为 $3\sim4mmHg$,最后汇入右心房时,压强已接近于零。通常将各器官和肢体的静脉血压称为外周静脉压,而将右心房和胸腔内大静脉的血压称为中心静脉压(central venous pressure,CVP)。中心静脉压正常变动范围为 $4\sim12cmH_2O$。中心静脉压的高低取决于右心室射血能力和体循环静脉回心血量之间的相互关系。右心室射血能力强或体循环静脉回心血量少,中心静脉压就低,反之,右心室射血能力弱或体循环静脉回心血量多时,中心静脉压升高。可见,中心静脉压可反映静脉回流血量与心脏射血功能状态的相互关系。临床上可用作输血输液量及速度的参考指标,如输液治疗休克时，除需观察动脉血压外，也要观察中心静脉压的变化。如果中心静脉压偏低或有下降趋势，常提示输液不足；如果中心静脉压高于正常并有进行性升高的趋势，则提示输液过快或右心室功能不全。当心脏功能减弱而使中心静脉压升高时，静脉回流将会减慢，较多的血液滞留在外周静脉内，外周静脉压也将升高。

（二）影响静脉血回流的因素

单位时间内的静脉回心血量取决于外周静脉压和中心静脉压的压强差，以及静脉对血流的阻力。故凡能影响外周静脉压、中心静脉压以及静脉阻力的因素，都能影响静脉回心血量。

1. 循环系统平均充盈压 循环系统平均充盈压是反映心血管系统充盈程度的指标，它的高低取决于循环血量与血管系统容积的比例关系。循环系统平均充盈压升高，血管系统充盈，静脉回心血量增多；反之，则静脉回心血量减少。

2. 心脏收缩能力 心脏收缩时将血液射入动脉，舒张时从静脉抽吸血液。如果心脏收缩能力增强，心室射出血量多，排空较完全，剩余血量减少，心室舒张时室内压可降得更低，对心房和大静脉内的血液的抽吸力量增大，回心血量增加。反之，心脏收缩力量减弱，心室舒张时室内压较高，血液瘀积在心房和大静脉内，回心血量减少。当右心衰竭时，中心静脉压升高，静脉回流困难，体循环静脉系统瘀血，出现颈外静脉怒张、肝瘀血肿大和下肢浮肿等体征。当左心衰竭时，肺循环静脉系统瘀血，出现肺水肿。

3. 体位改变 体位改变对静脉回流影响较大。当平卧位突变为直立位时，因重力的关系，心脏平面以下的静脉内容纳的血量较平卧时增多约 500ml，静脉回心血量减少，心排出量也随之减少。这种改变在健康人身上由于神经系统的快速调节而不易察觉。但长期卧床的患者，则可因心排出量的减少引起动脉血压下降，从而导致脑供血不足而出现晕厥等症状。一个人如长时间站立不动，会导致回心血量减少，动脉血压下降和脑供血不足，可引起头晕甚至昏厥。临床上对低血压及休克患者，一定要注意体位的问题。

4. 骨骼肌的挤压作用 静脉内有单向启闭的静脉瓣（尤以四肢静脉内静脉瓣最多），当肢体肌肉收缩时，可对肌肉内和肌肉间的静脉产生挤压，使挤压处的静脉压升高，以致静脉远心端的静脉瓣关闭，静脉血不能倒流，而近心端的静脉瓣开放，有利于血液从近心端挤向心脏方向；当肌肉舒张时，挤压作用消失，该处静脉压降低，以致近心端的静脉瓣关闭而远心端的静脉瓣开放，有利于血液从远心端流入其中（图 2-10）。肢体骨骼肌的交替收缩、舒张和静脉瓣有规律的开放、关闭对静脉回流起着"泵"的作用，称为"骨骼肌泵"。骨骼肌泵的这种作用，对于在直立情况下降低下肢静脉压和减少血液在下肢静脉内潴留有十分重要的意义。长期站立工作者，因不能充分发挥此肌肉泵的作用，易引起血液在下肢静脉内潴留，静脉压升高，静脉扩张而导致下肢静脉曲张。临床上给休克患者穿"休克裤"，可压迫下肢的静脉血管，减少静脉容量，促进静脉回流，起到抗休克作用。

5. 呼吸运动 由于胸膜腔内负压的存在，胸腔内壁薄的大静脉和右心房处于被动扩张状态。吸气时，胸内负压增大，大静脉和右心房更加扩张，中心静脉压下降，与外周静脉压之间的压强差加大，有利于外周静脉血液回流，回心血量相应增加。呼气时，胸内负压减小，静脉回心血量相应减少。可见呼吸运动对静脉回流也起着泵的作用，称之"呼吸泵"。气胸患者，胸内负压消失，除了肺发生萎缩外，还要影响到静脉回流。

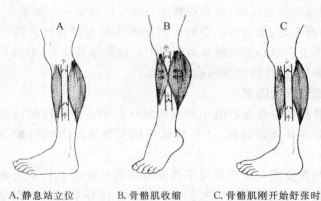

A.静息站立位   B.骨骼肌收缩   C.骨骼肌刚开始舒张时

图 2-10　骨骼肌的挤压作用对静脉回心血量的影响

四、微循环

微循环(microcirculation)是指微动脉和微静脉间微细血管中的血液循环。血液循环的最根本功能是在微循环处实现血液与组织之间的物质交换。

(一)微循环的组成和血流通路

微循环的血管组成因器官、组织不同而有差别。有的很简单如甲皱微循环,动-静脉间由 U 字形的毛细血管相连。复杂的微循环由微动脉、后微动脉、毛细血管前括约肌、真毛细血管、通血毛细血管、动-静脉吻合支和微静脉等部分组成(图 2-11)。

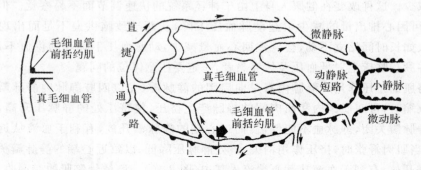

图 2-11　正常微循环结构示意图

血液由微动脉至微静脉有三条通路:迂回通路,又称营养通路;直捷通路,又称快速通路;动-静脉短路,该类通路在皮肤、皮下组织较为多见,其功能与体温调节有关。

(二)微循环血流量的调节

微循环血流量的高低取决于毛细血管前阻力和毛细血管后阻力的比值。比值增大,意味着流入微循环的血流减少和/或流出增多,毛细血管内血量减少;反之,比值减小则毛细血管内血量增多。由于在总的血流阻力中微动脉处的阻力占较大比例,故微动脉的阻力对血流量的控制起主要作用。

微动脉管壁富含平滑肌,受交感神经支配和体液因素调节。交感神经兴奋时,血管平滑肌收缩,血管口径缩小,毛细血管前阻力增大,导致该血管后面微循环中的血流量减少,微动脉对微循环血流起了"总闸门"的作用。真毛细血管通常从后微动脉以直角方向分出。在真毛细血管起始处通常由 1～2 个平滑肌细胞环绕，形成毛细血管前括约肌。在体液因素作用下(主要是代谢产物)，该括约肌发生舒缩活动，控制着进入真毛细血管的血流量，可把毛细血管前括约肌看作微循环的"分闸门"。微静脉也受交感神经支配和体液因素调节，当其收缩时，毛细血管后阻力增大，毛细血管内血液不易流出而发生瘀积，故微静脉看作微循环的"后闸门"。

真毛细血管网是轮流交替开放的。当真毛细血管网关闭时，毛细血管内的血流量减少，代谢产物堆积，氧供应不足，以致舒血管物质增多和氧分压降低，从而导致局部的毛细血管前括约肌舒张，于是局部的真毛细血管网开放，血流量增加，局部组织内堆积的代谢产物被血流清除并恢复氧的供应；随后毛细血管前括约肌又发生收缩，使真毛细血管网关闭。如此周而复始，使真毛细血管网的开闭交替进行。

五、组织液与淋巴液的生成和回流

组织液是存在于组织细胞间隙中的液体，绝大部分呈胶冻状，不能自由流动，因此不会因重力作用而流至身体的低垂部分。组织液由血浆滤过毛细血管壁而来，除蛋白质浓度明显低于血浆外，其他成分基本与血浆相同。滤过形成的组织液，大部分又返回血液。淋巴液来自于组织液，淋巴液的回流使小部分组织液返回至血液。

(一)组织液的生成、回流及影响因素

1. 组织液的生成与回流　组织液是血浆经毛细血管壁滤过生成的，同时它又可通过重吸收回到毛细血管内。液体通过毛细血管壁的滤过和重吸收取决于毛细血管内外的四个压强因素：毛细血管血压、组织液静水压、血浆胶体渗透压和组织液胶体渗透压。其中毛细血管血压和组织液胶体渗透压是促进血管内液体向血管外滤过生成组织液的力量，血浆胶体渗透压和组织液静水压是将血管外的组织液重新回收入血管内的力量。这两组力量构成一对矛盾的差值，称为有效滤过压(effective filtration pressure，EFP)。可用图 2-12 表示。

有效滤过压＝(毛细血管血压＋组织液胶体渗透压)－(血浆胶体渗透压＋组织液静水压)

如果有效滤过压是正值，则血浆滤过毛细血管壁生成组织液；如果有效滤过压是负值，则组织液通过毛细血管壁重吸收入血液，形成组织液回流。

人的血浆胶体渗透压约为 25mmHg，毛细血管动脉端的平均血压为 30mmHg，而静脉端的平均血压为 12mmHg，组织液静水压为 10mmHg，组织液胶体渗透压为 15mmHg。如将这些数字代入有效滤过压计算公式，在毛细血管动脉端的有效滤过压为 10mmHg，毛细血管静脉端的有效滤过压为－8mmHg(图 2-12)。这意味着组织液在毛细血管动脉端滤过生成，而在毛细血管静脉端重吸收回流。由于毛细血管血压从动脉端到静脉端是逐渐下降的，所以有效滤过压也是逐渐下降的，组织液的生成与回流是一个逐渐移行的过程。

由滤过生成的组织液，大约 90％被重吸收进入血液，其余约 10％进入毛细淋巴管，形成淋巴液，再经淋巴管最终汇入大静脉。

2. 影响组织液生成与回流的因素　在正常情况下，组织液的生成和回流保持动态平衡，故血量和组织液量能维持相对稳定。但在异常情况下，组织液生成过多或回流减少，就有过

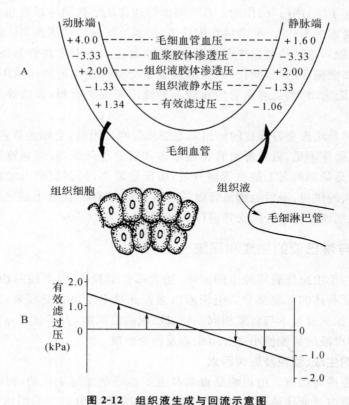

图 2-12 组织液生成与回流示意图

A. 形成有效滤过压的因素和作用方向 B. 有效滤过压在毛细血管内的变化

多的组织液潴留于组织间隙中,形成水肿。

(1)毛细血管血压增高:毛细血管血压增高时,可导致有效滤过压增高,有利于毛细血管内血浆的滤出而不利于组织间液的回收,使组织间液生成增多。静脉压升高是毛细血管血压增高的主要原因。常见于心力衰竭或局部静脉阻塞、压迫等引起的瘀血。

(2)血浆胶体渗透压下降:血浆胶体渗透压高低取决于肝脏合成的血浆白蛋白的量。当血浆白蛋白浓度降低时,可引起血浆胶体渗透压降低,导致液体在毛细血管动脉端滤出增多,静脉端回收减少,使液体在组织间隙积聚。血浆白蛋白降低可见于:①合成障碍:如肝硬化合成蛋白质减少;②摄入不足:如营养不良或肠道吸收功能障碍;③丢失过多:如肾病综合征时大量蛋白质从尿中丢失。

(3)毛细血管壁通透性增高:某些病因使微血管壁通透性增高,可使体液和血浆蛋白滤出到组织间液,造成血浆胶体渗透压下降和组织间液的胶体渗透压升高,促进血管内溶质和水分滤出,引起水肿。引起微血管壁通透性增高的常见原因有各种炎症性疾病,如感染、烧伤、冻伤、过敏、缺氧及中毒等。

(4)淋巴回流受阻:病理情况下,如肿瘤压迫、丝虫的阻塞、手术摘除淋巴结等所致淋巴管切断或阻塞,淋巴液反流静脉受阻,引起组织液静水压升高,受阻部位远端发生水肿。

(二)淋巴液的生成和回流

淋巴管系统是组织液向血液回流的一个重要的辅助系统。与血液循环不同,毛细淋巴管以稍膨大的盲端起始于组织间隙,彼此吻合成网,并逐渐汇合成大的淋巴管。全身的淋巴液经淋巴管收集,最后由右淋巴导管和胸导管导入静脉。

1. 淋巴液的生成 在毛细淋巴管的起始端,管壁由单层内皮细胞构成,管壁外无基膜。内皮细胞均以固定微丝附着于周围组织上,内皮细胞的边缘并不直接相连,而是像瓦片样互相覆盖,形成向管腔内开放的单向活瓣。当组织液积聚使组织液静水压升高时,组织中的胶原纤维和毛细淋巴管之间的胶原细丝可以将互相重叠的内皮细胞边缘拉开,即活瓣被推开,内皮细胞之间出现较大的缝隙,组织液中的血浆蛋白质、血细胞、脂肪微粒等大分子进入毛细淋巴管形成淋巴液。如液体倒流,则活瓣关闭,故淋巴液不能流入组织液。正常成年人每天生成的淋巴液约 2~4L,大致相当于全身的血浆总量。

2. 淋巴液的回流及其影响因素 毛细淋巴管汇合形成集合淋巴管。较大的淋巴管内有单向开放的瓣膜防止淋巴液逆流,淋巴管管壁上有平滑肌。淋巴管平滑肌的收缩和淋巴管内的瓣膜对淋巴回流起着"泵"的作用。由于瓣膜的存在,淋巴管周围的组织如骨骼肌的舒缩、相邻动脉的搏动对淋巴管的挤压,甚至外物对身体组织的压迫和按摩,都能促进淋巴的回流。凡能增加淋巴生成的因素也都能增加淋巴液的回流量。淋巴液生成和回流的主要生理功能在于调节血浆与组织液间的体液平衡,回收组织液中的蛋白质,将小肠绒毛吸收的乳糜微粒等运输入血液,以及清除组织中的红细胞、细菌和其他异物,起防御作用。

第三节 心血管活动的调节

在不同的生理状况下,人体各器官组织的新陈代谢水平不同,对血流量的需求也不同。机体通过神经系统和体液系统的活动,不断地对心脏和各部分血管的活动进行调节,从而使心排出量能适应全身代谢变化的需要,使器官血流量能适应器官代谢变化的需要,并优先保证重要器官的血液供应。

一、神经调节

心肌和血管平滑肌接受自主神经支配。机体对心血管活动的神经调节是通过各种心血管反射实现的。

(一)心脏和血管的神经支配

1. 心脏的神经支配 支配心脏的传出神经为心交感神经和心迷走神经。

(1)心交感神经及其作用:心交感神经的节前神经元位于脊髓胸段 T_{1-5} 的灰质侧角,其节前纤维随脊神经前根进入椎旁交感神经链上行,在星状神经节或颈交感神经节换神经元。节后神经元发出的节后纤维在心脏附近组成心脏神经丛,进入心脏后支配心脏各个部分,包括窦房结、房室交界、房室束、心房肌和心室肌。左、右两侧心交感神经在心脏上的支配有所差异,右侧主要支配窦房结,左侧主要支配房室交界。

心交感神经节前纤维末梢释放的递质是乙酰胆碱,与节后神经元膜上的 N_1 型乙酰胆碱受体结合,兴奋节后神经元。心交感神经节后纤维末梢释放去甲肾上腺素,主要与心肌细胞膜上的 β_1 受体结合,通过细胞跨膜信号转导,激活细胞膜上的 Ca^{2+} 通道,增加 Ca^{2+} 通道开

放的概率和 Ca^{2+} 内流,同时使肌浆网 Ca^{2+} 释放也增加。结果,自律细胞 4 期自动去极化加速,自律性升高,心率加快,产生正性变时作用;房室交界细胞 0 期去极化加速,房室交界的传导性增强,传导速度加快,产生正性变传导作用;使工作细胞平台期 Ca^{2+} 内流增加,工作细胞收缩性加强,产生正性变力作用。总的来说,是使心脏兴奋,心跳加快加强,心排出量增加,血压升高。心交感神经的兴奋效应可被 β 受体阻断剂普萘洛尔(心得安)等阻断。

(2)心迷走神经及其作用:心迷走神经的节前神经元位于延髓的迷走神经背核和疑核,其节前纤维下行进入胸腔,与心交感神经节后纤维一起组成心脏神经丛,并和交感神经伴行进入心脏,与心壁内神经节换神经元。心迷走神经节后纤维支配窦房结、心房肌、房室交界、房室束及其分支,仅有极少数纤维支配心室肌。左、右两侧心迷走神经对心脏的支配也有所不同,右侧心迷走神经对窦房结的影响占优势,左侧心迷走神经对房室交界的影响占优势,但不如两侧心交感神经支配的差别显著。

心迷走神经节前纤维末梢释放的递质是乙酰胆碱,与节后神经元膜上的 N_1 型乙酰胆碱受体结合,兴奋节后神经元。心迷走节后纤维末梢也释放乙酰胆碱,主要作用于心肌细胞膜上的 M_2 型乙酰胆碱受体,使 Ca^{2+} 内流减少,肌浆网释放 Ca^{2+} 减少;也能激活窦房结细胞膜上的一种钾通道,使复极化过程中 K^+ 外流增多,进而引起心肌自律性下降、传导性下降和收缩性下降。这些效应分别称为负性变时作用、负性变传导作用和负性变力作用。上述作用与心交感神经正好相反。心迷走神经和乙酰胆碱对心脏的抑制作用可被 M 型受体阻断剂如阿托品等阻断。

2.血管的神经支配 除真毛细血管外,血管壁都有平滑肌分布。绝大多数的血管平滑肌都受自主神经支配。支配血管平滑肌的神经纤维可分为缩血管神经纤维和舒血管神经纤维两大类。

(1)缩血管神经纤维:由于缩血管神经纤维都属于交感神经纤维,故称为交感缩血管纤维。交感缩血管纤维的节前神经元位于脊髓胸腰段 T_1-L_3 的灰质侧角,节前纤维末梢释放的递质为乙酰胆碱,作用于椎旁和椎前神经节内神经元膜上的 N_1 型乙酰胆碱受体,兴奋节后神经元。在椎旁和椎前神经节内换神经元后的节后纤维支配躯干、四肢、内脏器官血管的平滑肌。交感缩血管节后纤维末梢释放的递质为去甲肾上腺素,可与血管平滑肌上的 α、β 肾上腺素受体结合。与 α 受体结合导致血管平滑肌收缩,与 β 受体结合导致血管平滑肌舒张。由于去甲肾上腺素与 α 受体结合的亲和力较 β 受体强得多,故交感缩血管纤维兴奋时表现为缩血管效应。体内几乎所有的血管平滑肌都受交感缩血管纤维支配,但不同部位的血管,缩血管纤维分布的密度不同。皮肤的血管分布最密,骨骼肌和内脏的血管次之,心、脑血管分布最少。在同一器官内,交感缩血管纤维的分布密度也存在差异,动脉的分布密度要大于静脉,微动脉中密度最高,毛细血管前括约肌中分布很少。由于存在这种分布上的密度差异,当交感缩血管神经兴奋时,皮肤和内脏血流量会显著减少,而心脑血流不减或反而增加。

(2)舒血管神经纤维:体内部分血管除接受缩血管纤维支配外,还接受舒血管纤维支配。舒血管神经纤维主要有以下两种:①交感舒血管神经纤维:这类舒血管纤维常与交感缩血管纤维同行于一根神经干,支配骨骼肌微动脉,其末梢释放的递质是乙酰胆碱,与血管平滑肌上的 M 受体结合,使血管舒张。交感舒血管纤维在平时无紧张性活动,只有在机体情绪激动或作剧烈运动时才发挥作用,使骨骼肌血管舒张,血流量增加。有人认为人受恐惧刺激时产生的晕厥现象,与这类神经兴奋有关。②副交感舒血管神经纤维:这类舒血管纤维主要分布于脑膜、消化腺和外生殖器等少数器官的血管,其纤维末梢释放乙酰胆碱,与血管平滑肌上的 M 受体结合,使血管扩张。副交感舒血管纤维的活动仅对所支配器官组织的局部血流起调节作用,对循环系统总外周阻力的影响很小。

(二)心血管中枢

心血管中枢是指在中枢神经系统内,控制心血管活动有关的神经元的集中部位。这些神经元分布在从脊髓到大脑皮层的各级水平上,它们各具不同的功能,又互相密切联系,使整个心血管系统的活动协调一致,并与整个机体的活动相适应。

1.延髓心血管中枢　动物实验中观察到,如在延髓上端横切脑干,保留延髓与脊髓的完整联系,心跳与心血管反射依然存在,血压也无明显变化。但如在延髓下端横断与脊髓失去联系,则心跳立即停止,血压下降到零。故认为,延髓是最基本的心血管中枢所在部位。心交感中枢和缩血管中枢位于延髓腹外侧部,分别发出神经纤维控制脊髓内心交感神经和交感缩血管神经的节前神经元。心迷走中枢位于延髓的迷走背核和疑核,从这里发出心迷走神经的节前纤维。延髓孤束核的神经元在压力感受器传入信息与延髓心血管中枢间起联络作用。

延髓心血管中枢的神经元,在各种传入信息和血液理化因素变化的刺激下,经常不断地发放低频的下行冲动,影响心血管的活动。这种现象称为心血管中枢的紧张性活动,包括心迷走紧张、成人安静时心率约 75 次/min,就是它们共同作用的结果。如果用阿托品阻断心迷走神经交感紧张和交感缩血管紧张。心迷走中枢与心交感中枢的紧张性活动对心脏的作用是互相拮抗的。交感缩血管中枢紧张性活动表现为缩血管纤维发放约 1～3 次/s 的低频冲动,用普萘洛尔阻断心交感神经对心脏的作用,则心率变慢。这表明这些中枢确实存在紧张性,使血管平滑肌保持不同程度的收缩状态,维持正常的外周阻力和动脉血压。当交感缩血管紧张性增强时,血管平滑肌进一步收缩,外周阻力和动脉血压明显升高;交感缩血管紧张性减弱时,血管平滑肌扩张,外周阻力和动脉血压下降。

2.延髓以上的心血管中枢　在延髓以上的脑干、下丘脑、小脑和大脑中,都存在与心血管活动有关的神经元。它们除了调节心血管反射活动之外,还起着协调心血管与其他生理功能活动之间的整合功能。中枢部位越高,整合功能越强。例如下丘脑是一个非常重要的功能整合部位,在对体温调节、摄食、水平衡以及情绪反应的整合功能中都包含相应的心血管活动的变化。

(三)心血管反射

神经系统对心血管活动的调节是通过各种反射来实现的。当机体处于不同的生理状态或内外环境发生改变时,都可刺激相应的感受器引起各种心血管反射,改变心脏和各器官的血管收缩状况,从而一方面维持动脉血压的相对稳定,一方面调配各器官的血流量,济缓救急,使循环系统的功能适应于当时机体所处的状态或环境的变化。

1.颈动脉窦和主动脉弓压力感受性反射(窦-弓反射)　当动脉血压升高时,可引起压力感受性反射(baroreceptor reflex),其反射效应是心率减慢、心排出量减少、外周血管阻力降低、血压回降。反之亦然。

　　动脉压力感受器主要分布于颈动脉窦和主动脉弓区的血管外膜下（图 2-13），为对牵张
敏感的感觉神经末梢，它们能感受动脉血压对管壁的牵张刺激，并发放传入冲动。颈动脉窦
的作用强于主动脉弓。当动脉血压升高时，动脉管壁被牵张的程度增加，压力感受器发放的
神经冲动也就增多。在一定范围内，压力感受器的传入冲动频率与动脉管壁的扩张程度或
动脉血压的高低成正比。由图 2-14 可见，在一个心动周期内，随着动脉血压的波动，窦神经
的传入冲动频率也发生相应变化。

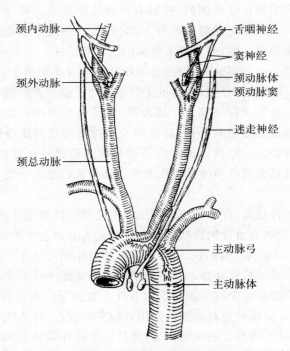

图 2-13　颈动脉窦和主动脉弓区的压力感受器与化学感受器

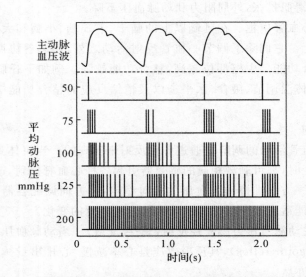

图 2-14　单根窦神经压力感受器传入纤维在不同动脉压时的放电

颈动脉窦压力感受器的传入神经纤维组成窦神经。窦神经加入舌咽神经进入延髓孤束核。主动脉弓压力感受器的传入神经组成主动脉神经,主动脉神经并入迷走神经干也进入延髓孤束核。在孤束核替换神经元后传至延髓心血管中枢,使位于延髓头端腹外侧部的心交感和交感缩血管中枢的紧张性下降,从而使交感神经紧张性活动减弱;使位于迷走背核、疑核的心迷走中枢紧张性活动增强,迷走神经的活动加强;也有部分纤维上传到下丘脑等较高级的心血管中枢,使交感神经紧张性活动减弱。

中枢紧张性活动的改变经传出神经心交感神经、交感缩血管神经和心迷走神经,将信息传递到心脏和血管,改变心血管的活动,产生调节效应。

现将动脉血压升高时,颈动脉窦和主动脉弓压力感受性反射的过程叙述如下:动脉血压突然升高,颈动脉窦和主动脉弓压力感受器兴奋,窦神经和主动脉神经传入延髓的冲动增加,延髓心迷走中枢兴奋、心交感中枢及交感缩血管中枢抑制。心迷走神经传出冲动增加而心交感神经传出冲动减少,心跳变慢变弱,心排出量减少。交感缩血管神经传出冲动减少,静脉血管舒张,回心血量减少,心排出量减少;动脉血管舒张,外周阻力下降。由于心排出量减少和外周阻力下降,动脉血压回降。这一反射又称降压反射(depressor reflex)。反之,当动脉血压突然下降时,压力感受性反射活动减弱,出现血压回升效应。

在动物实验中,当窦内压低于 60mmHg 时,窦神经无传入冲动,降压反射活动停止,动脉血压不再升高。当窦内压超过 180mmHg 以后,压力感受器兴奋接近饱和,动脉血压不再下降。这表明压力感受性反射的效应范围是在窦内压 60~180mmHg 之间(图 2-15)。当窦内压在正常平均动脉压水平(约 100mmHg)上下变动时,压力感受性反射最为敏感,即纠正偏离正常水平的血压的能力最强。如果窦内压偏离正常血压水平越多,压力感受性反射纠正异常血压的能力越弱。

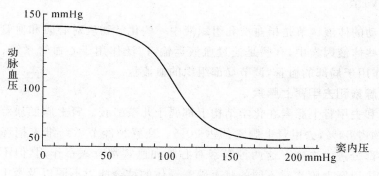

图 2-15　压力感受性反射功能曲线

压力感受性反射的生理意义:压力感受性反射是一种经常在发挥作用的负反馈调节,其生理意义主要在于经常监测动脉血压的变化,对动脉血压进行快速调节,保持动脉血压的相对稳定。高血压病患者的压力感受器已经产生了适应现象,对牵张刺激敏感性降低,这时压力感受性反射功能曲线右移,即在血压较高水平进行调节,故血压保持较高的水平。窦-弓反射还具有其他重要的临床意义。

2. 颈动脉体和主动脉体化学感受性反射　在颈内、外动脉分叉处及主动脉弓与肺动脉之间的血管壁外存在一些对血液中 CO_2 分压、H^+ 浓度、氧分压等化学成分变化敏感的感受器,分别称为颈动脉体和主动脉体化学感受器(chemoreceptor)。当颈动脉体和主动脉体化学感受器兴奋时,神经冲动分别经窦神经和迷走神经传入延髓孤束核,换神经元后将信息传至延髓呼吸中枢和心血管中枢,改变它们的活动。化学感受性反射对血管活动的效应,使交感缩血管中枢紧张性增强,主要表现为骨骼肌、内脏和肾脏等器官的血管收缩,外周阻力增大,血压升高。对心脏活动的效应则受呼吸的影响,在人为地保持呼吸频率和深度不变的情况下,使心迷走中枢紧张性增强,心交感中枢紧张性下降,表现为心率减慢,心排出量减少,但由于外周阻力增大的作用超过心排出量的减少作用,血压仍升高;在保持自然呼吸的情况下,由于化学感受性反射主要使呼吸加深加快,可间接地引起心率加快,心排出量增加。

在平时,化学感受性反射的作用主要是调节呼吸运动,对心血管活动的影响则很小。只有在低氧、窒息、失血、动脉血压过低和酸中毒时才发挥比较明显的作用。因此,化学感受性反射主要参与应急状态时的循环功能调节。

3. 心肺感受器引起的心血管反射 在心房、心室和肺循环大血管壁存在许多调节心血管活动的感受器,总称为心肺感受器,其传入神经纤维沿迷走神经干进入延髓心血管中枢。当心房、心室或肺循环大血管中压强升高或血容量增多而使心脏或血管壁受到牵张时,这些机械或容量感受器就发生兴奋。大多数心肺感受器受刺激时引起的反射效应是交感紧张性降低,心迷走紧张性加强,导致心率减慢,心排出量减少,外周血管阻力降低,故血压下降。在多种动物实验中,心肺感受器兴奋时肾交感神经活动的抑制特别明显,使肾血流量增加,肾排水和排钠量增多。同时,心肺感受器的传入冲动可抑制血管升压素的释放,影响肾脏对水的重吸收。这表明心肺感受器引起的反射在对血量及体液的量和成分的调节中有重要的生理意义。

二、体液调节

心血管活动的体液调节是指血液和组织液中一些化学物质对心肌和血管平滑肌活动的调节作用。这些体液因素中,有些是通过血液运输,广泛作用于心血管系统;有些则在组织中形成,主要作用于局部的血管,调节局部组织的血流量。

(一)肾上腺素和去甲肾上腺素

肾上腺素和去甲肾上腺素在化学结构上都属于儿茶酚胺。肾上腺髓质释放的儿茶酚胺中,肾上腺素约占80%,去甲肾上腺素约占20%。交感神经节后纤维末梢释放的去甲肾上腺素也有一小部分进入血液。这两种激素对心脏和血管都有兴奋作用,但不完全相同。这与肾上腺素和去甲肾上腺素对不同的肾上腺素受体的结合能力不同以及肾上腺素受体在心脏和各种器官血管平滑肌细胞膜上的分布的种类和数量不同有关。

1. 肾上腺素对心血管的作用 肾上腺素可与 α 和 β 肾上腺素受体结合。肾上腺素与心肌细胞膜 β_1 受体结合后,可使心跳加快、传导加速、心肌收缩力增强(即三正效应),故心排出量增多,血压升高。肾上腺素对血管的作用取决于血管平滑肌上 α 和 β 受体分布的情况。在皮肤、肾脏和胃肠道血管,α 受体在数量上占优势,肾上腺素使这些器官的血管收缩;在骨骼肌、肝脏和冠状血管,β_2 受体在数量上占优势,小剂量的肾上腺素以兴奋 β 受体为主,引起血管舒张,但大剂量时,肾上腺素也能作用于这些血管上的 α 受体,引起血管收缩。因此,在完整机体,生理浓度的肾上腺素使血管的舒张作用与收缩作用几乎相等,故总外周阻力基本不变。由于心排出量的增多,收缩压升高。故肾上腺素是通过增强心肌收缩力而使血压升高。

2. 去甲肾上腺素对心血管的作用 去甲肾上腺素主要与α肾上腺素受体结合,也可与心肌的β_1受体结合,但对β受体作用较弱。因此,去甲肾上腺素使全身大多数血管收缩,外周阻力增加,舒张压显著升高;对心脏的作用则有离体和在体的不同。去甲肾上腺素可使离体实验的心脏收缩力加强,心率加快;对完整机体的心脏则表现为心率减慢。这是由于在整体内,去甲肾上腺素使动脉血压明显升高,压力感受性反射活动加强,其对心脏的反射性抑制效应超过去甲肾上腺素对心脏的直接兴奋效应。从上可知,去甲肾上腺素主要是通过增加外周阻力而使血压升高。

(二)肾素-血管紧张素系统

肾素是由肾近球细胞合成和分泌的一种蛋白水解酶,当肾血流灌注减少、致密斑处Na^+浓度降低或肾交感神经兴奋时,近球细胞合成与释放肾素增加。肾素进入血液循环后,可作用于血浆中由肝脏合成和释放的血管紧张素原,使之水解生成血管紧张素Ⅰ。血管紧张素Ⅰ在流经肺循环时,受肺血管内皮表面的血管紧张素转换酶的降解作用,变为血管紧张素Ⅱ。血管紧张素Ⅱ在血浆和组织中的氨基肽酶的作用下生成血管紧张素Ⅲ(图2-16)。

血管紧张素原
↓ ← 肾素
血管紧张素Ⅰ(10肽)
↓ ← 血管紧张素转换酶
血管紧张素Ⅱ(8肽)
↓ ← 氨基肽酶
血管紧张素Ⅲ(7肽)

图2-16 肾素-血管紧张素系统

血管紧张素Ⅰ的缩血管作用不强,血管紧张素Ⅲ可强烈刺激肾上腺皮质球状带细胞合成和释放醛固酮并有较弱的缩血管作用。血管紧张素Ⅱ具有重要的生理作用:①可直接使全身微动脉收缩,血压升高;使微静脉收缩,回心血量增加;②刺激肾上腺皮质球状带细胞合成和释放醛固酮,后者可促进肾小管对Na^+、水的重吸收,使细胞外液和循环血量增加;③作用于交感缩血管纤维末梢上的血管紧张素受体,使交感神经末梢释放递质增多;④可作用于脑内一些神经元的血管紧张素受体,使交感缩血管紧张性活动加强。

由于肾素、血管紧张素和醛固酮三者关系密切,故将它们联系起来称为肾素-血管紧张素-醛固酮系统。这一系统对动脉血压的长期调节有重要意义。在正常情况时,肾素分泌量不多,但当大失血时,交感神经兴奋和肾血液灌流量减少时,近球细胞分泌大量肾素,使血管紧张素增加,从而促使血压回升,起到抵御低血压的作用。

(三)血管升压素

血管升压素又称抗利尿激素,是由下丘脑视上核和室旁核神经元合成的9肽激素,通过轴浆运输至神经垂体贮存,在适宜刺激下由神经垂体释放入血,发挥效应。

生理量的本激素作用于肾远曲小管和集合管上皮细胞受体,增加远曲小管和集合管对水的通透性,促进水的重吸收,使尿量减少,故称抗利尿激素。大量的本激素,除发挥抗利尿

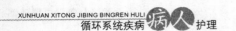

作用外,还可作用于血管平滑肌的相应受体,引起血管平滑肌收缩,增加外周阻力,升高血压,所以称血管升压素。在禁水、失水和失血等情况下,血管升压素释放增加,不仅可保留体液容量,而且对动脉血压的维持起着重要作用。

(四)其他体液因素

前列环素(PGI_2)、内皮舒张因子(NO)、内皮缩血管因子(内皮素)、激肽、心房钠尿肽、前列腺素、组胺等也具有使血管收缩或舒张的作用。

第四节　主要器官血液循环

器官血流量与灌注这一器官的动、静脉压差成正比,而与该器官的血流阻力成反比,这是血流动力学的一般规律。由于各器官的结构和功能各不相同,器官内部的血管分布也各有特征,因此各器官血流量的调节除了服从上述规律外,还有其本身的特点。本节主要叙述心、脑及肺的血液循环特点。肾的血液循环也有许多特点,将在肾脏的泌尿功能章节叙述。

一、冠脉循环

(一)冠脉循环的解剖特点

心脏的血液供应来自左、右冠状动脉。左、右冠状动脉起自升主动脉根部。左冠状动脉主要供应左心室的前部,右冠状动脉主要供应左心室的后部和右心室。左冠状动脉的血液流经毛细血管和静脉后,主要经冠状窦回流入右心房;右冠状动脉的血液则主要经心前静脉直接回流入右心房。冠状动脉的主干行走于心外膜,其小分支则以与心脏表面成直角的方向穿入心肌深层,在心内膜下层分支成网。这种分支方式使冠脉血管很容易在心肌收缩时受挤压。

心肌毛细血管分布极为丰富,与心肌纤维平行走行,基本形成1:1的供应,在心肌横截面上,每平方毫米面积内约有2500~3000根毛细血管,使心肌和冠脉之间的物质交换可以很快进行。心肌肥厚时,肌纤维直径虽增大,但毛细血管数并无相应增加,故肥厚的心脏易发生供血不足。

冠状动脉之间有侧支吻合,在心内膜下的末梢动脉吻合支较多。但吻合支较细小,血流量少。当冠状动脉突然阻塞时,不易很快建立侧支循环,极易导致心肌梗死。但如果冠脉阻塞是逐渐形成的,随着吻合支的逐渐扩张,可建立新的侧支循环,起代偿作用。

(二)冠脉血流的特点

由于冠脉血管起自主动脉根部,故冠脉血流压强高,流速快。血流途径短,整个循环时间仅需几秒钟。冠脉血流量丰富,安静时冠脉流量约占心排出量的4%~5%,每分钟225ml,而心脏的重量仅占体重的0.5%。剧烈运动时冠脉流量还可增加4~5倍。

由于冠脉的大部分分支都深埋于心肌内,心肌收缩对埋于其内的血管会产生压迫,从而影响冠脉血流。由于左心室肌层很厚,收缩力强大,所以心脏收缩对左冠状动脉血流的影响较对右侧的更显著(图2-17)。一般说来,左心室在收缩期血流量大约只有舒张期的20%~30%。当心肌收缩加强时,心缩期血流量所占比例更小。所以,影响冠脉血流量的重要因素是动脉舒张压的高低和心舒期的长短。如体循环外周阻力增大时,动脉舒张压升高,冠脉血流量增多,主动脉瓣关闭不全时,舒张压下降,冠脉血流量减少。心动过速时,由于心舒期明显缩短,故冠脉血流量减少。

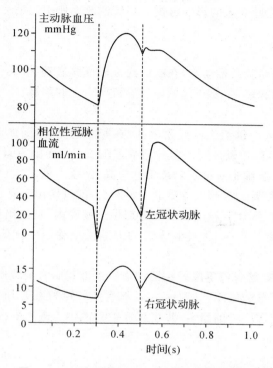

图 2-17 心动周期中左、右冠状动脉血流量的变化

(三)冠脉血流量的调节

在对冠脉血流量进行调节的各种因素中,最重要的是心肌本身的代谢水平,其次是神经、激素对冠脉血管平滑肌的调节。

1. 心肌代谢水平对冠脉血流量的影响 心肌代谢水平与冠脉血流量之间呈正比。当心肌代谢水平增强时,心肌代谢产物也增加,它们有直接舒张冠脉血管的作用。其中以腺苷的作用最强,具有强烈的舒张小动脉的作用。在缺氧刺激下,心肌细胞中的 ATP 分解为 ADP 和 AMP,AMP 在 $5'$-核苷酸酶的作用下分解生成腺苷。腺苷生成后,在几秒钟内即被破坏,因此不会引起其他器官的血管舒张。心肌的其他代谢产物如 H^+、CO_2、乳酸等,虽也能使冠脉舒张,但不及腺苷作用强。

2. 神经调节 冠状动脉受迷走神经和交感神经支配。迷走神经对冠脉的直接作用是使血管舒张,但迷走神经兴奋时心率减慢,心肌代谢水平降低,这些因素可抵消迷走神经对冠脉血管的直接舒张作用。交感神经对冠状动脉的直接作用是使血管收缩。但交感神经兴奋使心率加快,心肌收缩加强,耗氧量增加,心肌代谢产物增加,继发性地使冠脉舒张。因此刺激交感神经的效应常是冠脉先收缩后舒张,血流量增加。

3. 激素调节 肾上腺素和去甲肾上腺素可通过增强心肌的代谢活动和耗氧量使冠脉血流量增加,也可直接作用于冠脉血管的 α 和 β 肾上腺素受体,引起冠脉血管收缩或舒张。甲状腺素增多时,心肌代谢加强,耗氧量增加,使冠脉舒张血流量增加。血管紧张素Ⅱ和大剂量血管升压素均可使冠脉收缩,冠脉血流量减少。

在整体条件下,冠脉血流量主要是由心肌本身的代谢水平来调节。一般来说,在正常情况下,神经和体液因素对冠脉血流的影响可被心肌代谢改变所引起的血流变化所掩盖。

二、脑循环

脑血液供应来自颈内动脉及椎动脉,在脑的底部联成脑底动脉环,由此分支分别供应脑的各部。脑静脉血进入静脉窦,主要通过颈内静脉流回至上腔静脉。

(一)脑循环的特点

1. 血流量大、耗氧量大 脑组织的代谢率高,在安静情况下,脑血流量每分钟750ml左右,约占心排出量的15%,其耗氧量约占全身耗氧量的20%,而脑重量仅占体重的2%。此外,由于脑组织代谢率高,脑细胞对缺氧的敏感性也高,耐受力低,这就要求脑循环有充足的血液供应,以保证代谢的需要。若脑血流中断10s左右,就可能出现意识丧失。

2. 血流量变化小 脑、脑血管和脑脊液三者都位于颅腔内,且脑组织和脑脊液都是不可压缩的,而骨性的颅腔又相当固定,因此脑血管的舒缩活动受到一定的限制,其血流量的变化较其他器官要小。

3. 存在血-脑屏障和血-脑脊液屏障 在毛细血管血液和脑脊液或脑组织之间,存在有限制血液中某些物质自由扩散的屏障,分别称为血-脑脊液屏障和血-脑屏障。这两种屏障的生理意义在于保持脑组织内部环境的稳定,防止血液中有害物质进入脑内,为脑神经元的正常活动提供良好的环境。

(二)脑血流量的调节

1. 脑血流量的自身调节 脑血流量主要取决于脑动-静脉的压强差和脑血管的血流阻力。在正常情况下,颈内静脉压接近于右心房压,且变化不大,故影响脑血流量的主要因素是颈动脉压。当平均动脉压在60~140mmHg的范围内变动时,脑血流量可通过其自身调节机制使脑血流量保持相对稳定。

2. CO_2和O_2分压对脑血流量的影响 当血液CO_2分压升高时,脑血管舒张,脑血流量增加。反之,过度通气使CO_2分压降低时,脑血流量减少,可引起头晕等症状。CO_2对血管的舒张作用是通过H^+实现的,CO_2与H_2O结合生成H_2CO_3,后者解离生成H^+,H^+能使脑血管舒张。血液O_2分压降低时,也能使脑血管舒张。但通常只有在动脉血O_2分压有较大幅度的改变时才能引起脑血流量的变化。

3. 神经调节 脑血管受交感缩血管纤维与副交感舒血管纤维支配,但在脑血流量的调节中所起作用不大。刺激或切除支配脑血管的交感或副交感神经,脑血流量无明显变化。在多种心血管反射中,脑血流量一般变化都很小。

三、肺循环

肺内有两套血液循环,即体循环中的支气管循环和肺循环,前者供应呼吸性小支气管及以上的呼吸道组织,后者使血液在流经肺泡时和肺泡气之间进行气体交换。由于两种循环在末梢血管之间有吻合支沟通,因此,有一部分支气管静脉血液可通过这些吻合支进入肺静脉和左心房,使左心室的排出量略多于右心室。

(一)肺循环的生理特点

1. 低阻低压 虽然右心排出量和左心排出量基本相同,但因肺循环途径短于体循环,分支多而短及管径粗,加之肺动脉管壁厚度仅为主动脉的 1/3,弹性纤维较少,易于扩张,故肺循环血流阻力较小,肺动脉压也低。

2. 肺血容量变化大 由于肺组织和肺血管的可扩张性大,故肺部血容量的变动范围较大。安静时,肺部的血容量约为 450ml,占全身血量的 9%;在用力呼气时,肺血容量可减少到 200ml,约占全身血量的 6%;用力吸气时可增加到 1000ml,约占全身血量的 12%。由于肺循环的血容量受呼吸的周期性影响,因此呼吸也将影响左心室排出量和动脉血压。这种因呼吸引起的血压波动,称为动脉血压的呼吸波。另外,肺循环血管也起着贮血库的作用。当机体失血时,肺循环可将一部分血液转移至体循环,起代偿作用。

3. 无组织液生成 肺循环毛细血管处无组织液生成。由于肺毛细血管平均压约为 7mmHg,远低于血浆胶体渗透压(25mmHg),故正常情况下有效滤过压是负值,组织液重吸收力量大于滤过的力量,故肺组织间隙内无组织液生成。即使肺泡中有液体也将被吸收入血。在某些病理情况下,如左心衰竭时,肺静脉压升高,肺循环毛细血管压也升高,血管内液体渗入肺泡和组织间隙,形成肺水肿。

(二)肺循环血流量的调节

1. 肺泡气氧分压的作用 肺泡气氧分压对肺血管的舒缩活动有明显的影响。当一部分肺泡因通气不足而氧分压降低时,这些肺泡周围的血管收缩,血流减少,可使较多的血液流经通气充足,肺泡气氧分压高的肺泡,有助于肺泡气体交换的进行。假如没有这种缩血管反应,血液流经通气不足的肺泡时,气体交换效率降低,血液不能充分氧合,就会降低体循环血液的含氧量。肺泡气氧分压过低引起肺血管收缩产生肺动脉高压,是导致肺心病的重要原因,也是长期居住在高海拔地区的人右心负荷加重导致右心室肥厚的原因。

2. 神经体液调节 肺血管受交感神经和迷走神经支配。刺激交感神经使肺血管收缩,刺激迷走神经可使肺血管舒张。在体液因素中,肾上腺素、去甲肾上腺素、血管紧张素 II、血栓素 A_2、5-羟色胺、前列腺素 $F_{2\alpha}$ 等均能使肺血管收缩。

(章 皓)

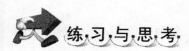 练·习·与·思·考

(一)选择题

1. 心动周期中,左室内压升高速率最快的时相在　　　　　　　　　　　　　(　　)

　　A. 心房收缩期　　　　B. 等容收缩期　　　　C. 快速射血期

　　D. 减慢射血期　　　　E. 快速充盈期

2. 心动周期中,心室血液充盈主要是由于　　　　　　　　　　　　　　　(　　)

　　A. 血液的重力作用　　B. 心房收缩的挤压作用　　C. 胸膜腔内负压

　　D. 心室舒张的抽吸　　E. 骨骼肌的挤压

3. 下列哪一心音可作为心室舒张期开始的标志　　　　　　　　　　　　　(　　)

  A. 第一心音　　　　　　B. 第二心音　　　　　　C. 第三心音

  D. 第四心音　　　　　　E. 房室瓣关闭音

4. 动脉血压升高可引起　　　　　　　　　　　　　　　　　　　　　　（　　）

  A. 心室收缩期延长　　　B. 等容收缩期延长　　　C. 心室射血相延长

  D. 心室舒张期延长　　　E. 心房收缩期延长

5. 一般人心率超过 180 次/min 时,心排出量减少的主要原因是　　　　（　　）

  A. 充盈期缩短　　　　　B. 等容舒张期缩短　　　C. 等容收缩期缩短

  D. 射血期缩短　　　　　E. 心房收缩期缩短

6. 心室肌细胞动作电位的 2 期复极形成与下列哪种因素有关　　　　　（　　）

  A. Na^+ 内流与 Ca^{2+} 内流　　B. Na^+ 内流与 K^+ 外流　　　C. Ca^{2+} 内流与 K^+ 外流

  D. Ca^{2+} 内流与 Cl^- 内流　　E. K^+ 外流与 Cl^- 内流

7. 心肌不产生完全强直收缩的原因是心肌　　　　　　　　　　　　　（　　）

  A. 功能合胞体　　　　　B. 肌浆网不发达,储钙量少　　　C. 有自律性

  D. 呈"全或无"　　　　　E. 有效不应期长

8. 生理情况下,影响舒张压的主要原因是　　　　　　　　　　　　　（　　）

  A. 心排出量　　　　　　B. 阻力血管的口径　　　C. 容量血管的大小

  D. 大动脉管壁弹性　　　E. 循环血量

9. 下列能使脉压增大的主要是　　　　　　　　　　　　　　　　　　（　　）

  A. 大动脉弹性减弱　　　B. 心率加快　　　　　　C. 外周阻力升高

  D. 体循环平均充盈压降低　　　　　　　　　　　E. 每搏排出量减少

10. 在不同器官血管中,交感缩血管纤维分布最密集的是　　　　　　　（　　）

  A. 皮肤血管　　　　　　B. 骨骼肌血管　　　　　C. 冠状血管

  D. 脑血管　　　　　　　E. 内脏血管

11. 可引起射血分数增大的因素　　　　　　　　　　　　　　　　　　（　　）

  A. 心室舒张末期容积增大　　　　　　　B. 动脉血压升高

  C. 心率减慢　　　　　　　　　　　　　D. 心肌收缩能力增强

  E. 快速射血相缩短

12. 反映心脏健康程度的指标是　　　　　　　　　　　　　　　　　　（　　）

  A. 每分排出量　　　　　B. 心指数　　　　　　　C. 射血分数

  D. 心脏做功量　　　　　E. 心力储备

13. 用于分析比较不同身材个体心功能的常用指标是　　　　　　　　（　　）

  A. 每分排出量　　　　　B. 心指数　　　　　　　C. 射血分数

  D. 心脏做功量　　　　　E. 心力储备

14. 有甲、乙两患者,甲患者左心室舒张末期容积为 140ml,收缩末期容积为 56ml;乙患
  者左室舒张末期容积为 160ml,收缩末期容积为 64ml,两患者的射血分数　　（　　）

  A. 相等　　　　　　　　B. 甲患者高于乙患者　　C. 乙患者高于甲患者

  D. 无法判断　　　　　　E. 均低于正常

15. 两患者均为青年男性,其中甲身高 1.5m,体重 50kg ,体表面积 1.4m²,安静时每分

排出量 4.2L;乙身高 1.6 m,体重 68kg,体表面积 1.7m²,安静时每分排出量 5.1L。

两患者的心指数　　　　　　　　　　　　　　　　　　　　　　　（　　）

　　A. 甲患者优于乙患者　　　B. 乙患者优于甲患者　　　C. 相同

　　D. 均高于正常　　　　　　　E. 均低于正常

16. 某患者出现颈静脉怒张、肝大和双下肢水肿,最可能的心血管疾病是　　（　　）

　　A. 左心衰竭　　B. 右心衰竭　　C. 肺水肿　　　D. 高血压　　E. 中心静脉压降低

17. 某患者由平卧位突然站立,出现头晕目眩,站立不稳。是由于下列哪项所致　（　　）

　　A. 心室后负荷增大　　B. 心室前负荷增大　　　C. 心交感神经兴奋

　　D. 心迷走神经兴奋　　E. 回心血量减少

18. 患者出现每搏排出量降低,左心室舒张末期压力降低,血压降低,可能是下述中的　（　　）

　　A. 静脉回流减少　　B. 心肌收缩能力降低　　C. 后负荷增大

　　D. 心率减慢　　　　E. 射血分数降低

19. 在实验过程中给予动物某药物后出现心率减慢,心电图 P-R 间期延长,该药物是（　　）

　　A. 阿托品　　　　　B. 普萘洛尔　　　　C. 肾上腺素

　　D. 去甲肾上腺素　　E. 酚妥拉明

20. 静脉注射去甲肾上腺素后出现心率减慢,其主要原因是　　　　　　　（　　）

　　A. 去甲肾上腺素对心脏的抑制作用　　　　B. 去甲肾上腺素对血管的抑制作用

　　C. 减压反射活动加强　　　　　　　　　　D. 减压反射活动减弱

　　E. 大脑皮层心血管中枢活动减弱

21. 给予小剂量的肾上腺素后心率增快,心肌收缩增强,但平均动脉压变化不大,这是因

　　为肾上腺素　　　　　　　　　　　　　　　　　　　　　　　　（　　）

　　A. 强烈兴奋降压反射　　　　B. 通过 β 受体扩张全身血管　　　C. 扩张骨骼肌血管

　　D. 无缩血管效应　　　　　　E. 不兴奋受体

22. 安静状态下,由于耗氧量大,以致其动脉血和静脉血的含氧量差值最大的器官是　（　　）

　　A. 心脏　　　B. 皮肤　　　C. 肝脏　　　D. 肾脏　　　E. 脾脏

23. 一个心动周期中,由房室瓣关到半月瓣关经历了　　　　　　　　　　（　　）

　　A. 心室收缩期　　　B. 等容收缩期　　　C. 快速射血期

　　D. 快速充盈期　　　E. 射血期

24. 左心室的后负荷是指　　　　　　　　　　　　　　　　　　　　　（　　）

　　A. 房内压　　B. 左室内压　　C. 右室内压　　D. 主动脉压　　E. 肺动脉压

25. 能影响心排出量的因素是　　　　　　　　　　　　　　　　　　　（　　）

　　A. 心肌前负荷　　　B. 心肌后负荷　　　C. Ca^{2+}

　　D. 心率　　　　　　E. 以上都是

26. 心肌有效不应期长取决于　　　　　　　　　　　　　　　　　　　（　　）

　　A. 0 期　　　B. 1 期　　　C. 2 期　　　D. 3 期　　　E. 4 期

(二)名词解释

27. 搏出量　　28. 心排出量　　29. 射血分数　　30. 窦-弓反射　　31. 微循环

32. 收缩压和舒张压　　33. 中心静脉压

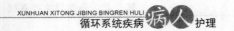

(三)简答题

34. 心动过速时适当按摩颈动脉窦可有效缓解,这是应用了什么原理?

35. 临床上常将肾上腺素作为强心剂而不用于升压,你是怎么理解的?

36. 久蹲突然站立,为什么有些人会出现晕眩、眼前发黑的表现?

37. 剧烈运动后收缩压和舒张压是否一定会有明显升高?

38. 简述微循环与水肿的关系。

39. 简述影响动脉血压的因素。

40. 简述影响静脉回流的因素。

41. 简述窦-弓反射的过程及生理意义。

第三章 心血管系统药物护理

1. 掌握利尿药、钙通道阻滞药、β受体阻断药、血管紧张素转化酶抑制药、血管紧张素Ⅱ受体阻断药等常用抗高血压药的药理作用、临床应用、不良反应、用药护理。

2. 熟悉抗高血压药的分类及中枢性降压药、血管扩张药、去甲肾上腺素能神经末梢阻滞药、神经节阻断药等其他抗高血压药的作用特点、临床应用及主要不良反应。

3. 能为高血压患者选择有效的治疗药物;能准确判断高血压患者用药的合理性并执行处方;能正确指导患者相关药物的合理使用。

4. 掌握强心苷类药物、肾素-血管紧张素系统抑制药治疗心力衰竭的药理作用、临床应用及不良反应。

5. 熟悉强心苷类药物中毒的防治方法及利尿药、扩血管药、β受体阻断药等药物治疗心力衰竭的作用特点、临床应用、不良反应;药物相互作用、给药方法及非苷类正性肌力药的作用特点。

6. 掌握抗心律失常药的基本作用,列出抗心律失常药的分类及代表药,会叙述常用抗心律失常药奎尼丁、利多卡因、苯妥英钠、普萘洛尔、胺碘酮、维拉帕米的药理作用、临床应用、不良反应、禁忌证。

7. 熟悉普鲁卡因胺、美西律、普罗帕酮的作用特点与临床应用。

8. 掌握硝酸甘油、普萘洛尔、钙通道阻滞药抗心绞痛的药理作用、临床应用和不良反应。

9. 熟悉硝酸甘油和普萘洛尔合用治疗心绞痛的药理学作用基础。

10. 掌握他汀类药物作用、应用、主要不良反应及用药护理。

11. 了解其他抗动脉粥样硬化药物的主要作用和应用。

12. 学会观察药物的疗效及不良反应,能够正确进行用药护理,指导患者安全合理用药。

13. 具有高度责任感和耐心、细致的工作态度,尊重、爱护患者。

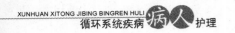
第一节　抗高血压药

DAO RU QING JING

导入情景

情景描述：

患者，男，53 岁，因头晕、心悸一年来诊。查体：BP180/100mmHg，双肺呼吸音清，心界向左扩大，无震颤，P57 次/min，律整，双下肢凹陷性浮肿。血液生化检查：血脂甘油三酯3.5mmol/L。心电图示：窦性心动过缓，ST-T 改变。心脏超声：LA36mm、LV40mm、室间隔10mm、左室后壁 10mm、EF55％。

入院诊断：高血压 3 级，极高危，心动过缓，心功能 3 级。

请分析：1. 此患者可选用哪些抗高血压药进行治疗？说明理由。

2. 应告知患者所使用的抗高血压药有哪些主要的不良反应与注意事项？

3. 列出常用抗高血压药的用药护理内容。

高血压（hypertension）是最常见的心血管疾病，发病率高，可引起严重的心、脑、肾并发症，是脑卒中、冠心病的主要危险因素。绝大部分高血压（约占 90％）病因不明，称为原发性高血压或高血压病，发病率在成人约为 15％～20％，若不经合理治疗，平均寿命较正常人群缩短 15～20 年。少数高血压（约占 10％）病因明确，继发于某些疾病，如肾动脉狭窄、肾实质性病变、嗜铬细胞瘤等或由妊娠、药物所致，称为继发性高血压或症状性高血压，治疗的重点在于去除病因，减少并发症。

凡能降低血压而用于高血压治疗的药物称为抗高血压药，又称降压药。成人在未服用抗高血压药的情况下，收缩压≥140mmHg 和（或）舒张压≥90mmHg，即诊断为高血压。

一、抗高血压药的分类

根据其作用部位和机制不同，分为以下几类：

1. 利尿药　如氢氯噻嗪等。

2. 交感神经抑制药

(1) 中枢性降压药：如可乐定、莫索尼定等。

(2) 神经节阻断药：如樟磺咪芬、美卡拉明等。

(3) 去甲肾上腺素能神经末梢阻滞药：如利舍平、胍乙啶等。

(4) 肾上腺素受体阻断药：①β 受体阻断药：如普萘洛尔等；②α_1 受体阻断药：如哌唑嗪等；③α、β 受体阻断药：如拉贝洛尔等。

3. 肾素-血管紧张素系统抑制药

(1) 血管紧张素转化酶抑制药：如卡托普利、依那普利等。

(2) 血管紧张素Ⅱ受体阻断药：如氯沙坦等。

(3)肾素抑制药:如雷米克林等。

4.钙通道阻滞药 如硝苯地平等。

5.血管扩张药 ①血管平滑肌松弛药:如肼屈嗪、硝普钠等;②钾通道开放药:如米诺地尔等。

目前,利尿药、钙通道阻滞药、β受体阻断药、血管紧张素转化酶抑制药、血管紧张素Ⅱ受体阻断药等临床应用广泛,被称为一线抗高血压药,即常用抗高血压药。

二、常用抗高血压药

(一)利尿药

氢氯噻嗪(hydrochlorothiazide)

中效能利尿药。

【药理作用】本药通过排钠利尿,产生温和而持久的降压作用,多数患者在用药后 2～4 周显效。降压作用机制:①用药初期因排钠利尿,减少有效血容量而致血压降低;②长期用药则因持续排钠使血管平滑肌细胞内 Na^+ 减少,Na^+-Ca^{2+} 交换减少,细胞内 Ca^{2+} 含量降低,导致血管平滑肌舒张而降压。

【临床应用】单独应用可治疗轻度高血压,也可与β受体阻断药、血管紧张素转化酶抑制药、钙通道阻滞药、血管扩张药等其他抗高血压药合用,治疗中、重度高血压。

【不良反应】可出现低血钾、高血糖、高血脂、高尿酸血症等,长期用药需合用留钾利尿药。肝、肾功能减退,痛风,糖尿病,心肌梗死,心律失常者禁用。

吲达帕胺(indapamide)

【药理作用与临床应用】为非噻嗪类吲哚衍生物,是一种新型强效、长效降压药。一次口服给药,降压作用可维持24h。本药具有利尿作用和钙通道阻滞作用,利尿作用比氢氯噻嗪强10倍,特点是在肾功能受损时大部分从胆汁排出,无蓄积作用。本药还具有较强的血管平滑肌松弛作用,可降低外周阻力而降压。单独应用于轻、中度高血压疗效显著,也可与其他降压药合用以增强疗效。

【不良反应】可有口干、恶心、眩晕、头痛、失眠等。长期用药仅有轻度的血钾降低和尿酸增高,对血糖、血脂代谢无明显影响。孕妇慎用,严重肝、肾功能不全和肝性脑病患者禁用。

(二)钙通道阻滞药

钙通道阻滞药可选择性抑制 Ca^{2+} 进入细胞内,具有扩张血管和负性肌力作用,临床常用的有三类:苯烷胺类(如维拉帕米)、二氢吡啶类(如硝苯地平)和地尔硫䓬类(如地尔硫䓬)。各种钙通道阻滞药均能有效降低血压,作用温和,可同时降低收缩压和舒张压,还可逆转高血压所致左心室肥厚,长期服用较少产生耐受性,对脂质、糖、尿酸及电解质代谢无明显影响。本类药物中以二氢吡啶类扩血管作用最强,最为常用。

硝苯地平(nifedipine)

【药理作用】是最早用于临床的二氢吡啶类钙通道阻滞药,具有明显的降压作用,降压时可反射性加快心率,增高血浆肾素活性,合用β受体阻断药可以对抗。短效制剂口服30min起效,作用持续 4～6h,但长期用药可加重心肌缺血,增加心性猝死率。现主张用长效制剂

（缓释片），一次给药作用可持续 24h，安全可靠，疗效显著，可明显提高生存率。

【临床应用】适用于轻、中度高血压，与利尿药、β 受体阻断药、血管紧张素转化酶抑制药等合用可增强疗效。由于降压急剧，持续时间短，血压波动大，所以高血压病的长期治疗以其缓释或控释制剂为宜。

【不良反应】可有头痛、头晕、心悸、踝部水肿等，偶可致低血压。肥厚性心肌病、主动脉瓣狭窄患者禁用。

尼群地平（nitrendipine）

作用与硝苯地平相似，但扩血管作用较硝苯地平强，可使总外周阻力降低，血压下降。降压作用缓慢、持久，适用于治疗各型高血压。对冠状动脉有较强的选择性作用，能降低心肌耗氧量，对缺血心肌具有保护作用。对窦房结和房室结传导无明显影响。长期用药常见头痛、眩晕、水肿、乏力等。

氨氯地平（amlodipine）

为长效钙通道阻滞药，对血管平滑肌有较高选择性，负性肌力作用小，对心率、房室结传导无明显影响。降压作用缓慢、温和、持久，口服 1～2 周起效，6～8 周作用达高峰，每日服药一次可维持降压 24h。临床用于治疗高血压，与利尿药、β 受体阻断药或血管紧张素转化酶抑制药合用可提高疗效。不良反应少，可有头痛、头晕、水肿、面部潮红、恶心、腹痛等。

（三）β 受体阻断药

普萘洛尔（propranolol）

【药理作用】非选择性 β 受体阻断药，通过阻断 $β_1$、$β_2$ 受体产生缓慢、温和、持久的降压作用。降压作用与下列机制有关：①减少心排出量：阻断心肌 $β_1$ 受体，抑制心肌收缩力并减慢心率，使心排出量减少而降压；②减少肾素分泌：阻断肾脏 $β_1$ 受体，抑制肾球旁细胞分泌及释放肾素；③降低外周交感神经活性：阻断去甲肾上腺素能神经突触前膜的 $β_2$ 受体，抑制其正反馈作用，减少去甲肾上腺素的释放；④中枢降压作用：阻断下丘脑、延髓等部位的 β 受体，抑制兴奋性神经元，使外周交感神经张力降低而降压。

【临床应用】临床用于治疗轻、中度高血压，对心排出量偏高或血浆肾素水平偏高的高血压疗效较好，特别是对伴有心绞痛、偏头痛、焦虑症及某些心律失常（如心房纤颤、期前收缩）的患者更为适用。因个体差异大，用药应从小剂量开始，逐渐增量，每日用量不超过 300mg 为宜。

美托洛尔（metoprolol）、阿替洛尔（atenolol）

美托洛尔和阿替洛尔均为选择性 $β_1$ 受体阻断药，无内在拟交感活性，降压作用优于普萘洛尔，对支气管 $β_2$ 受体影响小，对伴有阻塞性呼吸系统疾病患者较安全。阿替洛尔降压作用持续时间较长，每日口服一次即可。

拉贝洛尔（labetalol）

拉贝洛尔兼有 $β_1$、$β_2$ 受体及 $α_1$ 受体阻断作用，对 $β_1$、$β_2$ 受体作用强度相似，对 $α_1$ 受体作用较弱。降压作用中等偏强，主要用于中、重度高血压及高血压急症。老年高血压患者使用安全。高血压危象时可静脉给药。少数患者用药后可出现乏力、眩晕、上腹部不适等症状，大剂量可致直立性低血压。

(四)肾素-血管紧张素系统抑制药

肾素-血管紧张素-醛固酮系统(RAAS)生理作用广泛,在心血管活动调节和高血压病因学中具有重要影响。体内既存在具有整体调节功能的 RAAS,也存在局部调节功能的 RAAS。在肾外组织特别是脑和心血管系统,可局部合成、释放肾素和血管紧张素,并以旁分泌和自分泌方式对心血管及神经功能进行调节,同时还作为一种细胞生长因子促进心室重构(左室肥厚)和血管重构(管壁增厚)。

血管紧张素Ⅰ(ATⅠ)在血管紧张素转化酶(ACE)作用下转化为血管紧张素Ⅱ(ATⅡ)。ATⅡ是一种很强的缩血管物质,作用于 ATⅡ受体,收缩外周阻力血管。同时促进肾上腺皮质分泌醛固酮,导致水、钠潴留,血压升高(图 3-1)。

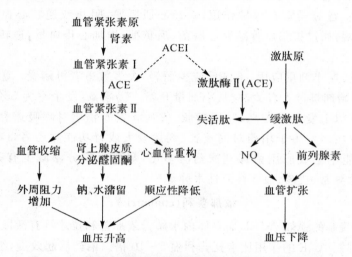

图 3-1 血管紧张素转化酶抑制药(ACEI)作用机制示意图

1. 血管紧张素转化酶抑制药 血管紧张素转化酶抑制药(ACEI)能抑制 ACE 的活性,减少 ATⅡ的生成,扩张血管,缓解或逆转心血管重构,降低血压。

卡托普利(captopril,巯甲丙脯酸)

【体内过程】口服易吸收,生物利用度为 75%。食物能影响其吸收,宜在饭前 1h 服用。口服后 15min 起效,血药浓度 1h 达峰值,维持 4~6h。血浆蛋白结合率 30%,$t_{1/2}$约 2h。部分在肝代谢,约 40%以原形经肾排出。

【药理作用】①降压作用:可舒张外周血管,有效降低血压,作用快而强,特点是:不伴有反射性心率加快,对心排出量无明显影响;无直立性低血压;降低肾血管阻力,增加肾血流量;对脂质代谢无明显影响;增强机体对胰岛素的敏感性;不易产生耐受性。②靶器官保护作用:长期用药可抑制心肌、血管平滑肌细胞的肥厚和增生,发挥直接或间接的心肌保护作用。③改善心功能:对充血性心力衰竭患者,本药可扩张血管,降低血管阻力,减轻心脏前后负荷,增加心排出量,扩张冠状血管,改善心脏功能。

【作用机制】①抑制 ACE 活性,减少 ATⅡ生成:卡托普利可与组织及血液循环中的 ATⅠ竞争性结合 ACE,抑制其活性,减少 ATⅡ生成,阻力血管和容量血管舒张而降压。②减少缓激肽的降解：缓激肽受激肽酶Ⅱ（与 ACE 为同一物质）催化降解而失活，卡托普利能抑制该酶活性，减少缓激肽的降解，使血中缓激肽增高。缓激肽还可促进 NO 的释放和前列腺素的合成。缓激肽、NO 和前列腺素均可扩张血管，使血压下降。③缓解或逆转心血管重构：ATⅡ有生长因子的作用，能通过 ATⅡ受体促进心肌肥厚和血管增生，加快高血压的发生和发展。卡托普利与组织中的 ACE 结合较持久，抑制时间较长，可预防和逆转 ATⅡ引起的心室和血管重构。④减少醛固酮释放：减轻水、钠潴留，使血容量降低，血压下降。⑤抑制交感神经递质释放：ATⅡ与突触前膜受体结合可促进去甲肾上腺素的释放，ATⅡ生成减少，这一作用减弱，使交感神经张力降低而降压。

【临床应用】①高血压：对各种高血压均有效，可单独用于轻、中度原发性或肾性高血压，对中、重度高血压可与利尿药、β受体阻断药等合用。对合并糖尿病的高血压有较好疗效。长期应用对心、脑、肾等器官有保护作用，减轻心肌肥厚，阻止或逆转心血管病理性重构。②充血性心力衰竭：通过扩张血管减轻心脏前、后负荷，增加心排血量，逆转心肌重构，改善心功能。

【不良反应】长期小剂量应用，不良反应少而轻，大多数患者可耐受。①低血压：发生率约 2%，主要与开始剂量过大有关，应从小剂量开始。②咳嗽：发生率为 5%～20%，为刺激性干咳，用药半年以上发生率较高，与缓激肽、前列腺素等物质对呼吸道黏膜的刺激有关。③中性粒细胞减少：多发生于用药时间较长、剂量较大或肾功能障碍者，应定期检查血象。④高血钾：肾功能不全或服用留钾利尿药时多见，与醛固酮分泌减少有关，应注意监测。⑤其他：可有味觉异常、皮疹、血管神经性水肿等。

依那普利（enalapril）

是一种不含巯基的强效 ACEI，需在体内水解为依那普利拉才具有活性。降压作用与卡托普利相似，但抑制 ACE 的作用比卡托普利强 5～10 倍。给药后起效慢，维持时间长，一次给药降压作用可持续 24h 以上。不良反应少，干咳发生率低，目前临床应用较多。

其他同类药物还有赖诺普利（lisinopril）、贝那普利（benazepril）、福辛普利（fosinopril）、喹那普利（quinapril）、雷米普利（ramipril）、培哚普利（perindopril）、西拉普利（cilazapril）等，共同特点是长效，每日服药一次即可。

2. 血管紧张素Ⅱ受体阻断药　ATⅡ受体有 AT$_1$ 和 AT$_2$ 两种亚型，其中 AT$_1$ 受体与心血管功能调节有关，主要分布在血管平滑肌、心肌、肾、肾上腺、肝、脑、肺等器官和组织。ATⅡ受体阻断药主要通过阻断 AT$_1$ 受体，拮抗 ATⅡ的心血管效应。

氯沙坦（losartan）

【药理作用与临床应用】为强效选择性 AT$_1$ 受体阻断药，可竞争性拮抗 ATⅡ与 AT$_1$ 受体结合，使血管扩张，血压下降，心脏负荷减轻，并可阻止或逆转心血管重构，改善心功能。本药还可增加肾血流量和肾小球滤过率，增加尿液、尿钠、尿酸的排泄，具有肾保护作用。

本药口服易吸收，能有效降低和控制血压。每日口服 50mg，作用可维持 24h，适用于原发性高血压及高血压合并肾病或糖尿病的患者。不易引起咳嗽和血管神经性水肿，这与药物不影响缓激肽降解有关，可用于不能耐受 ACEI 所致干咳的患者，也可用于充血性心力衰竭，可改善心功能，降低病死率。

【不良反应】较少,可有头痛、头晕,剂量过大可致低血压。

缬沙坦(valsartan)

作用与氯沙坦相似,对 AT_1 受体的亲和力比氯沙坦强。口服给药 2h 产生降压作用,4~6h 达高峰,降压作用可维持 24h。主要用于轻、中度高血压的治疗。不良反应少,有头痛、眩晕、恶心、腹痛、乏力等。

本类药物还有厄贝沙坦(irbesartan)、坎替沙坦(candesartan)和替米沙坦(telmisartan)等,其中坎替沙坦作用强、用药剂量小、维持时间长、谷峰比值高(>80%),目前为这类药中最优者。

三、其他抗高血压药

(一)中枢性降压药

可乐定(clonidine)

【体内过程】口服易吸收,生物利用度 75%,口服后 30min 起效,2~4h 达峰值,维持 6~8h,$t_{1/2}$ 约 12h,50% 在肝代谢,50% 以原形经肾排出,能透过血脑屏障。

【药理作用与作用机制】①降压作用:中等偏强,降压时可伴有心率减慢、心排出量减少,并可抑制胃肠分泌及运动。降压作用机制:激动延髓腹外侧核吻侧端的咪唑啉受体(I_1 受体),使外周交感神经张力降低,外周血管阻力降低,产生降压。也可兴奋延髓背侧孤束核突触后膜 α_2 受体,抑制交感神经中枢的冲动传导,使外周血管扩张,血压下降。在外周激动肾上腺素能神经元突触前膜 α_2 受体和相邻的咪唑啉受体,通过负反馈调节,使神经末梢 NA 释放减少,有助于降压。②镇静作用:激动中枢 α_2 受体,增强抑制性神经元的功能,而产生镇静作用。③镇痛作用:激动中枢阿片受体,使内源性阿片样肽释放,具有一定的镇痛作用。

【临床应用】适用于治疗中度高血压,尤其伴有溃疡病的高血压患者。与利尿药合用,肌内注射或静脉注射用于重度高血压,主要在其他降压药疗效不佳时使用。对肾血管有扩张作用,不影响肾血流量和肾小球滤过率,可用于高血压的长期治疗。口服也用于预防偏头痛或用于阿片类镇痛药成瘾者的脱瘾治疗,溶液剂点眼用于治疗开角型青光眼。

【不良反应】常见有口干、便秘等。久用可引起水、钠潴留,还可出现嗜睡、抑郁、眩晕、血管神经性水肿、腮腺肿痛、心动过缓、食欲不振等。突然停药可出现短暂的交感神经功能亢进,表现为心悸、出汗、情绪激动、血压升高等,可继续应用可乐定或用 α 受体阻断药酚妥拉明治疗。

甲基多巴(mexonidine)

作用与可乐定相似,优点是不影响肾血流量和肾小球滤过率,适用于中度高血压,特别是伴有肾功能不全的高血压患者。不良反应有嗜睡、口干、便秘等,有时可出现肝损害和黄疸。肝功能不全患者禁用。

莫索尼定(moxonidine)

为第二代中枢性降压药,对咪唑啉受体的选择性比可乐定高,对 α_2 受体的作用较弱。作用与可乐定相似,降压效能略低于可乐定。由于选择性高,不良反应少,无显著的镇静作用,也无停药反跳现象,长期用药降压效果良好,并能逆转高血压患者的心肌肥厚,主要用于

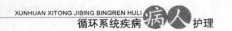

轻、中度高血压的治疗。

(二)血管扩张药

本类药可直接松弛血管平滑肌,扩张血管,降低血压,但不良反应较多,一般不单用,仅在利尿药、β受体阻断药等无效时才加用。

1. 血管平滑肌松弛药

肼屈嗪(hydralazine)

【体内过程】口服吸收快而完全,1～2h血药浓度达峰值,可维持6h。大部分在肝内经乙酰化代谢,乙酰化速率受遗传因素影响,慢乙酰化型患者血药浓度约为快乙酰化型的2倍,故降压作用更明显,不良反应发生率也较高、较重。少量腙类代谢物可能是引起外周神经炎的原因。

【药理作用与临床应用】本药可直接作用于小动脉平滑肌,使血管扩张,血压下降,对舒张压的作用强于收缩压。其机制可能是干预血管平滑肌细胞的Ca^{2+}内流或胞内储存的Ca^{2+}释放。对肾、脑血流量影响不大,但可反射性兴奋交感神经,引起心率加快,心排出量和心肌耗氧量增加,还可引起水、钠潴留。这些作用既减弱其降压作用,又有诱发心绞痛和心力衰竭的危险。适用于中度高血压,很少单用,多与利尿药、β受体阻断药等合用。

【不良反应】常见头痛、头晕、乏力、恶心、呕吐、心悸和外周神经炎等,也能引起代偿性水、钠潴留,偶有药热和皮疹等过敏反应。长期用药可引起全身性红斑狼疮样综合征。冠心病、心绞痛患者禁用。

同类药物还有双肼屈嗪(dihydrazine),作用与肼屈嗪相似,但较缓慢、持久、不良反应较少而轻。

硝普钠(sodium nitroprusside 亚硝基铁氰化钠)

【药理作用与临床应用】是一种速效、强效、短效血管扩张药。口服不吸收,需静脉滴注给药,静滴1～2min即可出现明显的降压作用。调整滴注速度可将血压维持于所需的水平,停药后5min血压又可恢复至给药前的水平。其机制是硝普钠与血管内皮细胞及红细胞接触时,可释放出NO,激活血管平滑肌细胞内的鸟苷酸环化酶,使cGMP升高而导致血管平滑肌松弛。

临床主要用于高血压危象,可作为首选,应用时要加强监护并控制给药速度。也用于治疗难治性充血性心力衰竭,扩张小动脉和静脉,减轻心脏前、后负荷,降低左室舒张末期压,减少心肌耗氧量,改善心脏功能。

【不良反应】有头痛、恶心、呕吐、心悸、出汗等,均由过度降压引起,停药或减慢滴速后症状消失。长时、大量滴注可使血中硫氰化物蓄积,出现中毒而致甲状腺功能减退,可用硫代硫酸钠防治。孕妇禁用,肝、肾功能不全及甲状腺功能低下者慎用。

2. 钾通道开放药
钾通道开放药是一类新型的血管扩张药,可促进血管平滑肌细胞钾通道开放,增加K^+外流,导致细胞膜超极化,使细胞膜上电压依赖性钙通道难以激活,Ca^{2+}内流减少,同时又因Na^+-Ca^{2+}交换增加,使Ca^{2+}外流增多,导致细胞内Ca^{2+}量减少,血管平滑肌松弛,血管扩张,血压下降。

米诺地尔(minoxidil)

口服吸收完全,给药后2～3h作用达高峰,降压作用强而持久,可维持24h。主要用于重度原发性和肾性高血压。降压时能反射性加快心率,还能引起水、钠潴留,与 β 受体阻断药或利尿药合用可减轻。长期应用可引起多毛症。突然停药可引起血压回升的反跳现象,应逐渐减量停药。

同类药物还有吡那地尔(pinacidil)和尼可地尔(nicorandil)等。

二氮嗪(diazoxide)

直接舒张血管平滑肌,为强效、速效降压药。降压时心率加快,心排出量增加,肾素分泌增多。临床常以静注给药,治疗高血压危象及高血压脑病。不良反应多与水、钠潴留有关,常被硝普钠取代。

(三)去甲肾上腺素能神经末梢阻滞药

利舍平(reserpine)

【药理作用】降压作用缓慢、温和、持久。口服给药一周才起效,2～3 周作用达高峰,停药后可维持 3～4 周。静注后因能直接扩张小动脉,起效较快,约 1h 后出现降压作用。降压作用达一定程度后,再加大剂量也不会进一步增强降压效应,仅能延长作用时间和增加不良反应。利舍平降压时伴有心率减慢,阿托品可取消,但不影响降压作用。

利舍平的降压作用与中枢和外周肾上腺素能神经末梢囊泡内递质的耗竭有关。利舍平能与囊泡膜上的胺泵结合,抑制胺类递质的再摄取而被胞浆内的单胺氧化酶所破坏。同时,也抑制多巴胺的摄取,使 NA 合成障碍,终使囊泡内递质减少或耗竭。递质耗竭使交感神经功能减弱,血压下降。停药后,囊泡内递质的恢复需要一定的时间,故其降压作用持续较久。

利舍平脂溶性高,易透过血脑屏障,通过耗竭中枢的儿茶酚胺产生镇静、安定作用,对改善患者的精神紧张、焦虑和失眠等症状有利。

【临床应用】降压作用弱,不良反应多,很少单用,可与利尿药等组成复方制剂,用于轻、中度高血压,适于伴有心率快及精神紧张患者。

【不良反应】常见鼻塞、乏力、胃酸分泌过多、胃肠运动增加及腹泻等,这些症状多由副交感神经占优势所引起。另外,中枢方面症状可有镇静、嗜睡,严重者可出现抑郁症,应立即停药。

胍乙啶(guanethidine)

【药理作用与临床应用】降压作用强而持久,服后 24h 起效,2～3 天作用达高峰,停药后作用持续 1～2 周。降压时,阻力血管和容量血管舒张,外周阻力下降,回心血量减少,肾、脑血流减少,易引起水、钠潴留,削弱降压效应。大量静注时,先引起短暂的血压上升,随后出现持久的血压下降。

胍乙啶可被交感神经末梢摄取,浓集于突触前膜,发挥膜稳定作用,并通过抑制胺泵功能,阻止递质再摄取,导致递质耗竭。大量静注引起的短暂升压作用是胍乙啶被大量摄入囊泡,将 NA 排挤释放之故。

临床主要用于治疗舒张压较高的中、重度高血压。

【不良反应】不良反应较多,常引起眩晕、乏力、呕吐、腹泻、心动过缓,男性患者射精困难等,严重者可致直立性低血压。禁用于心、脑、肾供血不足的患者及嗜铬细胞瘤患者。

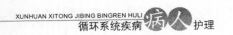

(四)α₁受体阻断药

哌唑嗪(prazosin)

口服易吸收,30min 起效,1~2h 血药浓度达峰值,$t_{1/2}$ 为 2~4h,作用可持续 6~10h。大部分经肝代谢,首过消除明显。

【药理作用与临床应用】本药能选择性地阻断外周 α₁ 受体,竞争性抑制交感神经递质对血管平滑肌的作用,舒张小动脉和小静脉,降低外周血管阻力,有中等偏强的降压作用。对突触前膜的 α₂ 受体几无作用,不影响突触前膜 α₂ 受体的负反馈功能,故在血压下降同时不增加递质释放,不增加心率和肾素活性,心排出量不变或略升,对肾血流量无明显影响。对前列腺肥大患者,能改善排尿困难症状。还可降低血浆甘油三酯、总胆固醇、低密度脂蛋白和极低密度脂蛋白胆固醇,增加高密度脂蛋白胆固醇,对缓解冠状动脉病变有利。

适用于轻、中度高血压及并发肾功能障碍、高脂血症、前列腺肥大患者,如与利尿药等合用效果更明显。因能降低心脏前后负荷,故也可用于治疗心力衰竭,但易产生耐受性。

【不良反应】一般为头痛、眩晕、嗜睡、口干、乏力等。部分患者首次用药后可出现严重的症状性直立性低血压,心悸、晕厥、意识丧失等,称为"首剂效应"。若首剂减半量,并于睡前服可避免。严重心脏病、精神病患者慎用。

其他同类药物还有特拉唑嗪(terazosin)、多沙唑嗪(doxazosin)等。

乌拉地尔(urapidil)

为尿嘧啶类 α₁ 受体阻断药,可扩张小动脉和小静脉,降低外周血管阻力,同时也降低肾血管阻力,增加肾血流量。临床用于各期高血压的治疗,安全性好,无首剂效应,长期应用无耐受性。不良反应轻而短暂,可有嗜睡、恶心、头痛、乏力等。

(五)神经节阻断药

神经节阻断药通过阻断神经冲动在交感神经节中的传导而产生降压作用,但因作用广泛、降压过快过强、不良反应多且较严重,现已仅限用于一些特殊情况,如高血压危象、主动脉夹层动脉瘤、外科手术中的控制性低血压等。本类药物有樟磺咪芬(trimethaphan camsylate)、美卡拉明(mecamylamine)等。

四、抗高血压药的临床用药原则

抗高血压药种类繁多,各有特点,高血压病情也各有差异,合理用药就成为高血压药物治疗中一个极为重要的问题。临床用药应遵循以下基本原则。

1. 药物治疗与非药物治疗相结合　非药物治疗应作为药物治疗的辅助手段,主要措施有合理膳食、控制体重、戒除烟酒、适度运动等。

2. 个体化选药　原发性高血压发病因素很多,病理生理过程复杂,并可同时伴有冠心病、心力衰竭、肝肾功能不全等合并症,高血压患者之间差异很大。现代高血压治疗强调根据各个患者的发病因素、病理生理改变特点及对药物的耐受性等具体情况制订个体化治疗方案。

3. 联合用药　不同作用机制的药物联合应用多数能起协同作用,可减少体内平衡代偿对血压下降的限制。联合治疗时,各药剂量减少,副作用发生率降低,甚至可以相互抵消某些副作用。

4.有效治疗和终生治疗 有效治疗就是将血压控制在 140/90mmHg 以下,可大幅度减少并发症的发生率。如高血压病因不明,无法根治,则需要终生治疗。

5.保护靶器官 要避免用药过程中对有关脏器造成进一步的损害,尽可能选用能阻止或逆转靶器官损伤的药物,目前认为较好的是 ACEI 和长效钙通道阻滞药。

6.平稳降压 血压在 24h 内存在自发性波动,血压不稳定可导致器官损伤,应注意尽可能减少人为因素造成的血压不稳定,选用真正 24h 有效的长效制剂。

高血压的时间治疗学

大样本动态血压监测调查表明,人体血压波动有一定的昼夜节律,夜间 2～3 时处于低谷,随后开始上升,8～9 时左右出现高峰(晨峰现象)。白昼基本在相对较高的水平,16～18 时再次出现高峰,然后缓慢下降,全天呈现双峰一谷的现象。血压的昼夜节律变化对适应机体活动、保护心血管结构和功能有着重要作用。

高血压的时间治疗学就是根据血压昼夜节律变化,结合抗高血压药不同的药动学、药效学特点,选择合适的药物、剂型及给药时间,使药物降压效应与高血压发生的节律相一致,增加疗效,减少或避免不良反应,24 小时全程控制血压,尽量恢复正常血压节律,减少血压波动,抑制晨峰现象,提高降压质量,最大限度地保护靶器官,降低临床事件的发生,以最小代价获取最佳效果。

五、抗高血压药的用药护理

1.了解患者是否有工作生活节奏紧张、压力过大、嗜好烟酒和高钠高脂饮食等引起高血压的危险因素,是否有高血脂、心脏病和糖尿病等家族史。

2.详细询问患者的用药史,是否用过降压药物,降压药的种类、剂量、时间、用法、疗效及有无不良反应发生等。

3.指导患者改变饮食习惯,戒烟限酒,睡眠充足,控制体重,适度运动,消除紧张焦虑情绪,积极配合药物治疗。

4.向患者宣讲高血压的防治知识,指导患者掌握正确的用药方法,理解长期规律治疗的重要性。

5.用药期间按规定正确测量血压,记录结果,根据患者的病情、药物的疗效和不良反应等对治疗进行全面评价。如出现血压急剧升高、剧烈头痛、视力模糊、气短、心绞痛、心动过速等,可能为高血压危象的表现;出现恶心、呕吐、剧烈头痛以致失语偏瘫等,可能为高血压脑病的表现。发现以上症状应及时通知医生。

6.硝普钠遇光易被破坏,药液应临用前配制并在 12h 内用完,滴注时滴注瓶和滴管可用黑纸遮住。硝普钠在应用时应密切监测血压。

7.普萘洛尔口服后血药浓度个体差异大,应注意用药剂量的个体化,并密切观察患者反应。告诉患者在长期应用普萘洛尔、可乐定等药物时要严遵医嘱,不可突然停药,否则可致反跳。使用哌唑嗪等易致直立性低血压的药物时,应指导患者掌握预防方法,如用药后卧床起立时,应慢慢坐起,无头晕、视力模糊等反应时再慢慢站起来。

第二节　治疗充血性心力衰竭药

导入情景

情景描述：

患者，男，62岁，确诊高血压12年，以胸骨后疼痛、阵发性呼吸困难、不能平卧、恶心、腹胀、纳差入院。查体：BP156/88mmHg，P130次/min，节律不整，R26次/min，肝脏肋下2指、剑突下4指并有压痛，颈静脉怒张，双下肢浮肿。X线检查显示：心脏显著增大，心胸比0.7。

诊断：充血性心力衰竭。

请分析：患者可选用哪些治疗心力衰竭的药物？应如何进行用药护理？

治疗充血性心血衰竭（CHF）的药物是一类能增强心肌收缩力，减轻心脏前、后负荷，改善心脏泵血功能，增加心排出量，从而缓解其症状的药物。药物治疗的传统目标主要是改善血流动力学及心脏功能并减轻临床症状，现代目标已转到针对过度激活的交感神经系统和RAS进行修复，以改善预后并降低总病死率（图3-2）。

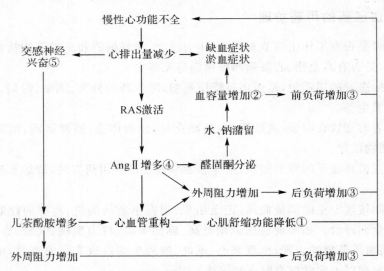

①正性肌力药；②利尿药；③扩血管药；④ACEI；⑤β受体阻断药

图3-2　充血性心力衰竭的发生机制与药物作用环节

根据作用和机制，常用药物有正性肌力药、减轻心脏负荷药、肾素-血管紧张素系统抑制药和β受体阻断药等。

一、正性肌力药

(一)强心苷类

强心苷类(cardiac glycosides)是以增强心肌收缩力为主要效应的苷类化合物,主要来源于毛花洋地黄和紫花洋地黄等植物,又称洋地黄类药物,主要有地高辛(digoxin)、洋地黄毒苷(digitoxin)、毒毛花苷 K(strophanthin K)等,临床使用较早,目前仍广泛用于治疗 CHF,常用地高辛(表 3-1)。

表 3-1　常用强心苷类药物的分类、作用特点及用量比较

分类	药物	给药途径	显效时间(min)	高峰时间(h)	主要消除方式	半衰期(h)	全效量(mg)	维持量(mg/d)
慢效	洋地黄毒苷	口服	120~240	8~12	肝	120	0.7~1.2	0.05~0.1
中效	地高辛	口服	60~120	3~6	肾	33~36	1~1.5	0.125~0.5
速效	毒毛花苷 K	静注	5~15	1~2	肾	19	0.25~0.5	0.25

1. 药理作用

(1)对心脏的作用

1)增强心肌收缩力(正性肌力作用):治疗量的强心苷选择性作用于心脏,增强心肌收缩力,对衰竭心脏的作用更明显。①加快心肌收缩速度:强心苷可使心肌收缩力加强,收缩速度加快,使收缩动作更加敏捷有力,收缩期缩短,舒张期相对延长。这不仅有利于衰竭心脏充分休息,也有利于增加冠脉对心肌的供血和静脉充分回流。②增加衰竭心脏的排出量:对正常人,强心苷增加心肌收缩力的同时收缩血管平滑肌,增加外周阻力,心脏的后负荷增加,排出量变化不大。对 CHF 患者,强心苷在增加心肌收缩力的同时,由于每搏排出量增加,对主动脉弓和颈动脉窦压力感受器的刺激增强,反射性地兴奋迷走神经,降低心力衰竭时反射性兴奋的交感神经和较高的 RAS 水平,使患者收缩的血管扩张,外周阻力下降,后负荷降低,心排出量增加。③降低衰竭心脏的耗氧量:由于正性肌力作用,心室舒张末期容积缩小,心室壁张力降低,加之心率减慢,外周血管阻力降低,故使心肌耗氧量减少,且大大超过了因收缩力增强所致的耗氧量增加。但对正常人或心室容积未见扩大的冠心病、心绞痛患者,可增加心肌耗氧量。强心苷在产生正性肌力作用的同时使衰竭心脏耗氧量下降是其治疗 CHF 的重要基础,肾上腺素因增加耗氧量不可用于治疗 CHF。

2)减慢心率(负性频率作用):CHF 患者心排出量减少,引起反射性交感神经活性增强而加快心率。强心苷增加心肌收缩力,使搏出量增加,刺激主动脉弓和颈动脉窦压力感受器,反射性兴奋迷走神经,使心率减慢。心率减慢可进一步延长舒张期,对 CHF 患者有利。

3)减慢传导(负性传导作用):治疗量强心苷兴奋迷走神经,使房室结和浦肯野纤维的传导减慢,部分心房冲动不能到达心室,有利于减慢心力衰竭患者过快的心室频率。大剂量强心苷可直接抑制房室结和浦肯野纤维传导,使心房冲动大部分甚至全部不能到达心室,导致不同程度的房室传导阻滞。

(2)对神经内分泌系统的作用:强心苷可增强迷走神经张力,抑制交感神经和肾素-血管紧张素系统的活性,降低去甲肾上腺素、醛固酮和肾素的分泌。但中毒量的强心苷可作用于

中枢延脑极后区,明显增强外周交感神经张力,同时重度抑制 Na^+-K^+-ATP 酶,可引起各种心律失常。

(3)利尿作用　主要是心功能改善后增加了肾血流量和肾小球滤过功能。此外,还可直接抑制肾小管 Na^+-K^+-ATP 酶,减少对 Na^+ 的重吸收,促进钠和水的排出,产生利尿作用。

(4)对血管的作用　强心苷能直接收缩血管平滑肌,使外周阻力上升,这一作用与交感神经和心排出量变化无关。但 CHF 患者用药后,交感神经活性降低的作用超过直接收缩血管的效应,因此血管阻力下降,心排出量和组织灌流增加。

2. 作用机制　目前认为,治疗量的强心苷能选择性地与心肌细胞膜上的 Na^+-K^+-ATP 酶结合,轻度抑制该酶活性,使 Na^+-K^+ 交换减少,心肌细胞内 Na^+ 增多,K^+ 减少。又通过 Na^+-Ca^{2+} 双向交换机制,或使 Na^+ 内流减少,Ca^{2+} 外流减少,或使 Na^+ 外流增加,Ca^{2+} 内流增加,使心肌细胞内可利用的 Ca^{2+} 明显增多,从而引起心肌收缩力增强。

3. 临床应用

(1)充血性心力衰竭:现多用于以收缩功能障碍为主,对利尿药、β 受体阻断药、血管紧张素转化酶抑制药疗效欠佳者,但病因不同时,其病理生理特征及心肌受损程度不同,疗效差异较大。

1)对有心房纤颤伴心室率快的心力衰竭疗效最佳,对先天性心脏病、冠状动脉粥样硬化、高血压、心瓣膜病等导致心脏长期负荷过重、心肌收缩性能受损引起的低心排血量型心力衰竭疗效较好。

2)对继发于甲状腺功能亢进、严重贫血、维生素 B_1 缺乏所致心力衰竭疗效较差,因能量产生障碍,强心苷不能改善能量供应。对肺心病、活动性心肌炎或严重心肌损伤所致的心力衰竭疗效较差,因伴有心肌缺氧,不仅能量产生障碍,而且缺氧使儿茶酚胺类增多,促 Ca^{2+} 内流、K^+ 外流,易导致强心苷中毒。

3)对心肌外机械因素如严重的二尖瓣狭窄、缩窄性心包炎、心包压塞等所致的心力衰竭不宜使用强心苷。这些病理因素均使左心室舒张期血液充盈度严重受损,强心苷虽能加强心肌收缩,但难以改善心脏功能。肥厚性心肌病伴左心室流出道狭窄,但应避免使用强心苷。急性心肌梗死所致左心衰竭,强心苷单独应用可能增加心肌氧耗,导致心肌梗死范围扩大,应与降低前负荷的血管扩张药合用。

(2)某些心律失常

1)心房纤颤:心房纤颤时心房各部位发生极快而细弱的纤维性颤动,可达 $400\sim600$ 次/min,主要危害在于过多的冲动传至心室,引起心室频率过快,心搏出量减少,导致严重循环障碍。强心苷可减慢房室传导作用,阻止过多的心房冲动传到心室,使心室频率减慢,增加心排出量,改善循环障碍,解除房颤的危害。但对多数患者并不能终止心房纤颤。

2)心房扑动:是快速而规则的心房异位节律,达 $250\sim300$ 次/min,更易传入心室,所以心室率快而难于控制。强心苷通过迷走神经效应缩短心房不应期,使心房扑动转变为心房纤颤,进而抑制房室传导,减慢心室频率。停用强心苷后,取消了缩短心房不应期的作用,心房的有效不应期相对延长,使折返冲动落在不应期而终止折返激动,部分患者可恢复窦性心律。

强心苷是治疗心房纤颤、心房扑动的首选药。

3)阵发性室上性心动过速:是规则而快速的异位节律。强心苷反射性增强迷走神经功能,降低心房的兴奋性,可终止其发作。室性心动过速禁用强心苷,以免引起心室纤颤。

4.毒性反应及防治

(1)毒性反应:强心苷的安全范围较小,临床有效剂量已接近中毒量的60%,且生物利用度和个体差异较大,易发生不同程度的毒性反应。

1)胃肠道反应:为常见的早期中毒症状,主要表现为厌食、恶心、呕吐、腹泻等。剧烈呕吐时可导致失钾而加重中毒,应注意补钾或停药。但要与心力衰竭后胃肠静脉瘀血引起的症状相鉴别。

2)神经系统反应:表现为头痛、眩晕、疲倦、失眠、谵妄等症状及黄视、绿视、视物模糊等视觉异常。视觉异常是强心苷中毒的先兆,有诊断价值,可作为停药指证。

3)心脏反应:主要是各型心律失常,是强心苷最严重、最危险的毒性反应,其中包括快速型心律失常,以期前收缩常见,有时出现二联律、三联律及房性、房室性或室性心动过速,甚至室颤。缓慢型心律失常如不同程度的房室传导阻滞和窦性心动过缓。

(2)中毒的诊断和防治

1)诊断:可根据心力衰竭患者用药前后的临床症状、体征及心电图变化作出初步诊断。测定强心苷的血药浓度有重要意义,地高辛在3.0mg/ml,洋地黄毒苷在45mg/ml以上即可确诊为中毒。

2)防治:首要应避免诱发中毒因素,如低血钾、低血镁、高血钙、心肌缺氧等,同时应注意肝肾功能不全、肺心病、严重心肌损害患者易致蓄积中毒,合用某些提高洋地黄血药浓度的药物如儿茶酚胺类药、奎尼丁、利舍平、胺碘酮、排钾利尿药等也易致蓄积中毒。

用药过程中应密切观察患者用药后的反应,警惕中毒先兆,有条件时应监测血药浓度。一旦出现中毒先兆,应立即减量或停药。若出现快速型心律失常,可口服或静脉滴注氯化钾,也可选用苯妥英钠或利多卡因治疗;若出现缓慢型心律失常,不宜补钾,宜用阿托品治疗;对极严重的地高辛中毒,可用地高辛抗体Fab片静脉注射对抗。

5.禁忌证 室性心动过速、心室颤动、严重心动过缓、Ⅱ度以上房室传导阻滞、低血钾所致的心律失常、严重心肌炎患者及心肌梗死后的24h内禁用。

6.药物相互作用 钙剂与强心苷有协同作用,合用时毒性增强;拟肾上腺素药可提高心肌自律性,增强心肌对强心苷的敏感性,易致强心苷中毒;奎尼丁、胺碘酮、维拉帕米、钙通道阻滞药等可升高地高辛的血药浓度,合用时地高辛应酌情减量;排钾利尿药可致低血钾而加重强心苷的毒性,呋塞米还能促进心肌细胞K^+外流,合用时应根据患者的肾功能状况适量补钾;苯妥英钠能增加地高辛的清除,考来烯胺妨碍地高辛的吸收,均可降低其血药浓度;毒毛花苷K不宜与碱性药物合用。

7.给药方法

(1)传统给药方法:传统给药方法分两步:第一步,在短期内给予足以控制症状的剂量,称为全效量(洋地黄化量)。分为缓给法和速给法,前者适用于轻、中度患者,可在3～4d内达全效量,后者适用于病情较重且在2周内没有用过强心苷的患者,一般1d内给足全效量。第二步,每日给予维持量维持疗效。

(2)逐日恒定剂量法:为减少中毒发生率,对轻症或2周内用过强心苷的患者,不必先给

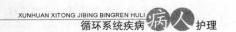

全效量,常采用每日给予恒定剂量(常为维持量),经 4～5 个半衰期,使血药浓度达到稳态浓度而发挥疗效。对病情较重者,可合用强效利尿药或血管紧张素转化酶抑制药,能迅速取得疗效。

(二)非苷类

非苷类正性肌力药由于可能增加心力衰竭患者的病死率,故不作常规治疗用药。

1. β 受体激动药　CHF 时心肌细胞对儿茶酚胺类的敏感性下降,在后期更是加重病情恶化的主要因素之一,且易引起心率加快和心律失常。β 受体激动药主要用于对强心苷反应不佳或禁忌者,更适用于伴心率减慢或传导阻滞的患者。

多巴酚丁胺(dobutamine)

主要兴奋 β_1 受体,对 β_2 受体和 α 受体也有较弱的兴奋作用。对 CHF 患者能增强心肌收缩力,增加心排出量,降低左室充盈压和室壁张力,而增加心肌耗氧量不明显。静脉给药起效快,但作用短暂。临床用于治疗顽固性心力衰竭、心肌梗死后心力衰竭及急性左心衰竭,应用最小剂量短期疗效明显。剂量过大引起血压升高、心动过速等。梗阻型肥厚性心肌病、心房纤颤患者禁用。

异布帕明(ibopamine)

激动多巴胺受体和 β 受体,产生正性肌力作用;舒张外周血管,减轻心脏后负荷;舒张肾血管,增加肾血流量。应用于 CHF 患者可缓解症状,改善心功能。

2. 磷酸二酯酶抑制药　本类药物能抑制磷酸二酯酶Ⅲ(PDE-Ⅲ)的活性,减少 cAMP 的水解,明显提高心肌细胞内 cAMP 含量,产生正性肌力作用和血管舒张双重作用,缓解心力衰竭症状。但对是否降低心力衰竭患者的病死率和延长寿命,尚有争论,主要用于心力衰竭的短时间支持疗法,尤其是对强心苷、利尿药和扩血管药反应不佳的患者。

氨力农(amrinone)、米力农(milrinone)、维司力农(vesnarinone)

氨力农不良反应严重,常见恶心、呕吐,心律失常发生率高,尚有血小板减少和肝损害,已少用。米力农的作用较氨力农强,不良反应较少,可有室上性及室性心律失常、低血压、心绞痛样疼痛、头痛等不良反应,主要供短期静脉给药治疗急性心力衰竭,但有报道称本药可增加 CHF 患者的病死率,应慎用。维司力农有较强的正性肌力作用及适度的血管扩张作用,临床应用同米力农。

匹莫苯(pimobendan)

除可抑制 PDE-Ⅲ外,还能提高心肌对细胞内 Ca^{2+} 的敏感性,使心肌收缩力增强。该作用可在不增加 Ca^{2+} 量的前提下,提高心肌收缩性,避免因细胞内 Ca^{2+} 过多所引起的心律失常和细胞损伤甚至死亡,属于"钙增敏药",是正性肌力药的研发方向。该药对中度和重度心力衰竭患者有效,不良反应少。

二、减轻心脏负荷药

(一)利尿药

利尿药目前作为一线药物广泛应用于各种类型的心力衰竭治疗。短期应用排钠利尿,减少血容量和回心血量,降低左室充盈压,降低心脏前负荷。长期用药后大量排钠,使血液

和细胞内 Na^+ 浓度下降,血管壁张力降低,降低心脏后负荷。前、后负荷的降低,可改善心功能,增加心排出量,消除或缓解静脉瘀血及其所引发的肺水肿和外周水肿。

轻度 CHF 选用噻嗪类利尿药疗效较好;中、重度 CHF 或单用噻嗪类疗效不佳时应选用高效能利尿药,或噻嗪类合用保钾利尿药;对严重 CHF、慢性 CHF 急性发作、急性肺水肿或全身水肿者,噻嗪类无效,可静注呋塞米。保钾利尿药作用弱,可与其他利尿药合用。

大剂量利尿药可减少有效循环血量,降低心排出量,故可加重心力衰竭。尚可因血容量减少反射性兴奋交感神经,减少肾血流量,加重组织器官灌流不足,加重肝肾功能障碍,导致心力衰竭恶化。利尿药引起的电解质平衡紊乱,尤其是排钾利尿药引起的低血钾,是 CHF 时诱发心律失常的常见原因,与强心苷合用时更易发生。

(二)扩血管药

CHF 患者出现交感神经反射性兴奋,血管收缩,阻力增大,形成恶性循环而加重心力衰竭进程。当使用强心苷或其他正性肌力药效果不佳时,在常规治疗基础上加用扩血管药,可提高疗效。其作用机制是通过舒张容量血管和阻力血管,降低心脏前、后负荷,减轻静脉系统瘀血并改善动脉系统缺血症状。主要用于对强心苷和利尿药无效的重度及难治性 CHF 患者。可引起低血压、心动过速和水钠潴留等,宜合用利尿药,或几种扩血管药交替或联合使用。

常用药物有舒张阻力血管药(钙通道阻滞药、直接舒张小动脉药等)、舒张容量血管药(硝酸酯类)、均衡舒张血管药(硝普钠等)等三类,分别适用于心排出量低伴外周阻力高的患者、肺静脉瘀血症状明显的患者、心排出量低伴肺静脉压高的患者。

三、肾素-血管紧张素系统抑制药

大规模、多中心临床研究表明,肾素-血管紧张素系统抑制药不仅可改善心力衰竭时的血流动力学指标,增加心排出量,改善心力衰竭症状,提高生活质量,降低 CHF 的病死率,还能有效延缓或逆转心室重构,阻止心肌肥厚的进一步发展,已作为一线药物广泛用于心力衰竭治疗。

1.血管紧张素转化酶抑制药(ACEI) 常用药物有卡托普利、依那普利、西拉普利、贝那普利、雷米普利等,作用基本相似。可抑制 ACE,减少体循环和局部组织中 AngⅡ 的产生,减弱其缩血管作用。降低醛固酮的分泌,使水钠潴留减轻,静脉回心血量减少,减轻心脏前负荷。同时抑制缓激肽的降解,使血管扩张,降低心脏后负荷。该类药可降低全身血管阻力,增加心搏出量,降低左室充盈压,左室舒张末期压及容积随之减小,室壁张力降低。降低肾血管阻力,增加肾血流量。用药后症状缓解,运动耐力增加。还可抑制心肌及血管的肥厚、增生,延缓或逆转心肌及血管重构,改善心脏及血管的舒缩功能,提高心肌及血管的顺应性。

轻度 CHF 可单用,中、重度可与利尿药、β 受体阻断药、强心苷类药物合用。对舒张性心力衰竭疗效明显优于传统药物地高辛。

2.血管紧张素Ⅱ受体阻断药 本类药物可直接阻断 AngⅡ 与其受体的结合,对 ACE 和非 ACE 途径产生的 AngⅡ 都有作用。对缓激肽途径无影响,不易引起咳嗽和血管神经性水肿等,故较 ACEI 易于接受。常用药物有氯沙坦、缬沙坦、厄贝沙坦等,主要用于不能耐受 ACEI 的替代治疗。

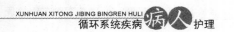

> **心肌重构**
>
> 　　心肌重构是心肌的一种适应性变化,指在心肌发生形态学和功能学上的重新调整或组合,包括细胞、组织、电位和功能的重构。生理性重构对机体有益,如胎儿发育及体育锻炼。病理性重构不仅使心血管患者心功能严重减退,并发症发生率和死亡率也明显增加。其特征主要是心肌肥厚、心肌凋亡、成肌纤维与胶原纤维异常增加,同时心肌代谢和电生理表现也随之改变。

四、β受体阻断药

　　CHF 发病过程中交感神经兴奋性增强,在短期内有利于提高心肌收缩性,增加心排出量。但持久兴奋,导致肾素过多分泌,使 RAS 激活,促进 CHF 的发展。

　　过去认为本类药物有负性肌力作用,加重心功能障碍,故禁用于 CHF。但长期应用时能明显提高左心室的射血分数,降低心力衰竭患者的死亡率。若无其他禁忌证,则对 CHF 患者有益,目前已被推荐为治疗慢性心力衰竭的常规用药。与 ACEI 合用可增加疗效。可选用的药物有美托洛尔、卡维地洛(carvedilol)、比索洛尔(bisoprolol)等。

　　作用机制:①阻断 β_1 受体,降低交感神经张力,抑制儿茶酚胺对心脏的毒性,减轻心脏负荷;②减少肾素分泌,抑制 RAS,防止高浓度 Ang Ⅱ 对心脏的毒性,逆转心室重构,减轻心脏前、后负荷;③长期应用可上调心肌的 β_1 受体,提高对儿茶酚胺的敏感性,改善心肌收缩性能(卡维地洛无此作用);④阻止细胞内钙超负荷,减少氧自由基等对心肌细胞的损害;⑤具有明显的抗心肌缺血和抗心律失常作用。

　　本类药物主要用于扩张型心肌病 CHF。用药初期可出现血压下降、心率减慢、心排出量下降等,宜从小剂量开始,并与强心苷类合用,消除其负性肌力作用。严重心动过缓、严重左室功能减退、明显房室传导阻滞、低血压和支气管哮喘患者慎用或禁用。

五、治疗心力衰竭药物的用药护理

　　1. 使用强心苷类药物期间要密切观察患者反应　当患者在安静状态下心率稳定在 60～70 次/min,呼吸平稳、尿量增加、水肿和腹水消退时,提示已达"洋地黄化",应及时调整剂量。定期检查血药浓度和血钾、钠、镁及尿素氮、肌酐等,复查心电图、心功能。每天测量并记录患者体重、脉搏次数、水肿情况等,及时将病情报告医生。

　　2. 告知患者强心苷类药物安全性低　须严格按医嘱用药,切忌随意改变药物的用法和用量。如漏服绝对不能补服。要求患者如果出现下列症状或症状加重,应及时报告:恶心、呕吐、腹泻等消化道症状,气短、泡沫状痰、咳嗽加重等呼吸系统症状,头痛、眩晕、烦躁、嗜睡、失眠等中枢症状,黄视、绿视、视物模糊等视觉异常,心悸、脉搏不规则等心脏反应。

　　3. 强心苷类口服给药宜在饭后　可减少对胃黏膜刺激。以低盐、高热量、高纤维素且清淡易消化食物为宜,戒烟、酒、浓茶和咖啡,多食蔬菜、水果以防便秘。嘱咐患者保持情绪平稳,避免劳累、精神刺激、受寒,适当控制水分摄取,注意体重变化。

　　4. 患者应以半卧位静卧休息　在病情初步控制后方可稍事下床活动和自理生活,并适当进行户外平地散步,但应避免疲劳,以减少长期卧床可能引起的下肢栓塞、肺部感染和体力衰退。基本康复后,也应尽量从事低强度工作,充足睡眠。嘱咐有明显浮肿或年老体弱的患者,少移动,定时按摩臀部及下肢,以防压疮、下肢静脉栓塞和肢体萎缩。

5. 氨力农、米力农治疗期间应监测血压、心率、心律和肝功能　发现异常立即停药。多巴酚丁胺用药剂量不宜过大,连续使用易产生快速耐受性,用药不宜超过 72h。使用扩血管药时,为保证冠状动脉灌注,收缩压不低于 100mmHg、舒张压不低于 60mmHg。

第三节　抗心律失常药

导入情景

情景描述:

　　患者,男,70 岁,心悸、心前区不适 2 天来就诊。既往有冠心病、陈旧性前壁心肌梗死。查体:BP130/80mmHg,半卧位,口唇轻度发绀,颈静脉无怒张,两肺呼吸音清,未闻及湿啰音,心界不大,P92 次/min,律不齐,期前收缩 8～10 次/min,腹软,肝脾未触及,双下肢无浮肿。血液生化检查正常。心电图示:窦性心律,频发室性期前收缩,短阵室速,V_3～V_4 导联显示病理性 Q 波,ST 段水平压低 0.1mV,T 波倒置。

　　诊断:①冠心病,陈旧性前壁心肌梗死;②心律失常,频发室性期前收缩,短阵室性心动过速。

　　请分析:治疗此患者的心律失常可选用哪些药物? 说明理由并列出用药护理事项。

抗心律失常药多通过影响 Na^+、K^+、Ca^{2+} 的转运,纠正心律失常时的电生理紊乱而发挥治疗作用,因此了解正常心肌和心律失常的电生理知识,对理解该类药物的作用及指导临床合理用药具有重要意义。

一、心律失常的电生理学基础

(一)正常心肌电生理

1. 心肌细胞膜电位　由于心肌细胞膜的选择通透性造成膜两侧离子分布的差异,成为内负外正的极化状态。当心肌细胞静止时,膜内外的电位差称为静息膜电位。心肌和浦肯野纤维为 -90mV,窦房结为 -60mV。当心肌细胞兴奋时,随着细胞膜对离子通透性的改变,引起膜两侧离子分布的变化,发生除极和复极过程而构成动作电位,按发生顺序分为 5 个时相。

　　0 相(除极期):细胞内电位迅速由负变正。根据上升速率,将心肌细胞分为快反应细胞(心房肌、心室肌和浦肯野纤维)和慢反应细胞(窦房结和房室结)。受刺激时,快反应细胞的动作电位 0 相除极是由于钠通道激活,Na^+ 快速内流引起。慢反应细胞是由于钙通道激活,Ca^{2+} 内流引起。由于钠通道的激活速度与电流幅度远较钙通道快而大,因而快反应细胞的 0 相除极上升快、振幅大、传导快,表现出快反应电活动。慢反应细胞的 0 相除极上升慢、振幅小、传导慢,表现出慢反应电活动。

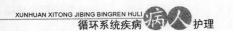

1 相(快速复极初期):此期 Na^+ 内流停止,由 K^+ 短暂外流所致。

2 相(缓慢复极期):又称平台期,主要由 Ca^{2+} 及少量 Na^+ 缓慢内流与 K^+ 外流所致。

3 相(快速复极末期):膜电位迅速下降,恢复到静息水平,由 K^+ 快速外流所致。0 相至 3 相的时程合称为动作电位时程(action potential duration,APD)。

4 相(静息期):此期细胞膜电位已经恢复,但膜内外离子分布与原来不同。膜内 Na^+、Ca^{2+} 增多,K^+ 减少,依靠 Na^+、K^+-ATP 酶和钙泵的作用,排出 Na^+、Ca^{2+},摄回 K^+,恢复细胞原来的离子分布和极化状态。自律细胞(包括窦房结、房室结和浦肯野纤维)4 相复极达最大舒张电位后,便开始自动缓慢除极,膜电位逐渐上升,达到阈电位就会激发下一次动作电位。其中快反应自律细胞 4 相自动除极主要由 Na^+ 内流和衰减的 K^+ 外流所致,慢反应自律细胞 4 相自动除极主要由缓慢 Ca^{2+} 内流所致。

2. 膜反应性与传导速度 膜反应性是指膜电位水平与其所激发的 0 相上升最大速率之间的关系,即心肌细胞对刺激的反应性能,它是决定传导速度的重要因素。膜反应性的高低取决于 0 相除极离子通道激活和失活的速率。一般条件下,膜反应性与其静息电位密切相关,膜静息电位(负值)越大,0 相上升速率越快,动作电位振幅越大,传导速度也越快。反之传导速度则慢。

3. 有效不应期(effective refractory period,ERP) 有效不应期是指从除极开始到膜电位恢复至 $-60mV$ 之前的这段时间,细胞对任何刺激都不产生可扩布的动作电位。ERP 反映了钠通道恢复正常开放需要的最短时间。在一个 APD 中,ERP 数值大,就意味着心肌对刺激不发生反应的时间长,不易发生快速型心律失常。

(二)心律失常的电生理学机制

造成心律失常的病理因素繁多,但无论其原发疾病如何,直接原因主要是冲动形成异常及/或传导异常。

1. 冲动形成异常

(1)自律性增高:自律性主要取决于自律细胞 4 相自动除极速度、舒张期最大电位水平和阈电位水平。若自律细胞 4 相自动除极速度加快,舒张期最大电位水平上移(负值减小),阈电位水平下移(负值增大),均可使冲动到达阈电位的时间缩短,自律性增高。反之,自律性降低。

(2)后除极和触发活动:后除极是指在一个动作电位中继 0 相除极后所发生的除极,其频率快,振幅小,呈振荡性波动。由后除极所触发的异常冲动的发放称为触发活动。后除极又分为早后除极和迟后除极,前者发生在 2 相或 3 相中,由 Ca^{2+} 内流增多所致;后者发生在 4 相中,由细胞内 Ca^{2+} 过多释放诱发 Na^+ 短暂内流所致。强心苷中毒、心肌缺血等可诱发迟后除极。

2. 冲动传导异常

(1)单纯性传导障碍:包括传导减慢、传导阻滞、邻近细胞传导速度不均一及单向传导阻滞等。

(2)折返激动:是指一次冲动下传后又经另一环形通路折回,再次兴奋原已兴奋过的心肌的现象。折返激动可发生在心脏的任何部位,临床上大部分心律失常都可能是由折返激动所引起的。正常情况下,浦肯野纤维 AB 支与 AC 支同时传导冲动到达心室肌,激发除极后,冲动在 BC 段各自消失在对方的不应期中。在病理情况下,如 AC 支发生单向传导阻滞,冲动不能经病变区下传,只能沿 AB 支下传,经心室肌 BC 段传至 CA 支,并逆行通过单向阻滞区而折回至 AB 支,然后冲动可再次沿上述通路运行,形成折返。邻近细胞 ERP 的不均一性也是形成折返的原因,如 AC 支不应期延长,冲动到达时正处在 ERP 而不能下传,冲动就可沿 AB 支下传而形成折返。这样,一次冲动就会反复激动心肌,导致快速型心律失常。单次折返引起一次期前收缩,连续折返可引起阵发性心动过速、扑动或颤动。

二、抗心律失常药的基本作用和分类

(一)抗心律失常药的基本作用

抗心律失常药通过影响心肌电兴奋过程中不同时相的离子通道,改变离子流,使其电生理特性产生变化而发挥作用。

1. 降低自律性　药物通过降低 4 相自动除极速度、提高阈电位、增加静息膜电位绝对值、延长 APD 等方式降低自律性。

2. 减少后除极和触发活动　后除极引起的触发活动与 Ca^{2+} 内流增加和短暂的 Na^+ 内流有关。钙通道和钠通道阻滞药有助于减少后除极的发生,消除触发活动。

3. 消除折返

(1)改变传导性:通过改善传导、取消单向传导阻滞或减慢传导、促使单向阻滞发展为双向阻滞,均可消除折返激动。

(2)改变 ERP 及 APD:绝对或相对延长 ERP(ERP/APD 比值增大),均可减少期前兴奋发生的机会,有利于终止折返。提高邻近细胞 ERP 的均一性,使冲动同步下传,也可减少折返的发生。

(二)抗心律失常药的分类

根据对心肌电生理的影响及作用机制,常将抗心律失常药分为四类:

1. Ⅰ类　钠通道阻滞药。①Ⅰa 类:适度钠通道阻滞药,如奎尼丁等;②Ⅰb 类:轻度钠通道阻滞药,如利多卡因、苯妥英钠等;③Ⅰc 类:重度钠通道阻滞药,如普罗帕酮、氟卡尼等。

2. Ⅱ类　β受体阻断药,如普萘洛尔等。

3. Ⅲ类　延长动作电位时程药,如胺碘酮等。

4. Ⅳ类　钙通道阻滞药,如维拉帕米等。

三、常用抗心律失常药

(一)Ⅰ类:钠通道阻滞药

1. Ⅰa 类

奎尼丁(quinidine)

由金鸡纳树皮中提取的一种生物碱,系抗疟药奎宁的右旋体。口服吸收快而完全,生物利用度为 70%～80%,主要在肝代谢,10%～20%以原形经肾排出。肝功能不全时易发生中毒。

【药理作用】奎尼丁能降低细胞膜对 Na^+、K^+、Ca^{2+} 的通透性,其抑制 Na^+ 内流作用大于抑制 K^+ 外流,也可减少 Ca^{2+} 内流。

(1)降低自律性:抑制 4 相 Na^+ 内流,能降低浦肯野纤维、心房肌和心室肌异位节律点的自律性。对正常窦房结影响很弱,但对病态窦房结综合征可明显降低其节律性。

(2)减慢传导:阻滞钠通道,抑制 Na^+ 内流,降低 0 相上升速率和动作电位振幅,减慢传

导速度,使单向传导阻滞变为双向传导阻滞,消除折返激动。

(3)延长 ERP:抑制 0 相 Na^+ 内流及 3 相 K^+ 外流,延长复极过程,其中延长 ERP 较延长 APD 更显著,有利于消除折返激动。

(4)抑制心肌收缩力:奎尼丁抑制 Ca^{2+} 内流,减少心肌细胞内 Ca^{2+},在较大剂量时可抑制心肌收缩力。

(5)其他:具有抗胆碱作用,可增加窦性频率,加快房室传导。有轻度 α 受体阻断作用,使血管扩张、血压下降,反射性兴奋交感神经,而使心率加快。

【临床应用】奎尼丁为广谱抗心律失常药,用于多种快速型心律失常的治疗,如心房纤颤、心房扑动、室上性及室性心动过速的转复和预防。对房颤和房扑目前多采用电转律术,转律后可用奎尼丁维持窦性节律。因不良反应多,不作一线药物使用。

【不良反应】奎尼丁安全性小,用药过程中约 1/3 的患者出现不良反应,尤其是老年人,肝、肾功能不全者更易出现。

(1)胃肠道反应:用药初期可出现恶心、呕吐、腹泻等,可能为直接刺激所致。

(2)金鸡纳反应:长时间用药,可出现头痛、头晕、耳鸣、听力减退、视力模糊等,称为金鸡纳反应。

(3)心脏反应:治疗量可使心室内传导减慢,大剂量可致室性心动过速及房室传导阻滞。

(4)奎尼丁晕厥:为偶见严重毒性反应,与剂量无关,表现为患者意识突然丧失、四肢抽搐、呼吸停止,伴有惊厥,出现阵发性心动过速甚至室速,发作前都有 Q-T 间期延长,发作时心电图示尖端扭转型心动过速,后果严重,甚至发生死亡,可能是奎尼丁引起心室弥散性传导阻滞和复极不均一所致。

(5)过敏反应:可有发热、血小板减少性紫癜、溶血性贫血、白细胞减少、荨麻疹等及呼吸困难、发绀等。

病态窦房结综合征、房室传导阻滞、Q-T 间期延长、严重肝病、血小板减少症、强心苷中毒等禁用。

普鲁卡因胺(procainamide)

为普鲁卡因的衍生物,口服吸收快而完全,1h 血药浓度达峰值,生物利用度为 80%。约 40%在肝内代谢,其代谢产物 N-乙酰普鲁卡因胺仍有较强的抗心律失常作用,但却几乎没有Ⅰ类药的作用,却明显具有Ⅲ类药(钾通道阻滞药)的作用。本品原形及活性代谢物均经肾排泄。

【药理作用】对心肌的直接作用与奎尼丁相似而弱,能降低自律性,减慢传导,延长大部分心脏组织的 APD 及 ERP。无明显的抗胆碱作用和 α 受体阻断作用。

【临床应用】应用与奎尼丁相同,对房性、室性心律失常都有效。静脉注射或静脉滴注用于抢救危重病例,但对于急性心肌梗死时的持续性室性心律失常不作为首选(首选利多卡因)。一般认为,对房性心律失常的作用弱于奎尼丁,对室性心律失常的作用优于奎尼丁。

【不良反应】口服可有胃肠道反应,常见皮疹、药物热、白细胞减少、肌痛等过敏反应,中枢不良反应为幻觉、精神失常等。静脉注射可因扩张血管引起低血压。心脏毒性与奎尼丁类似,剂量过大时比奎尼丁更易产生严重及不可逆的心力衰竭。长期应用时少数患者出现红斑狼疮样综合征,但不损伤肾脏,停药后症状可消失。严重肾功能不全、心力衰竭、房室传导阻滞者禁用。

2. Ⅰb类

<h3 style="text-align:center">利多卡因(lidocaine)</h3>

【药理作用】

(1)降低自律性:治疗量时选择性作用于浦肯野纤维,促进4相K^+外流并轻度抑制Na^+内流,使最大舒张电位负值增大,舒张期自动除极化速率减慢,自律性降低。

(2)相对延长ERP:促进3相K^+外流,阻滞2相Na^+内流,缩短浦肯野纤维和心室肌的APD和ERP,但缩短APD更显著,ERP相对延长,可减少折返激动。

(3)影响传导:①治疗量:细胞外K^+浓度正常时,对传导速度无影响;细胞外K^+浓度升高时,抑制Na^+内流,能明显减慢传导,使单向传导阻滞转为双向传导阻滞,消除折返激动;细胞外K^+浓度降低或心肌组织损伤使心肌部分除极化时,利多卡因则促进K^+外流,加速传导,消除单向传导阻滞而终止折返。②大剂量:明显抑制0相上升速率,减慢传导。

【临床应用】为窄谱抗心律失常药,主要用于室性心律失常,是急性心肌梗死并发室性心律失常的首选药,早期应用可预防心室纤颤的发生,降低发病率和死亡率。也适用于急性心肌梗死、心脏手术及强心苷中毒等所致的室性期前收缩、室性心动过速及心室纤颤,对室上型心律失常效果较差。

【不良反应】少而轻,随着血药浓度加大,可出现中枢神经系统症状如头痛、嗜睡、激动不安、语言障碍、感觉异常、视力模糊等,严重者可致惊厥,甚至循环、呼吸抑制。眼震颤是中毒的早期信号。剂量过大亦可出现窦性心动过缓、房室传导阻滞和血药下降等心血管反应。Ⅱ度或Ⅲ度房室传导阻滞、严重窦房结功能障碍、有癫痫大发作病史及严重肝、肾功能障碍患者禁用。

<h3 style="text-align:center">苯妥英钠(phenytoin sodium,大仑丁)</h3>

苯妥英钠的作用与利多卡因相似,可降低浦肯野纤维自律性,缩短APD,相对延长ERP而减少折返激动。本品还能抑制Ca^{2+}内流,防止强心苷中毒所致的迟后除极和触发活动,并可与强心苷竞争Na^+-K^+-ATP酶。血钾低时,小剂量可加快传导。强心苷中毒时多伴有低血钾,所以主要用于室性心律失常,特别是对强心苷中毒引起的快速型室性心律失常,对其他原因引起的室性心律失常也有效。低血压者慎用,窦性心动过缓、Ⅱ度或Ⅲ度房室传导阻滞者禁用。

<h3 style="text-align:center">美西律(mexiletine)</h3>

作用与利多卡因相似,口服吸收迅速完全,作用持续时间较长,可达6~8h。可用于治疗各种室性心律失常,尤其是对强心苷中毒、急性心肌梗死引起的快速性室性心律失常疗效较好。对利多卡因治疗无效的患者往往有效。

不良反应有胃肠道反应,如恶心、呕吐,长期用药可引起神经系统症状,如头晕、复视、震颤、共济失调、感觉异常、抽搐、嗜睡甚至昏迷等。大剂量或静脉给药可致低血压、心动过缓、房室传导阻滞等。

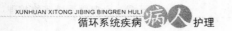

3. Ⅰc类

普罗帕酮（propranolol）

【药理作用与临床应用】重度抑制钠通道，抑制 4 相 Na^+ 内流，减慢 4 相自动除极速率而降低自律性；抑制 0 相 Na^+ 内流，明显减慢传导，变单向传导阻滞为双向传导阻滞，消除折返。适度延长 APD 及 ERP，但由于其减慢传导的程度超过延长 ERP 的程度，易引起折返，而引发心律失常。兼有一定的 β 受体阻断作用、钙通道阻滞作用及轻度局麻作用。

口服用于防治室性或室上性期前收缩，静脉注射可中止阵发性室性或室上性心动过速和伴发心动过速和心房颤动的预激综合征。

【不良反应】常见恶心、呕吐、味觉改变等胃肠道反应，头痛、头晕、视物模糊、手指震颤等中枢系统症状。心血管系统可引起血压下降、心动过缓，可减弱心肌收缩力，诱发急性左心衰竭或心源性休克，还可致直立性低血压、房室传导阻滞等。减慢传导作用易致折返而引发心律失常。本药一般不与其他抗心律失常药合用，以避免心脏抑制。心电图 QRS 延长超过 20％ 或 Q-T 间期明显延长者，应减量或停药。肝肾功能不全时应减量。心力衰竭、休克、Ⅱ度或Ⅲ度房室传导阻滞及窦房结功能障碍者禁用。

氟卡尼（flecainide）

具有高效、强效、广谱的特点，能明显阻滞钠通道，降低 0 相上升速率和幅度，抑制传导，降低心房和心室肌的自律性，同时可使心房、心室的 APD 明显延长，并具有一定的负性肌力作用，对心率影响不明显。

可用于室上性和室性心律失常，但致心律失常发生率也较高。不良反应有头痛、头晕、恶心、乏力、视力模糊等。

（二）Ⅱ类：β 受体阻断药

本类药物主要通过阻断 β 受体而发挥作用，同时还具有和 Ia、Ib 类药物相似的作用。常用药物有普萘洛尔、阿替洛尔、美托洛尔、吲哚洛尔等，下面仅以普萘洛尔为代表介绍其抗心律失常方面的内容。

普萘洛尔

【药理作用】本品对 β 受体的阻断作用和对心肌细胞膜的直接抑制作用是抗心律失常的基础。

（1）降低自律性：减慢窦房结和房室结舒张期自动除极速率，降低其自律性，减慢窦性频率，在运动或精神紧张引起心率加快时作用更明显。

（2）减慢传导：在阻断 β 受体的浓度下，对传导速度无明显影响，只有在大于阻断 β 受体所需浓度时，可直接抑制浦肯野纤维的 Na^+ 内流，呈现奎尼丁样的膜稳定作用，显著减慢传导速度。

（3）相对延长 ERP：治疗浓度时能促进 K^+ 外流，缩短 APD 和 ERP，但缩短 APD 更明显，故相对延长 ERP。高浓度时则延长 APD 和 ERP。

【临床应用】主要用于室上性心律失常，对于交感神经兴奋性过高、甲状腺功能亢进及嗜铬细胞瘤等引起的窦性心动过速效果良好。与强心苷或地尔硫䓬合用，控制心房扑动、心房纤颤及阵发性室上性心动过速时的室性频率过快效果较好。心肌梗死患者应用本品可减少心律失常的发生,缩小心肌梗死范围,降低死亡率。普萘洛尔还可用于运动或情绪变化所引发的室性心律失常,减少肥厚型心肌病所致的心律失常。

(三)Ⅲ类:延长动作电位时程药

Ⅲ类抗心律失常药又称为钾通道阻滞药,可减少 K^+ 外流,延长 APD 和 ERP。

胺碘酮(amiodarone,乙胺碘呋酮)

口服、静脉注射给药均可。口服吸收缓慢,生物利用度为 40%。静脉注射 10min 起效,吸收后可迅速分布到各组织器官中,但代谢缓慢。本药主要在肝代谢,半衰期长达数周,停药后作用可持续 4~6 周。

【药理作用】

(1)降低自律性:可阻滞 4 相 Na^+ 内流和 Ca^{2+} 内流而减慢 4 相自动除极速率,降低窦房结和浦肯野纤维的自律性。

(2)减慢传导:可阻滞 0 相 Na^+ 内流和 Ca^{2+} 内流,减慢浦肯野纤维和房室结的传导。

(3)延长不应期:可阻滞钠通道和钾通道,抑制 Na^+ 内流和 K^+ 外流,使心房肌、心室肌和浦肯野纤维 APD 和 ERP 显著延长,从而消除折返。此作用明显强于其他抗心律失常药。

(4)其他:本品还能非竞争性阻断 α、β 受体,舒张血管平滑肌,降低外周阻力,扩张冠状血管,增加冠脉流量,减少心肌耗氧量。

【临床应用】胺碘酮是广谱抗心律失常药,适用于多种室上性和室性心律失常,可有效地将心房扑动、心房颤动和阵发性室上性心动过速转复为窦性节律。对室性期前收缩、阵发性室性心动过速也有效,对预激综合征合并心房颤动和室性心动过速疗效也较好。静注用于抢救危及生命的室性心动过速及室性颤动。

【不良反应】长期大剂量应用不良反应多而严重。

(1)胃肠反应:可有食欲减退、恶心、呕吐、便秘等。

(2)对眼的影响:用药后少量经泪腺排出,服药 3~4 周以上可引起角膜褐色微粒沉着,不影响视力,停药后可逐渐消失。

(3)肺毒性:个别患者出现间质性肺炎或肺纤维化改变,是最严重的不良反应。

(4)其他:可有头痛、头晕、睡眠障碍、感觉异常、共济失调等神经系统症状。长期大量应用可致甲状腺功能紊乱(因含碘)及肝损害,还可致窦性心动过缓、房室传导阻滞及 Q-T 间期延长,偶见尖端扭转型室性心动过速。

窦性心动过缓、房室传导阻滞、Q-T 间期延长综合征、碘过敏、甲状腺功能异常等患者禁用。

索他洛尔(sotalol)

口服吸收快,无首过消除,生物利用度达 90%~100%,与血浆蛋白结合少,心、肝、肾浓度高,在体内不被代谢,几乎全部以原形经肾排出。本品能阻滞钾通道,延长心房、心室和浦肯野纤维的 APD 和 ERP;尚能阻断 β 受体,降低自律性,减慢房室结传导。临床上用于各种严重室性心律失常,也可治疗阵发性室上性心动过速及心房颤动。不良反应少,少数 Q-T 间期延长者偶可出现尖端扭转型室性心动过速。

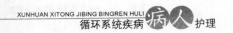

多非利特(dofetilide)

新开发的特异性钾通道阻滞药,仅阻滞钾通道,无其他药理作用。本品长期口服可有效维持心房颤动或心房扑动复律后的窦性心律。主要毒性反应是可出现尖端扭转型室性心动过速。

(四)Ⅳ类:钙通道阻滞药

维拉帕米(verapamil)

【药理作用】选择性阻滞钙通道,抑制 Ca^{2+} 内流,对窦房结和房室结作用明显。

(1)降低自律性:降低窦房结的自律性,降低缺血时心房、心室和浦肯野纤维的异常自律性。此外还由于抑制 Ca^{2+} 内流从而减少或取消后除极引起的触发活动。

(2)减慢传导:减慢房室结传导,有助于终止房室结的折返激动,还能防止心房扑动、心房颤动引起的心室率加快。

(3)延长不应期:阻滞钙通道,使窦房结和房室结的复极时间延长而延长 ERP。大剂量时能延长浦肯野纤维的 APD 和 ERP。

【临床应用】为阵发性室上性心动过速的首选药,静注后数分钟可终止发作,恢复窦性节律。治疗室上性和房室结折返引起的心律失常效果较好,对急性心肌梗死、心肌缺血及洋地黄中毒引起的室性期前收缩有效,对心房颤动、心房扑动仅能控制心室率,对室性心律失常疗效差。

【不良反应】口服安全,可出现便秘、腹胀、腹泻、头痛、瘙痒等不良反应。静脉给药可引起血压降低、暂时窦性停搏,必要时可用葡萄糖酸钙或阿托品纠正。病态窦房结综合征、低血压、心功能不全、Ⅱ度或Ⅲ度房室传导阻滞、心源性休克患者禁用。

(五)其他类

腺苷(adenosine)

内源性嘌呤核苷酸,作用于腺苷受体,激活心房、房室结、心室的钾通道,促进 K^+ 外流,降低自律性,缩短 APD 而发挥作用。因易被腺苷脱氨酶灭活,半衰期仅 $10\sim20s$,使用时需快速静脉给药。主要用于控制阵发性室上性心动过速、预激综合征伴发室上性心动过速。少数患者可出现呼吸困难、颜面潮红和头痛等症状,偶见胸痛或心动过速。因消除迅速,不良反应短暂。

抗心律失常药的致心律失常作用

迄今为止还没有一种药物只有抗心律失常作用而没有致心律失常作用,抗心律失常药的致心律失常作用的发生率为 $5\%\sim15\%$,并且表现为所有的心律失常临床类型。心力衰竭、心肌缺血缺氧、体内电解质紊乱、甲状腺功能亢进、肝肾功能不全、不合理用药等因素常可诱发其致心律失常作用。合理应用抗心律失常药要做到:①及早发现并纠正促发因素;②明确诊断,严格按适应证选药;③掌握患者情况,实施个体化治疗方案;④注意药物相互作用、不良反应和用药禁忌。

四、抗快速型心律失常药物的选用

抗快速型心律失常药物的选用应从心律失常的类型、病情的紧迫性、心功能情况、医生对药物的了解及经验等方面考虑。

1.窦性心动过速　应针对病因进行治疗,必要时选用β受体阻断药或维拉帕米。

2.房性期前收缩　若为偶发,一般不需治疗;若为频发,可用β受体阻断药、胺碘酮、维拉帕米,次选奎尼丁或普鲁卡因胺。

3.心房纤颤或扑动　转律用奎尼丁(宜先用强心苷)或与普萘洛尔合用,预防复发可单用或加用胺碘酮,控制心室率用强心苷或加用普萘洛尔或维拉帕米。

4.阵发性室上性心动过速　先用兴奋迷走神经的方法,无效时宜首选维拉帕米,也可选强心苷、普萘洛尔、胺碘酮、奎尼丁、普罗帕酮等。

5.室性期前收缩　偶发或无症状者不需治疗,伴急性心肌梗死时宜选用利多卡因,强心苷中毒者宜选用苯妥英钠,其他类型可选用普鲁卡因胺、美西律、胺碘酮等。

6.阵发性室性心动过速　多选用利多卡因,也可用普鲁卡因胺、美西律。

7.心室纤颤　除做胸外心脏按压及电除颤术外,可选用利多卡因、普鲁卡因胺等。

五、抗心律失常药的用药护理

1.抗心律失常药本身也可诱发心律失常,表现为原有心律失常加重和新的心律失常发生。静脉稀释液不可用生理盐水,应采用5%葡萄糖溶液,以减少钠盐的摄入。静脉滴注时要用微滴管或输液泵使输入药量精确,严格控制滴速,严密监测血压、心电图,备好各种抢救药物和设备。一旦发现早期中毒症状,应立即报告医生。

2.向患者和家属讲明随意加减剂量或加服药物的危害,严禁自行调整剂量或加用其他药物,确保安全有效用药。讲明各类药物的不良反应和用药主要事项,如有异常不可拖延,应立即报告,以便得到及时处理。

3.奎尼丁可致金鸡纳反应和奎尼丁晕厥,用药后应注意观察这两种不良反应的征兆,及时调整剂量或停药,以免出现严重后果。若发生奎尼丁晕厥时,须立即进行人工呼吸、胸外心脏按压、电击除颤及应用异丙肾上腺素、乳酸钠等救治,后者可提高血液 pH 值,使奎尼丁与血浆蛋白结合率增高,降低游离奎尼丁的浓度,并使细胞外 K^+ 向细胞内转移,降低血钾浓度,减少 K^+ 对心肌的不利因素,减轻心肌损害。

4.普鲁卡因胺长期应用可发生红斑狼疮样综合征,用药超过 2 周,应进行抗核抗体测定。

5.利多卡因口服首关消除率高,必须注射给药。在用药前应认真核对,正确选用"抗心律失常利多卡因注射液",并严格掌握静注速度。

6.应告诉患者,使用胺碘酮后皮肤和眼睛对强烈日光的敏感性增加,可致光敏反应,用药期间应注意防护。个别患者可致间质性肺炎或肺纤维化,应注意观察肺毒性反应症状如咳嗽、胸痛、发热及进行性呼吸困难等,及早发现并及时停药,长期应用必须定期检测肺功能。胺碘酮因含碘可影响甲状腺功能,还应定期检查甲状腺功能。

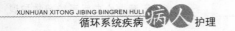

第四节　抗心绞痛药

导入情景

情景描述：

　　患者，男，64岁，一周前感心前区痛，并向左肩放射，经休息后缓解，走路快时发作频繁，每次持续 3～5min，舌下含服硝酸甘油可迅速缓解。既往有高血压病史 10 年，BP 150～180/90～100mmHg，无冠心病史，无药物过敏史。查体：一般情况好，心率 84 次/min，律齐，无杂音，肺叩清，无啰音，腹平软，肝脾未触及，双下肢不肿。

　　请问你对此患者病情的初步诊断是什么？可选用何类药物治疗？

　　心绞痛是缺血性心脏病的常见症状，持续发作若得不到及时缓解则可发展为心肌梗死。药物治疗的主要原则是降低心肌耗氧量，扩张冠状动脉，增加心肌供氧，从而缓解供需失衡，减轻症状。目前抗心绞痛药主要有三类：硝酸酯类、β受体阻断药和钙通道阻滞药。

一、硝酸酯类药

　　本类药物均有硝酸多元酯的结构，作用及用途相似，仅作用快慢和维持时间略有不同。

硝酸甘油（nitroglycerin）

　　硝酸酯类的代表药，具有起效快、疗效确切、使用经济方便等优点，至今仍是抗心绞痛最常见的药物。

　　【体内过程】口服给药首关消除明显，生物利用度仅 8%。因脂溶性高，舌下含化易自口腔黏膜吸收，血药浓度很快达峰值，1～2min 起效，作用持续 20～30min，是常用给药途径。硝酸甘油也可经皮肤吸收，用 2% 的硝酸甘油软膏或贴膜剂睡前涂抹在前臂皮肤或贴在胸部皮肤，30min 起效，可持续 4～8h。

　　【药理作用】硝酸甘油的基本作用是松弛平滑肌，以对血管平滑肌的作用最显著，作用机制主要与其分解产生一氧化氮（NO）有关。

　　（1）降低心肌耗氧量：最小有效量的硝酸甘油即可明显扩张静脉血管，特别是较大的静脉血管，减少回心血量，降低心脏前负荷，缩小心室容积，减小心室内压，降低心室壁张力，心肌耗氧量减少；稍大剂量时可显著扩张动脉血管，特别是较大的动脉血管，使外周阻力降低，减轻心脏后负荷，从而降低左室内压和心室壁张力，降低心肌耗氧量。

　　（2）扩张冠状动脉，增加心肌缺血区的血液灌流：硝酸甘油选择性扩张较大的心外膜血管、输送血管和侧支血管，增加冠脉的血流量，改善冠脉循环，当冠状动脉痉挛时更为明显，而对阻力血管的舒张作用较弱。当冠状动脉因硬化或痉挛而狭窄时，缺血区的阻力血管因缺氧和代谢产物堆积等原因已处于扩张状态，故非缺血区阻力血管的阻力比缺血区大，用药后血液将顺压力差从非缺血区的输送血管经侧支血管流向缺血区，增加缺血区的血液灌流量（图 3-3）。

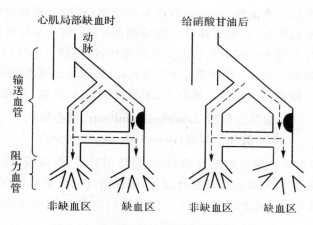

图 3-3 硝酸甘油对冠脉血流分布的影响

（3）降低左室充盈压，增加心内膜供血：心内膜下心肌的血液供应易受心室壁肌张力和心室内压力的影响。在心绞痛发作时，因心肌组织缺血缺氧、左室舒张末期压力增高，降低了心外膜与心内膜的压力差，使心内膜下区域缺血更为严重。硝酸甘油扩张全身血管和改善冠脉循环的作用，可使心室壁张力和心室内压力降低，增加心外膜向心内膜的有效灌注压，有利于血液从心外膜更多地流向心内膜缺血区，缓解心绞痛。

心绞痛的分类

世界卫生组织（WHO）"缺血性心脏病的命名及诊断标准"将心绞痛分为三类：①劳累性心绞痛：是较常见的类型，常因劳累、情绪激动或其他增加心肌耗氧量等因素所诱发，休息或舌下含服硝酸甘油等药物可缓解。根据病程、发作频率及转归，又分为稳定型、初发型和恶化型心绞痛。②自发性心绞痛：常在活动较少时甚至在安静时发生，与心肌需氧量增加无明显关系，发作时症状重且时间长，不易为硝酸甘油所缓解，包括卧位型（休息或熟睡时发生）、变异型（冠脉痉挛所诱发）、中间综合征和梗死后心绞痛；③混合性心绞痛：其特点是在心肌耗氧量增加或无明显增加时都可能发生。临床常将初发型、恶化型及自发性心绞痛称为不稳定型心绞痛。

（4）保护缺血的心肌细胞，减轻缺血损伤：硝酸甘油释放 NO，促进内源性 PGI_2 等物质的生成与释放，对心肌具有直接保护作用，可减轻缺血损伤，缩小心肌梗死范围，改善左室重构。还能改善房室传导，减少心肌缺血并发症。

【临床应用】舌下含服硝酸甘油可迅速缓解各型心绞痛，是稳定型心绞痛的首选药。有发作先兆时用药，舌下含服或气雾剂吸入，可迅速终止发作；预防夜间发作可用缓释贴剂，睡前贴于胸前或前臂皮肤。对不稳定型心绞痛，可静脉给药。小剂量、短时间静脉注射，不仅降低心肌耗氧量，尚有抗血小板聚集和黏附作用，可使急性心肌梗死早期的坏死心肌得以存活或缩小梗死面积。因可降低心脏前、后负荷，也用于重度及难治性心力衰竭的治疗。

【不良反应】多数不良反应由扩血管作用引起，可见暂时性颜面潮红、搏动性头痛、颅内压和眼内压升高等；大剂量可引起直立性低血压和晕厥，剂量过大也可使血压过度下降，冠脉灌注压过低,反射性使心率加快,增加心肌耗氧而加重心绞痛;超剂量或频繁用药可引起高铁血红蛋白血症,出现呕吐、发绀等症状。连续用药 2～3 周或不间断的静脉输注数小时后可出现耐受性,且与其他硝酸酯类药物有交叉耐受性,但停药 1～2 周后敏感性可恢复,因此应采用小剂量、间歇给药法(给药间隙在 8h 以上)。长期用药突然停药可诱发心绞痛、心肌梗死甚至猝死,应逐渐减量至停药。低血压、颅脑损伤、颅内出血、青光眼患者禁用。

<h3 style="text-align:center">硝酸异山梨酯(isosorbide dinitrate,消心痛)</h3>
<h3 style="text-align:center">单硝酸异山梨酯(isosorbide mononitrate)</h3>

硝酸异山梨酯作用及机制与硝酸甘油相似,但作用较弱,起效慢,作用持久。本品剂量范围个体差异大,剂量大时易致头痛及低血压等,缓释剂可减少不良反应。口服用于心绞痛的预防和心肌梗死后心力衰竭的长期治疗。单硝酸异山梨酯作用及应用与硝酸异山梨酯相似。

二、β 受体阻断药

β 受体阻断药如普萘洛尔、吲哚洛尔、噻吗洛尔以及选择性 $β_1$ 受体阻断药美托洛尔、阿替洛尔、醋丁洛尔等均可用于治疗心绞痛,其中普萘洛尔最为常用,以此药为例进行介绍。

普萘洛尔

【药理作用】

(1)降低心肌耗氧量:心绞痛发作时,心肌局部和血中儿茶酚胺含量均显著增高,使心肌收缩力增强,心率加快,血管收缩,左心室后负荷增加,使心肌耗氧量增加。同时因心率加快,心室舒张时间相对缩短,使冠脉血流量减少,加重心肌缺氧。普萘洛尔阻断心脏 β 受体,使心率减慢,心肌收缩力减弱,血压下降,减少心脏做功,可明显降低心肌耗氧量。这是该类药物抗心绞痛的主要作用机制。

(2)改善缺血区心肌供血:冠脉血管 β 受体阻断后,非缺血区与缺血区血管张力差增加,促使血液流向已代偿性扩张的缺血区,增加缺血区血流量。其次,由于心率减慢,心舒张期相对延长,有利于血液从心外膜血管流向易缺血的心内膜区。此外,还可增加缺血区侧支循环,增加缺血区心肌供血。

(3)改善心肌代谢:促进心肌缺血区对葡萄糖的摄取和利用,改善糖代谢,减少耗氧;促进氧合血红蛋白结合氧的解离,增加组织供氧,保证心肌能量供应。

【临床应用】主要用于稳定型心绞痛,尤其是用于对硝酸酯类不敏感或疗效差的稳定型心绞痛,对伴有心动过速和高血压的患者更为适宜。因阻断 β 受体使 α 受体相对占优,易致冠脉收缩,不宜用于冠脉痉挛诱发的变异型心绞痛。对心肌梗死有效,能缩小梗死区范围,但因抑制心肌收缩力,应慎用。

临床上常将本药与硝酸甘油合用,既可增强疗效,又可互补不足。普萘洛尔引起心室容积增大和心室射血时间延长的缺点可被硝酸甘油抵消,而硝酸甘油引起的反射性心率加快和心肌收缩力增强可被普萘洛尔纠正。但由于两药均有降压作用,如血压下降过多,冠脉血流减少,对心绞痛不利,合用时需调整剂量。一般宜口服给药,因个体差异大,应从小剂量开始,逐渐增加。停药时应逐渐减量,如突然停用可导致心绞痛加剧或(和)诱发心肌梗死。

三、钙通道阻滞药

钙通道阻滞药是临床常用的预防和治疗心绞痛的药物,主要有硝苯地平、维拉帕米、地尔硫、哌克昔林(perhexiline)及普尼拉明(prenylamine)等。

(一)药理作用

钙通道阻滞药通过阻滞 Ca^{2+} 通道,抑制 Ca^{2+} 内流产生以下作用:

1. 降低心肌耗氧量 使心肌收缩力减弱,心率减慢,血管平滑肌松弛,血压下降,心脏负荷减轻,从而降低心肌耗氧量。

2. 扩张冠状动脉,改善缺血区供血 本类药物对冠脉中较大的输送血管和小阻力血管有扩张作用,特别是对处于痉挛状态的血管有显著的解痉作用。此外还可增加侧支循环,改善缺血区的供血和供氧。

3. 保护缺血的心肌细胞 心肌缺血时,细胞膜对 Ca^{2+} 的通透性增加,增加外钙内流或干扰细胞内 Ca^{2+} 向细胞外转运,使胞内 Ca^{2+} 积聚,特别是线粒体内 Ca^{2+} 超负荷,使线粒体功能严重受损,促使细胞死亡。钙通道阻滞药能减轻缺血心肌细胞的 Ca^{2+} 超负荷,保护缺血心肌细胞。对急性心肌梗死者,能缩小梗死范围。

4. 抑制血小板聚集 不稳定型心绞痛与血小板黏附和聚集、冠脉血流减少有关,大多数急性心肌梗死也是有由动脉粥样硬化斑块破裂,局部形成血栓,突然阻塞冠状动脉所致。钙通道阻滞药通过抑制 Ca^{2+} 内流,降低血小板内 Ca^{2+} 浓度,抑制血小板聚集。

(二)临床应用

1. 心绞痛 本类药有强大的扩张冠状动脉作用,对变异型心绞痛疗效最好。因有松弛支气管平滑肌的作用,适用于心肌缺血伴支气管哮喘患者。因扩张外周血管,适用于伴外周血管痉挛性疾病的心绞痛患者。因其兼有降压和抗心律失常作用,常用于心肌缺血伴有高血压和心律失常的患者。

钙通道阻滞药和 β 受体阻断药可以联合应用治疗心绞痛。合用时,对降低心肌耗氧量起协同作用,β 受体阻断药可消除钙通道阻滞药引起的反射性心动过速,后者可抵消前者的收缩血管作用。

2. 急性心肌梗死 对急性心肌梗死能显著解除冠状动脉痉挛,促进侧支循环,缩小梗死面积。

四、抗心绞痛药的用药护理

1. 嘱咐患者应随身携带硝酸甘油,一旦发作应将药片置于舌下,直至疼痛完全缓解。药物可以嚼碎,但不可吞服,更不可用水送服。含服药物后,如有灼热或刺激感是药效的结果,不必惊慌。如含化 1 片后疼痛仍不缓解,每 5min 可重复 1 片。若 15min 内总量达 3 片后疼痛持续存在,有发生心肌梗死的可能,应立即报告医生。本类药久用不会成瘾,故一日可多次应用,若心绞痛发作频繁,可改用长效制剂。

2. 告诉患者若采用喷雾给药,应将药物喷在口腔黏膜或舌下,不可把药物吸入。如口服缓释剂,应将药物完整吞服,不可嚼碎;贴膜剂应将其贴在无毛的皮肤上,如胸前区或手腕等处,用药后不要按摩,以免加速吸收。可通过改变贴膜大小调整剂量,更换时必须将原贴药膜除去。

3. 硝酸甘油可引起直立性低血压,应嘱咐患者舌下含服用药时应尽可能取坐位,以免因头晕而摔倒。用药期间应取坐位或半卧位,含服此药后出现头晕、出汗、乏力、视力模糊时应立即平卧。告诉患者饮酒可加重这一不良反应。

4. 告诉患者服用硝酸甘油后会出现短暂头痛,若头痛严重,持续不缓解,应立即报告医生。如使用 β 受体阻断药,因个体差异大,应在医生指导下,逐渐增加剂量。长期使用本类药物后,不可随意停药,应逐渐减量,以防突然停药引起心绞痛发作或心肌梗死。变异型心绞痛的患者,为防止夜间发作,应遵医嘱在临睡前应服药。

5. 详细向患者及家属介绍本类药的用药知识,包括药物的性质及贮存等,如硝酸甘油性质不稳定,具有挥发性,应密封在有色玻璃瓶内,置阴凉处保存。

6. 嘱咐患者心绞痛发作时要立即停止活动,大多数症状可在休息后缓解。应尽量避免各种诱因,如过度劳累、过饱饮食、过分油腻、寒冷刺激及精神紧张等,绝对禁烟,防止大便干燥。如合并有高血压、高脂血症,应适当使用降压药和调脂药。

第五节　抗动脉粥样硬化药

DAO RU QING JING
导入情景

情景描述:

患者,男性,65 岁,长期患有高血压和糖尿病,在近期检查中发现血脂也偏高。医生建议在进行抗高血压及降糖治疗的同时,服用他汀类药物降血脂治疗。

请分析:1. 用药过程中应注意他汀类药物哪些严重不良反应?如何防治?

2. 对患者应进行哪些饮食及生活习惯的改变等方面指导?

动脉粥样硬化(atherosclerosis,AS)是缺血性心脑血管疾病的主要病理学基础。AS 的病因、病理复杂,高脂血症是加速 AS 诸多因素中最为危险的因素之一。血脂是以胆固醇酯(CE)和甘油三酯(TG)为核心,外包胆固醇(CH)和磷脂(PL)构成球形颗粒,再与载脂蛋白(Apo)结合,以脂蛋白的形式在血浆中转运与代谢。应用密度梯度超速离心技术,将血浆脂蛋白分为乳糜微粒(CM)、极低密度脂蛋白(VLDL)、低密度脂蛋白(LDL)、中间密度脂蛋白(IDL)、高密度脂蛋白(HDL)等。Apo 主要有 A、B、C、D、E 五类,不同的 LP 含不同的 Apo,Apo A 为 HDL 的主要 Apo,Apo B-100 是 LDL 仅有的 Apo。近年来研究证实,血浆总胆固醇(TC,为 CE+CH)、LDL、Apo B 与 AS 呈正相关,可促进 AS 的形成;而 HDL、Apo A 与 AS 呈负相关,有抗 AS 作用。

高脂蛋白血症可分为原发性和继发性。1970 年,WHO 将原发性高脂蛋白血症分为六个表型(表 3-2)。抗动脉粥样硬化药(antiatherosclerotic drugs)主要通过调节血脂,改变脂蛋白组成而发挥作用。凡能使 LDL、VLDL、TC、TG 和 Apo B 降低,或使 HDL、Apo A 升高的药物,均有抗 AS 作用。抗动脉粥样硬化药分为调血脂药、抗氧化药、多烯脂肪酸类、血管内皮保护药等。

表 3-2　高脂蛋白血症分型

分型	病名	脂蛋白变化	血脂变化		发病率
			TC	TG	
Ⅰ	家族性高乳糜微粒血症	CM↑	↑	↑↑↑	极低
Ⅱ					
Ⅱa	家族性高胆固醇血症	LDL↑	↑↑		较高
Ⅱb	家族性复合性高脂蛋白血症	VLDL 及 LDL↑	↑↑	↑↑	较高
Ⅲ	异常 b-脂蛋白血症	IDL↑	↑↑	↑↑	低
Ⅳ	高前 b-脂蛋白血症，家族性高甘油三酯血症	VLDL↑		↑↑	高
Ⅴ	高乳糜微粒血症，伴高前 β-脂蛋白血症	CM 及 VLDL↑	↑	↑↑	较低

一、调血脂药

调血脂药主要分为 3-羟-3 甲基戊二酰辅酶 A（HMG-CoA）还原酶抑制剂（洛伐他汀）、胆汁酸结合树脂（考来烯胺）、苯氧酸类（吉非罗齐）、烟酸及其衍生物（烟酸、阿西莫司）。

（一）HMG-CoA 还原酶抑制剂（他汀类）

HMG-CoA 还原酶抑制剂是目前最强的降低血浆 CH 的他汀类药物，常用药物有：洛伐他汀（lovastatin）、普伐他汀（pravastatin）、辛伐他汀（simvastatin）、氟伐他汀（fluvastatin）、罗伐他汀（rosuvastatin）等。

【作用与应用】①调血脂作用：他汀类在肝内竞争性抑制 HMG-CoA 还原酶，因该酶是合成 CH 的限速酶，故阻碍内源性 CH 的合成，明显降低血浆 TC 水平。在治疗剂量下，对 LDL-C 降低作用明显，TC 次之，对 TG 降低作用较弱，HDL-C 略有升高。用药 2 周显效，4～6 周达高峰；②非调血脂作用：增加内皮细胞 NO 的产生，提高血管平滑肌对扩血管物质的反应性；抑制平滑肌细胞的增殖、迁移，促进其凋亡；减少动脉壁泡沫细胞的形成，稳定并缩小 AS 斑块；抑制炎症反应；抑制血小板聚集等，以上作用均有助于抗 AS。

主要适用于高 CH 血症，是伴有 CH 升高的 Ⅱ、Ⅲ 型高脂血症的首选药，也可用于 2 型糖尿病和肾病综合征引起的高 CH 血症，亦可用于血管成形术后再狭窄及预防心血管病事件。

【不良反应】少而轻，大剂量应用时，少数患者可见：①轻度胃肠反应（腹泻、胀气及便秘）、头痛和皮疹；②偶见肝毒性，无症状性转氨酶升高；③肌痛、无力、肌酸磷酸激酶（CPK）升高等肌病表现，偶有横纹肌溶解症，以辛伐他汀和西立他汀发病率高，普伐他汀和氟伐他汀的发病率较低；④急性胰腺炎（洛伐他汀、普伐他汀）。罗伐他汀调脂效果最强，无常见的肝毒性和肌毒性，常见的不良反应为咽痛和头痛。

【用药护理】

（1）应嘱患者服药注意：①宜与饮食共进（氟伐他汀不受食物影响），以利吸收。②临睡前服药，可提高疗效。阿伐他汀 $t_{1/2}$ 长，可不必夜间服用。③避免高脂饮食。

（2）给药期间应定期进行肝功能、CPK 检查，如血清转氨酶高达 3 倍正常高限，CPK 显著增高或有肌炎，应立即停药。

（3）治疗中应注意观察严重不良反应：①患者出现低血压、严重急性感染、创伤、代谢紊乱等情况，需注意可能出现的继发于肌溶解后的肾衰竭；②患者出现上腹部突发持续性剧痛，且疼痛向腰背部反射，进食加剧，弯腰、起坐或前倾减轻时，应警惕急性胰腺炎，必须马上报告医生。

（4）孕妇、哺乳妇女及转氨酶持续升高者禁用。

（二）胆汁酸结合树脂类

胆汁酸结合树脂为碱性阴离子交换树脂，不溶于水，不受消化酶破坏，进入肠道后不被吸收，安全性能好。常用药物有考来烯胺（colestyramine，消胆胺）和考来替泊（cilestipol，降胆宁）。

【作用与应用】明显降低血浆 TC、LDL 水平，Apo B 也相应降低，但对 HDL、TG 和 VLDL 影响较小。用药后 4～7d 生效，2 周内达最大效应，作用大小与剂量相关。

降脂机制：药物在肠道内与胆汁酸结合，阻断胆汁酸肝肠循环而减少其吸收利用；肝内胆汁酸减少，促使肝中 CH 向胆汁酸转化；CH 水平降低，肝细胞表面 LDL 受体增加或活性增强，LDL-C 经受体入肝细胞，使血浆 TC 和 LDL-C 降低；胆汁酸减少，食物中脂类（CH）吸收障碍。

适用于 CH 升高的Ⅱa 型高脂血症，对纯合子高脂蛋白血症无效，因此患者肝细胞表面缺乏 LDL 受体。

【不良反应及用药护理】①应用剂量较大，考来烯胺有特殊的臭味和一定的刺激性，主要不良反应是腹胀、消化不良和便秘。用药时可嘱患者将药物混悬在饮料、牛奶或水中服用；鼓励患者多食富含纤维素的食物。②偶可出现短时的转氨酶升高、高氯酸血症或脂肪痢。③本类药物影响脂溶性维生素、噻嗪类、香豆素类、强心苷类、保太松、苯巴比妥、叶酸及铁剂的吸收，应尽量避免使用。必要时应在本类药用前 1 h 或用后 4 h 服用上述药物。

（三）苯氧酸类（贝特类）

氯贝丁酯（clofibrate，安妥明）是最早用于临床的苯氧酸（贝特类）衍生物，可降低 TG 和 VLDL，曾广泛应用。后经大规模和长期临床试验，发现其不降低冠心病的死亡率，且多见肝胆系统并发症，现已少用。目前应用的新型贝特类药物，调血脂作用强而不良反应少，常用药物有：吉非贝齐（gemfibrozil）、苯扎贝特（benzafibrate）、非诺贝特（fenofibrate）、环丙贝特（ciprofibrate）等。

【作用与应用】①调血脂作用：降低血浆 TG、VLDL-C、TC、LDL-C；升高 HDL-C。吉非贝齐、非诺贝特和苯扎贝特作用较强。②非调血脂作用：具有抗血小板聚集、抑制凝血、降低血浆黏度和加速纤维蛋白溶解等作用。

【作用机制】增强脂蛋白脂酶活性；促进肝脏合成脂肪酸，抑制肝脏合成 TG；促进 HDL 合成和 CH 的逆转运；促进 LDL 的清除。

用于治疗以 TG 或 VLDL 升高为主的高脂血症，如Ⅱb、Ⅲ、Ⅳ型高脂血症，对家族性高CM 血症无效。亦可用于 2 型糖尿病的高脂血症。

【不良反应】一般耐受良好，可致恶心、腹痛、腹泻等消化道反应。偶见皮疹、脱发、视力模糊、肌痛、一过性转氨酶升高、胆石症(吉非贝齐)、性欲丧失及阳痿(非诺贝特)等,与他汀类合用可增加疾病的发生。

【用药护理】①吉非贝齐应于早餐及晚餐前 30min 服用,可增加吸收。与口服抗凝药合用,应适当减少抗凝药的剂量。②治疗中应密切观察病情,患者出现胆石症、胆囊炎、肌痛、严重腹泻、血尿等不良反应时,应立即停药。③用药早期监测肝功,肝肾功能不良、孕妇、哺乳妇女和胆石症者及儿童禁用。

(四)烟酸及其衍生物

烟酸(nicotinic acid)

【作用与应用】是一种水溶性的 B 族维生素,为广谱调血脂药。直接抑制脂肪细胞脂解的作用,引起血浆脂肪非酯化脂肪酸水平急剧降低,有效降低血清 TC、TG、LDL-C 水平,明显升高 HDL-C 水平。其降低 TG 作用较强,4~7d 达最大作用,降低 LDL 慢而弱,用药5~7d 生效,3~6 周达最大效应。与胆汁酸结合树脂、他汀类合用产生协同作用。

除 I 型外对所有高脂蛋白血症均有效,可作为一线治疗药,也可用于心肌梗死。

【不良反应及用药护理】①可引起皮肤潮红、瘙痒等,服药前 30min 服用阿司匹林可缓解;②也可引起恶心、呕吐、腹泻等胃肠道刺激症状,餐时或餐后服用可减轻;③长期应用可致皮肤干燥、棘皮症;④大剂量可引起血清转氨酶升高、高血糖和高尿酸。溃疡病、糖尿病、肝功能异常者禁用,痛风患者慎用。

阿昔莫司(acipimox,乐脂平)

为烟酸的衍生物,药理作用与烟酸相似,但抑制脂肪组织脂解的作用比烟酸强,作用时间更持久,能降低血清 TC、TG 和增高 HDL-C 水平。与烟酸比较具有以下特点:不影响糖尿病患者的血糖水平、不引起胰岛素抵抗、对糖尿病患者的空腹血糖和糖耐量有一定的改善作用,故适用于 2 型糖尿病伴高脂血症者;亦可用于 IIb、III、IV 型高脂血症。不良反应与烟酸相似,可因皮肤血管扩张出现灼热、瘙痒和红斑,偶有上腹部不适、头痛。

二、抗氧化剂

活性氧(ROS,包括超氧化物自由基、氢氧自由基、单态氧、过氧化氢等)在 AS 致病中的作用倍受重视。ROS 可直接损伤内皮细胞、平滑肌细胞和血细胞,影响 NO 的保护作用,引起脂质过氧化等病理损伤,还可通过氧化修饰的脂类(ox-LDL)促进 AS 的形成。因此,抗氧化剂对 AS 防治具有重要意义。具有抗氧化作用的药物有:普罗布考、维生素 E、银杏叶制剂、丹参制剂、绞股蓝等。

普罗布考(probucol,丙丁酚)

【作用与应用】①抗氧化:抑制 ox-LDL 的生成及其致 AS 作用,如内皮细胞损伤、泡沫细胞形成、血管平滑肌细胞增殖及迁移等,阻止 AS 病变的发展;②调血脂:主要降低血浆 LDL、TC,对 VLDL、TG 影响小,也能使 HDL 和 Apo A I 明显下降。主要用于 IIa 型高脂蛋白血症的治疗。因其降低 HDL,故 LDL 和 HDL 的比值已经很高的患者不宜使用。

【不良反应及用药护理】①用药者 10％发生胃肠道刺激症状,如恶心、腹胀、腹泻等,与食物同服或餐后服用吸收增加,减少刺激症状;②偶有肝功能异常、高血糖、高尿酸、感觉异常等;③延长 Q-T 间期,治疗前应仔细检查 ECG。心肌受损、严重室性心律失常、Q-T 间期异常、急性心肌梗死、孕妇等禁用。

三、多烯脂肪酸类

又称多不饱和脂肪酸类(polyunsaturated fatty acids,PUFAs),根据不饱和键在脂肪酸链中开始出现位置,分为 n-3(或 ω-3)型及 n-6(或 ω-6)两型。

(一)n-3 型 PUFAs

包括二十碳五烯酸(eicosapentaenoic acid,EPA)、二十二碳六烯酸(docosahexaenoic acid,DHA)和 α-亚麻酸。主要存在于海生动物的油脂。

【作用与应用】①调血脂作用:降低 TG 及 VLDL 作用强,升高 HDL,明显加大 Apo A Ⅰ/ Apo A Ⅱ 比值;②非调血脂作用:抑制血小板聚集,抗血栓形成,扩血管作用,抑制血管平滑肌细胞的增殖和迁移,增加红细胞的可塑性,改善微循环等。适用于高甘油三酯型高脂血症,可明显改善心肌梗死者预后。亦可用于糖尿病并发高脂血症。

【不良反应】一般无不良反应,长期大剂量应用可使出血时间延长,免疫反应降低。

(二)n-6 型 PUFAs

主要来源于植物油,包括月见草油和亚油酸等。月见草油具有调血脂和抗血小板聚集作用,用于防治冠心病和心肌梗死等,但作用较弱。亚油酸具有调血脂和抗 AS 作用,常做成胶丸与其他调血脂药和抗氧化剂制成多种复方制剂应用。

四、动脉内皮保护药

黏多糖和多糖类药物含有大量负电荷,结合在血管内皮表面,可防止白细胞、血小板及有害因子的黏附,产生保护血管内皮作用,对血管平滑肌细胞增生也有抑制作用。典型代表药为肝素,因其抗凝作用过强,口服无效,不宜应用。

1. 低分子量肝素(low molecular weight heparin, LMWH)　常用药物有依诺肝素(enoxaparin)、替地肝素(tedelparin)、弗希肝素(fraxiparin)、洛吉肝素(logiparin)及洛莫肝素(lomoparin)等,主要用于不稳定型心绞痛及心肌梗死等。

2. 天然类肝素(natural heparinoid)　常用药物有硫酸乙酰肝素(heparin sulfate,HS)、硫酸皮肤素(dermatan sulfate,DS)、硫酸软骨素(chondroitin sulfate,CS)及冠心舒等。冠心舒(脑心舒)是从猪肠黏膜提取的含 HS、DS 和 CS 的复合物,具有调血脂、降低心肌耗氧量、抑制血小板聚集、保护血管内皮和阻止 AS 斑块形成等作用,用于心及脑缺血性病症。研究证明,冠心舒具有与肝素相同强度的抑制血管平滑肌细胞增殖作用,而抗凝作用仅为肝素的 1/47,且口服有效,表明天然类肝素作为抗 AS 药具有较好的应用前景。

五、抗动脉粥样硬化药的用药护理

1. 用药前护理

(1)了解病史及用药史:有无家族史及不良饮食习惯,是否存在引起高脂血症的危险因素,如缺乏锻炼、肥胖、吸烟、嗜酒等;曾用或现用药情况,如种类、剂量、用法及效果等。

(2)相关用药知识教育:向患者说明控制饮食对提高药物疗效的重要性。过食含糖食品同样会使血脂升高,应鼓励患者多食富含纤维素的食物,戒烟、减肥,加强锻炼,均有利于降低血脂。

2. 用药后护理

(1)给药方法:①考来烯胺有特殊的臭味和一定的刺激性,可嘱患者将药物混悬在饮料、牛奶或水中服用;②烟酸、苯氧酸类、普罗布考对胃肠道有刺激,可在进餐和餐后服用。

(2)药效观察:①他汀类应定期进行肝功能、CPK 检查,如血清转氨酶高至 3 倍正常高限,CPK 显著增高或有心肌炎应立即停药;②苯氧酸类应密切观察病情,患者出现胆石症、胆囊炎、肌痛、严重腹泻、血尿等应立即停药。

(3)主要护理措施:①体液容量不足:对持续性腹泻,应通知医师调整用药方案;②肌痛、无力:若 CPK 显著增高或有心肌炎,应立即停药,避免发生横纹肌溶解症;③皮下瘀血:发现皮下紫癜、鼻出血、黑便等应立即停药,并报告医师。

3. 用药护理评价　血脂水平是否改善或恢复到正常水平;药物不良反应是否减轻或消失;患者是否能正确用药,自觉实施与药物配合的饮食、运动计划。

(姚苏宁)

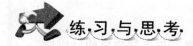 练·习·与·思·考·

(一)选择题

A1 型题

1. 卡托普利的降压机制是　　　　　　　　　　　　　　　　　　　　　　　(　　)

　　A. 抑制肾素活性　　　　　　　　　　B. 抑制血管紧张素转换酶的活性

　　C. 抑制抑-羟化酶的活性　　　　　　D. 抑制血管紧张素 I 的生成

　　E. 阻断血管紧张素 II 受体

2. 降低肾素活性最明显的药物是　　　　　　　　　　　　　　　　　　　　(　　)

　　A. 氢氯噻嗪　　　　　　　　　　　　B. 可乐定

　　C. 肼屈嗪　　　　　　　　　　　　　D. 普萘洛尔

　　E. 利舍平

3. 患有隐性糖尿病的高血压患者不宜使用　　　　　　　　　　　　　　　　(　　)

　　A. 利舍平　　　　　　　　　　　　　B. 氢氯噻嗪

　　C. 硝普钠　　　　　　　　　　　　　D. 卡托普利

　　E. 硝苯地平

4. 高血压伴有心绞痛的患者宜用　　　　　　　　　　　　　　　　　　　　(　　)

　　A. 卡托普利　　　　　　　　　　　　B. 肼屈嗪

　　C. 利舍平　　　　　　　　　　　　　D. 氢氯噻嗪

　　E. 普萘洛尔

5. 糖尿病、高血压伴有肾功能不全者最好选用　　　　　　　　　　　　　　(　　)

　　A. 氢氯噻嗪　　　　　　　　　　　　B. 利舍平

　　C. 卡托普利　　　　　　　　　　　　D. 胍乙啶

E. 哌唑嗪

6. 能防止甚至逆转血管壁增厚和心肌肥大的抗高血压药物是 （　）

A. 利尿降压药 　　　　　　　　B. β受体阻断药

C. 钙通道阻滞药 　　　　　　　D. 血管紧张素转换酶抑制药

E. α受体阻断药

7. 关于普萘洛尔以下哪项是错误的 （　）

A. 阻断突触前膜 $β_2$ 受体，减少去甲肾上腺素释放

B. 减少肾素的释放

C. 长期用药一旦病情好转，应立即停药

D. 生物利用度个体差异大

E. 能诱发支气管哮喘

8. 卡托普利常见的不良反应是 （　）

A. 直立性低血压 　　　　　　　B. 刺激性干咳

C. 多毛 　　　　　　　　　　　D. 阳痿

E. 反射性心率加快

9. 利尿药初期降压的可能机制是 （　）

A. 降低血管对缩血管物质的反应性　　B. 增加血管对扩血管物质的反应性

C. 降低动脉壁细胞的钠含量　　　　　D. 排钠利尿，降低细胞外液及血容量

E. 诱导动脉壁产生扩血管物质

10. 关于硝普钠以下哪项是错误的 （　）

A. 对小动脉和小静脉有同等的舒张作用

B. 适于治疗高血压危象及高血压脑病

C. 可用于治疗难治性心力衰竭

D. 连续应用数日后体内可能有氰化物（SCN^-）蓄积

E. 降压作用迅速而持久

11. 抗高血压药最合理的联合用药是 （　）

A. 氢氯噻嗪＋硝苯地平＋普萘洛尔　　B. 氢氯噻嗪＋拉贝洛尔＋普萘洛尔

C. 肼屈嗪＋地尔硫䓬＋普萘洛尔　　　D. 肼屈嗪＋哌唑嗪＋普萘洛尔

E. 硝苯地平＋哌唑嗪＋可乐定

12. 遇光易破坏，应用前需新鲜配制并避光的降压药是 （　）

A. 氢氯噻嗪 　　　　　　　　　B. 硝普钠

C. 肼屈嗪 　　　　　　　　　　D. 普萘洛尔

E. 硝苯地平

13. 下述抗高血压药物中，哪一个易引起踝关节水肿 （　）

A. 氢氯噻嗪 　　　　　　　　　B. 硝苯地平

C. 胍乙啶 　　　　　　　　　　D. 可乐定

E. 硝普钠

14. 下列药物中不属于第一线降压药物的是 （　）

A. 利尿药　　　　　　　　　　　　B. 钙通道阻滞药

C. 血管扩张药　　　　　　　　　　D. β 受体阻断药

E. ACEI

15. 地高辛用于治疗房颤的依据是　　　　　　　　　　　　　　　　　（　　）

A. 降低异位节律点的自律性　　　　B. 延长有效不应期

C. 减慢房室传导　　　　　　　　　D. 延长动作电位时程

E. 加快房室传导

16. 强心苷不能用于治疗　　　　　　　　　　　　　　　　　　　　　（　　）

A. 慢性心功能不全　　　　　　　　B. 心房颤动

C. 室性心动过速　　　　　　　　　D. 急性左心衰竭

E. 阵发性室上性心动过速

17. 强心苷对下列哪种原因引起的心力衰竭疗效不好，且易中毒　　　（　　）

A. 先天性心脏病　　　　　　　　　B. 肺源性心脏病

C. 高血压性心脏病　　　　　　　　D. 风湿性心脏病

E. 甲状腺功能亢进

18. 对强心苷中毒引起的缓慢型心律失常首选　　　　　　　　　　　（　　）

A. 维拉帕米　　　　　　　　　　　B. 苯妥英钠

C. 利多卡因　　　　　　　　　　　D. 普鲁卡因胺

E. 阿托品

19. 强心苷类药物增强心肌收缩力的机制是　　　　　　　　　　　　（　　）

A. 兴奋心脏 β_1 受体　　　　　　B. 使心肌细胞内 Ca^{2+} 增加

C. 使心肌细胞内 K^+ 增加　　　　D. 使心肌细胞内 Na^+ 增加

E. 兴奋心脏 α 受体

20. 强心苷治疗心力衰竭疗效最好的适应证是　　　　　　　　　　　（　　）

A. 甲状腺功能亢进诱发的心力衰竭

B. 高度二尖瓣狭窄所致的心力衰竭

C. 伴有心房颤动和心室率快的心力衰竭

D. 肺源性心脏病引起的心力衰竭

E. 兴奋心脏 α 受体

21. 强心苷治疗心力衰竭时与下列哪些药物合用能加重心肌细胞缺钾　（　　）

A. 卡托普利　　　　　　　　　　　B. 呋塞米

C. 螺内酯　　　　　　　　　　　　D. 卡维地洛

E. 氨力农

22. β 受体阻断剂治疗心力衰竭的作用机制以下哪种说法是错误的　　（　　）

A. 抑制交感神经活性　　　　　　　B. 上调 β_1 受体

C. 激活 RAAS　　　　　　　　　　D. 抗心肌及血管重构

E. 抗心律失常

23. 主要扩张小动脉和小静脉，用于急性心力衰竭的血管扩张药是　　（　　）

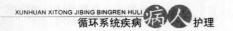

A. 肼屈嗪　　　　　　　　　　　　B. 硝酸甘油

C. 氨氯地平　　　　　　　　　　　D. 硝普钠

E. 哌唑嗪

24. 治疗窦性心动过速最好选用　　　　　　　　　　　　　　　　　（　　）

A. 奎尼丁　　　　　　　　　　　　B. 美西律

C. 苯妥英钠　　　　　　　　　　　D. 毛花苷 C

E. 普萘洛尔

25. 阵发性室上性心动过速首选　　　　　　　　　　　　　　　　　（　　）

A. 维拉帕米　　　　　　　　　　　B. 苯妥英钠

C. 利多卡因　　　　　　　　　　　D. 普鲁卡因胺

E. 普罗帕酮

26. 有抗胆碱作用,可加快房室传导,引起心室率过快,故在用其治疗房颤、房扑时,应先
用强心苷抑制房室结,减慢传导,以防止心室率过快的药物是　　　　　　　（　　）

A. 利多卡因　　　　　　　　　　　B. 美西律

C. 妥卡尼　　　　　　　　　　　　D. 奎尼丁

E. 普萘洛尔

27. 急性心肌梗死引起的室性心动过速首选　　　　　　　　　　　　　　（　　）

A. 奎尼丁　　　　　　　　　　　　B. 维拉帕米

C. 利多卡因　　　　　　　　　　　D. 普萘洛尔

E. 苯妥英钠

28. 利多卡因对下列哪种心律失常无效　　　　　　　　　　　　　　　（　　）

A. 室颤　　　　　　　　　　　　　B. 室性早搏

C. 室上性心动过速　　　　　　　　D. 心肌梗死所致的室性早搏

E. 强心苷中毒所致的室性早搏

29. 对阵发性室上性心动过速无效的药物是　　　　　　　　　　　　　（　　）

A. 利多卡因　　　　　　　　　　　B. 新斯的明

C. 去氧肾上腺素　　　　　　　　　D. 去乙酰毛花苷 C

E. 洋地黄毒苷

30. 利多卡因治疗心律失常时要注射给药,其主要原因是　　　　　　　　（　　）

A. 难以在胃肠道吸收　　　　　　　B. 对胃肠道刺激性太大

C. 首关消除明显　　　　　　　　　D. 容易被胃酸破坏

E. 引起胃肠道麻痹

31. 属于抗心律失常药Ⅰb类的药物是　　　　　　　　　　　　　　　（　　）

A. 奎尼丁　　　　　　　　　　　　B. 普罗帕酮

C. 维拉帕米　　　　　　　　　　　D. 利多卡因

E. 普萘洛尔

32. 治疗洋地黄中毒引起的心律失常的最佳药物是　　　　　　　　　　（　　）

A. 奎尼丁　　　　　　　　　　　　B. 普萘洛尔

C. 维拉帕米　　　　　　　　　　　　D. 胺碘酮

E. 苯妥英钠

33. 治疗强心苷所致窦性心动过缓和房室传导阻滞的最佳药物是　　　　　　　（　　）

A. 奎尼丁　　　　　　　　　　　　　B. 去甲肾上腺素

C. 肾上腺素　　　　　　　　　　　　D. 阿托品

E. 利多卡因

34. 下列哪种药物不能用于治疗心房颤动　　　　　　　　　　　　　　　　　（　　）

A. 洋地黄毒苷　　　　　　　　　　　B. 地高辛

C. 奎尼丁　　　　　　　　　　　　　D. 胺碘酮

E. 利多卡因

35. 下列哪一症状不属于奎尼丁引起的金鸡纳反应　　　　　　　　　　　　　（　　）

A. 头痛　　　　　　　　　　　　　　B. 恶心、呕吐

C. 血压升高　　　　　　　　　　　　D. 耳鸣

E. 视力、听力减退

36. 长期服用可产生全身性红斑狼疮样症状的药物是　　　　　　　　　　　　（　　）

A. 普萘洛尔　　　　　　　　　　　　B. 普鲁卡因胺

C. 维拉帕米　　　　　　　　　　　　D. 利多卡因

E. 普罗帕酮

37. 长期用药可引起角膜黄色微粒沉着的药物是　　　　　　　　　　　　　　（　　）

A. 普萘洛尔　　　　　　　　　　　　B. 普罗帕酮

C. 胺碘酮　　　　　　　　　　　　　D. 维拉帕米

E. 普鲁卡因胺

38. 硝酸甘油舒张血管的机制是　　　　　　　　　　　　　　　　　　　　　（　　）

A. 直接松弛血管平滑肌　　　　　　　B. 兴奋血管平滑肌受体

C. 阻断血管平滑肌 β_2 受体　　　　　D. 在平滑肌及血管内皮细胞中产生 NO

E. 阻断血管平滑肌电压依赖性钙通道

39. 治疗变异型心绞痛的最佳药物是　　　　　　　　　　　　　　　　　　　（　　）

A. 普萘洛尔　　　　　　　　　　　　B. 硝酸甘油

C. 硝酸异山梨酯　　　　　　　　　　D. 硝苯地平

E. 阿替洛尔

40. 对心肌有保护作用的抗心绞痛药是　　　　　　　　　　　　　　　　　　（　　）

A. 普萘洛尔　　　　　　　　　　　　B. 硝苯地平

C. 硝酸异山梨酯　　　　　　　　　　D. 阿替洛尔

E. 硝酸甘油

41. 伴有心率加快和高血压的心绞痛患者宜选用　　　　　　　　　　　　　　（　　）

A. 普萘洛尔　　　　　　　　　　　　B. 硝酸甘油

C. 硝酸异山梨酯　　　　　　　　　　D. 戊四硝酯

E. 哌唑嗪

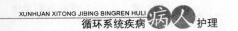

42. 不宜用于变异型心绞痛的药物是 （　　）
    A. 硝酸甘油   B. 硝苯地平
    C. 维拉帕米   D. 普萘洛尔
    E. 硝酸异山梨酯

43. 下述哪种不良反应与硝酸甘油扩血管作用无关 （　　）
    A. 心率加快   B. 搏动性头痛
    C. 直立性低血压   D. 升高眼内压
    E. 高铁血红蛋白血症

44. 关于硝酸甘油的论述,哪种是错误的 （　　）
    A. 扩张血管,反射性使心率加快   B. 降低左室舒张末期压力
    C. 舒张冠脉侧支血管   D. 增加心内膜供血作用较差
    E. 降低心肌耗氧量

45. 普萘洛尔治疗心绞痛时可产生下列哪一种不利作用 （　　）
    A. 心室收缩力增加,心率减慢
    B. 心室容积增大,射血时间延长,增加耗氧
    C. 心室容积缩小,射血时间缩短,降低耗氧
    D. 扩张冠脉,增加心肌供血
    E. 扩张动脉,降低后负荷

46. 硝酸甘油最常用的给药途径是 （　　）
    A. 经皮肤   B. 静脉注射
    C. 口服   D. 舌下含化
    E. 吸入

47. 伴有支气管哮喘的心绞痛患者不宜选用下列哪种药物 （　　）
    A. 硝酸甘油   B. 普萘洛尔
    C. 单硝酸异山梨酯   D. 硝苯地平
    E. 维拉帕米

48. 下列哪种药物连续应用易出现耐受性 （　　）
    A. 普萘洛尔   B. 硝酸甘油
    C. 卡维地洛   D. 硝苯地平
    E. 地尔硫䓬

49. 下列抗心绞痛药物中不宜用于血脂异常的心绞痛患者的是 （　　）
    A. 硝苯地平   B. 普萘洛尔
    C. 单硝酸异山梨酯   D. 地尔硫䓬
    E. 维拉帕米

50. 降低 TC 和 LDL 最明显的药物是 （　　）
    A. 烟酸   B. 多烯脂肪酸
    C. 普罗布考   D. 洛伐他汀
    E. 非诺贝特

51. 主要通过保护动脉内皮而发挥抗动脉粥样硬化作用的药物是　　　（　　）

    A. 多烯脂肪酸 　　　　　　　　　B. 考来烯胺

    C. 硫酸软骨素 A 　　　　　　　　D. 洛伐他汀

    E. 吉非贝齐

52. 影响胆固醇吸收的药物是　　　　　　　　　　　　　　　　　　（　　）

    A. 考来烯胺 　　　　　　　　　　B. 烟酸

    C. 多烯脂肪酸 　　　　　　　　　D. 硫酸软骨素 A

    E. 普罗布考

53. 通过抗氧化作用而发挥抗动脉粥样硬化作用的药物是　　　　　　（　　）

    A. 考来烯胺 　　　　　　　　　　B. 洛伐他汀

    C. 烟酸 　　　　　　　　　　　　D. 非诺贝特

    E. 普罗布考

54. 洛伐他汀的降脂机制为　　　　　　　　　　　　　　　　　　　（　　）

    A. 抑制磷酸二酯酶 　　　　　　　B. 抑制 HMG-CoA 还原酶

    C. 抑制血管紧张素转换酶 　　　　D. 激活 HMG-CoA 还原酶

    E. 增强脂蛋白脂酶活性

55. 对原发性高 CH 血症应首选　　　　　　　　　　　　　　　　　（　　）

    A. 洛伐他汀 　　　　　　　　　　B. 烟酸

    C. 普罗布考 　　　　　　　　　　D. 吉非贝齐

    E. 亚油酸

56. 可能引起骨骼肌溶解症的药物是　　　　　　　　　　　　　　　（　　）

    A. 考来烯胺 　　　　　　　　　　B. 烟酸

    C. 辛伐他汀 　　　　　　　　　　D. 普罗布考

    E. 吉非贝齐

57. 下列哪种药物可以阻断胆汁酸的肝肠循环和反复利用　　　　　　（　　）

    A. 普罗布考 　　　　　　　　　　B. 亚油酸

    C. 考来烯胺 　　　　　　　　　　D. 烟酸

    E. 硫酸乙酰肝素

A2 型题

58. 女,56 岁,头痛、头晕 2 个月,并有时心慌。经检查:BP180/110mmHg,并有窦性心动过速,最好选用哪种治疗方案　　　　　　　　　　　　　　（　　）

    A. 氢氯噻嗪＋普萘洛尔 　　　　　B. 氢氯噻嗪＋可乐定

    C. 硝苯地平＋肼屈嗪 　　　　　　D. 硝苯地平＋哌唑嗪

    E. 卡托普利＋肼屈嗪

59. 50 岁,男性,每年冬春季常有哮喘发作,近日来上呼吸道感染,并咳嗽伴有哮喘,门诊测血压亦升高,医生除给予抗感染及平喘治疗外,尚考虑给予降压药,其中欲选择一种 β 肾上腺素受体阻断药,请问下列哪一种最为有适　　　　（　　）

    A. 普萘洛尔 　　　　　　　　　　B. 噻吗洛尔

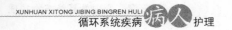
C. 吲哚洛尔   D. 纳多洛尔

E. 美托洛尔

60. 男性,60 岁,高血压病史及溃疡病史 10 余年,最近查体发现左心室肥厚,偶发阵发性
    室上性心律失常,选择下列何种药物降压为宜   （　　）
    A. 维拉帕米   B. 硝苯地平
    C. 尼莫地平   D. 吗啡
    E. 利舍平

61. 55 岁,女性,患者长期单独应用一种抗高血压药进行治疗,疗效欠佳,今日血压为
    170/110mmHg,下肢轻度可凹性水肿,考虑采用联合用药,以提高降压效果,请问下
    述哪一种联合用药最为有宜   （　　）
    A. 氢氯噻嗪＋螺内酯＋美托洛尔   B. 氢氯噻嗪＋硝苯地平＋维拉帕米
    C. 氢氯噻嗪＋美托洛尔＋肼屈嗪   D. 氢氯噻嗪＋哌唑嗪＋肼屈嗪
    E. 硝苯地平＋吸气唑嗪＋肼出嗪

62. 男,66 岁,高血压病史 10 年,近几年时常下肢水肿,服氢氯噻嗪后好转。近 1 周心
    慌、气短、水肿加重,服氢氯噻嗪无效。诊断为原发性高血压伴严重心功能不全。在
    用地高辛、呋塞米治疗的同时,应考虑配合使用下列何药为宜   （　　）
    A. 卡托普利   B. 普萘洛尔
    C. 氨氯地平   D. 米力农
    E. 哌唑嗪

63. 男性,47 岁,于每日清晨醒来时自觉心前区不适,胸骨后阵发性闷痛来医院就诊。
    查心电图无明显异常。拟考虑用抗心绞痛药治疗,请问下述何种药物不宜选用
                                                                      （　　）
    A. 硝酸甘油   B. 硝酸异山梨酯
    C. 硝苯地平   D. 普萘洛尔
    E. 维拉帕米

A3/A4 型题

（64－67 题共用题干）

　　男性,气喘发作 2 小时,检查发现呼吸急促,三凹征,缺氧,心率 130 次/min。

64. 除给予吸氧外,还应立即给予   （　　）
    A. 沙丁胺醇 氨茶碱   B. 肾上腺素 青霉素
    C. 倍氯米松 沙丁胺醇   D. 氨茶碱 肾上腺素
    E. 异丙肾上腺素 色甘酸钠

65. 如果患者血压高,则不能选择哪种降压药物   （　　）
    A. 普萘洛尔   B. 硝苯地平
    C. 利舍平   D. 哌唑嗪
    E. 维拉帕米

66. 该患者应该选择下列哪种降压药   （　　）
    A. 可乐定   B. 哌唑嗪

 C.依那普利   D.硝苯地平

 E.以上均可

67.患者合并肺炎支原体感染,应选择   ( )

 A.氯霉素   B.青霉素

 C.红霉素   D.林可霉素

 E.多粘菌素

(68－70题共用题干)

  冠心病患者,出现胸骨后疼痛、心悸、出汗,BP90/65mmhg。

68.应即刻给予   ( )

 A.异山梨酯舌下含服   B.双嘧达莫口服

 C.吸氧 输液   D.普萘洛尔口服

 E.吸氧 异山梨酯含服

69.给上述处理后,症状未见明显缓解,心电图出现下壁心肌梗死表现,此时应 ( )

 A.普萘洛尔 硝酸甘油   B.噻嗪类利尿剂

 C.硝普钠 硝苯地平   D.阿司匹林口服

 E.以上都不是

70.患者经有效处理之后,症状减轻,但心电图又出现室性心律失常,应选择 ( )

 A.奎尼丁口服   B.利多卡因静脉注射

 C.普萘洛尔口服   D.胺碘酮口服

 E.维拉帕米静脉注射

(71－72题共用题干)

  风湿性心脏病患者,现出现心慌气短、下肢浮肿、不能平卧,诊断为心功能不全。

71.应给予下列哪种药物治疗   ( )

 A.强心苷   B.硝普钠

 C.利尿剂   D.肾上腺素

 E.卡托普利

72.服用强心苷后,症状一度好转,近日来出现室性早搏,应   ( )

 A.停用强心苷,改用利尿剂 B.继续服强心苷

 C.减少强心苷剂量   D.减少强心苷剂量、加服奎尼丁

 E.停用强心苷,改服利多卡因

(二)填空题

73.一线降压药有_____、_____、_____、_____、_____五大类。

74.哌唑嗪初次用量过大,可出现_____,防治措施是_____。

75.氯沙坦的不良反应与ACEI比较,无_____和_____。

76.患者使用钙通道阻滞药的缓释片和控释片时,不宜_____或_____服用,宜_____吞服,以免影响疗效。

77.强心苷加强心肌收缩力具有三个显著特点:_____、_____、_____。

78. 强心苷中毒时引起的快速型心律失常除补 K^+ 外,还可用_____和_____治疗;缓慢型心律失常可用_____治疗。

79. 强心苷中毒先兆(停药指证)包括_____、_____、_____。

80. 抗心律失常药的基本电生理作用是_____、_____、_____。

81. 窦性心动过缓宜用_____;窦性心动过速首选_____;阵发性室上性心动过速宜选用_____和_____。

82.抗心绞痛药分类及代表药分别为_____;_____;_____三类。_____是其抗心绞痛的药理学基础。

83. 硝酸甘油舌下含化,宜采取_____,切记不可_____,不可_____。

84. 变异型心绞痛宜用_____,不宜用_____;伴有哮喘及阻塞肺疾患的心绞痛宜用_____,不宜用_____。

(三)简答题

85. 强心苷有哪些不良反应?试述强心苷心脏毒性的表现及治疗。

86. 试述抗高血压药按其主要作用部位或机制分为哪几类?各举一代表药。

87. 简述 ACEI 降压机制、适应证及主要不良反应。

88. 窦性心动过速(交感神经过度兴奋所致)、阵发性室上性心动过速、室性心动过速应选何药治疗为宜?并简述其作用。

89. 简述硝酸甘油和普萘洛尔合用的理由和应用注意。

(四)病例分析题

90. 男,53 岁,因头晕、心悸一年来诊。查体:BP180/100mmHg,双肺呼吸音清,心界向左扩大,无震颤,P57 次/min,律整,双下肢凹陷性浮肿。血液生化检查:血脂甘油三酯3.5mmol/L。心电图示:窦性心动过缓,ST-T 改变,心脏超声:LA36mm、lv40mm、室间隔10mm、左室后壁 10mm、EF55%。入院诊断:高血压 3 级,极高危,心动过缓,心功能三级。

问题:(1)此患者可选用哪些抗高血压药进行治疗?说明理由。

(2)患者所使用的抗高血压药有哪些主要的不良反应与注意事项?

(3)列出常用抗高血压药的用药护理内容。

91. 男,62 岁,确诊高血压 12 年,以胸骨后疼痛、阵发性呼吸困难、不能平卧、恶心、腹胀、纳差入院。查体:BP156/88mmHg,P130 次/min,节律不整,R26 次/min,肝脏肋下 2 指、剑突下 4 指并有压痛,颈静脉怒张,双下肢浮肿。X 线检查显示:心脏显著增大,心胸比 0.7。诊断:充血性心力衰竭。

请问此患者可选用哪些治疗心力衰竭的药物?应如何进行用药护理?

92.男,70 岁,心悸、心前区不适 2 天来就诊。既往有冠心病、陈旧性前壁心肌梗死。查体:BP130/80mmHg,半卧位,口唇轻度发绀,颈静脉无怒张,两肺呼吸音清,未闻及湿啰音,心界不大,P92 次/min,律不齐,期前收缩 8～10 次/min,腹软,肝脾未触及,双下肢无浮肿。血液生化检查正常。心电图示:窦性心率,频发室性期前收缩,短阵室速,V_3～V_4 导联显示病理性 Q 波,ST 段水平压低 0.1mV,T 波倒置。诊断:①冠心病,陈旧性前壁心肌梗死;②心律失常,频发室性期前收缩,短阵室性心动过速。

请问治疗此患者的心律失常可选用哪些药物?说明理由并列出用药护理事项。

93.男,64 岁,一周前感心前区痛,并向左肩放射,经休息后缓解,走路快时发作频繁,每次持续 3～5min,舌下含服硝酸甘油可迅速缓解。既往有高血压病史 10 年,BP 150～180/90～100mmHg,无冠心病史,无药物过敏史。查体:一般情况好,P84 次/min,律齐,无杂音,肺叩清,无啰音,腹平软,肝脾未触及,双下肢不肿。

请问你对此患者病情的初步诊断是什么？可选用何类药物治疗？

第四章　循环系统疾病护理

学习目标

1. 熟悉心血管疾病常见症状的概念。

2. 了解各种症状的发病机制。

3. 能区分心源性呼吸困难和肺源性呼吸困难的不同表现。

4. 能判断心源性水肿的特点，对患者进行体位和饮食的指导。

5. 能区分心脏疾病引起的胸痛和其他原因引起的胸痛的特点。

6. 熟悉心力衰竭的病因、诱因及发病机制、概述及治疗原则。

7. 掌握急、慢性心力衰竭的临床表现和护理措施。

8. 了解心律失常的分类、发病机制、病因。

9. 熟悉常见心律失常的临床表现、治疗原则与要点。

10. 掌握心律失常的心电图特征、主要护理措施及健康指导。

11. 熟悉电复律、心脏起搏器治疗患者术前准备及术后护理。

12. 熟悉原发性高血压的概念、分类、发病相关因素以及诊断标准。

13. 掌握原发性高血压、高血压脑病、高血压危象的临床表现。

14. 掌握高血压患者的治疗原则、饮食护理和用药护理。

15. 熟悉心绞痛及心肌梗死的概念、发病机制。

16. 掌握心绞痛及心肌梗死的临床表现、治疗要点、护理措施。

17. 结合病例，书写一份急性心肌梗死患者的护理计划。

18. 了解风湿热的发病机制、风湿性心瓣膜病的血流动力学改变。

19. 熟悉二尖瓣和主动脉瓣病变的病理生理、临床表现、诊断要点。

20. 掌握风湿性心瓣膜病的护理诊断、护理措施及依据。

21. 掌握扩张性心肌病和肥厚性心肌病的病因、临床特点、治疗原则。

22. 熟悉病毒性心肌炎的发病机制和临床表现。

23. 熟悉下肢静脉曲张的发病机制、相关因素、临床表现、诊断及治疗要点。

24. 掌握血管闭塞性脉管炎的临床表现、诊断及治疗要点。

25. 熟悉 PTCA 及冠状动脉内支架植入术、射频消融和心脏起搏器术前和术后的各项准备和护理。

第一节 常见症状体征的护理

DAO RU QING JING
导入情景

情景描述：

35 岁，女性，因劳累后心悸、气促两年，3 日前受凉后心悸气促加重，夜间不能平卧，并咳有少量粉红色泡沫痰而入院。护理体检：神清稍烦躁，呼吸急促，体温 38.5℃，脉搏 100 次/min，节律不齐，呼吸 25 次/min，血压 126/88mmHg，半卧位，两颊暗红，唇绀，咽部充血，颈静脉无明显充盈，心尖部舒张期隆隆样杂音伴震颤，两肺底湿啰音，肺脾肋下未及，双肢无水肿，20 岁时曾患风湿热。

请分析：1.患者发生了哪些病理改变，依据有哪些？

2.出现哪些症状体征，如何护理？

一、心悸

心悸（palpitation）是患者自觉心跳或心慌，或伴有心前区不适的主观感受，自述心搏强而有力、心脏停搏感或心前区震动感。

【病因】

引起心悸的原因有多种，可见于情绪过度紧张的正常人，也可见于患有全身疾病和心脏病的患者。及时寻找原因，有无心脏病变，妊娠期妇女是否心脏负荷过重等进行全面评估。

【护理评估】

（一）健康史

了解患者的性别、年龄、职业和工作环境，有无心律失常、心脏病、内分泌疾病、免疫等其他全身性疾病。

（二）身体状况

1.心悸的特点 评估心悸发作频率、持续时间与间隔时间。心悸发作时的主要感觉及伴随状况，心功能代偿期，心悸感较明显，失代偿期因心肌收缩力下降及出现其他症状分散注意力，而使心悸感减轻。心悸本身无危险性，但严重心律失常时，可能发生晕厥或猝死。

2.伴随状况 是否有胸痛、极度乏力、呼吸困难、意识丧失、晕厥、发热、抽搐等症状。

3.护理体检 主要检查脉搏、呼吸、心率、心律、心音、血压和体温、皮肤黏膜色泽，以及有无突眼、甲状腺肿大等。

（三）辅助检查

1.心电图检查 24h 动态心电图、心电监护及检查可确实有无心律失常及心律失常发生的特点。

2.血液学检查 血常规、血糖、血 T_3、T_4 测定可判断有无贫血、低血糖及甲状腺功能亢进等疾病。

3.超声检查及胸部 X 线检查 可协助判断心悸的病因。

(四)心理-社会状况

评估心悸发作时与正常生活和工作的关系;评估患者近期有无不安和恐惧等情绪改变;了解患者需要及家属、社会支持系统对患者的关心程度。

【常见护理诊断/问题】

1.舒适的改变 与心功能紊乱,影响心脏传导有关。

2.活动无耐力 与心悸发作导致疲乏无力有关。

3.恐惧 与心悸发作对心脏功能的影响有关。

【护理目标】

患者情绪稳定,休息和睡眠良好,心律恢复正常。

【护理措施】

1.病情观察 密切患者面部表情及脉率、心律的变化,定时测量体温、脉搏、呼吸、血压。对心律失常者应同时测脉搏与心率,时间不得少于 1min,必要时遵医嘱实施心电、血压监护,发现严重心律失常或晕厥、抽搐时应立即通知医生,并配合抢救。

2.一般护理

(1)休息与体位:严重心律失常患者心悸发作时应卧床休息。可取半坐卧位,但应避免左侧卧位,以减轻心悸感;保持环境安静,减少和避免不良刺激。

(2)饮食护理:进食宜少量,避免过饱及刺激性食物,戒烟、戒饮浓茶、酒和咖啡,以免诱发心悸。

3.心理护理 根据发病原因向患者说明一般心悸并不影响心功能,以免因焦虑而导致交感神经兴奋,产生心率增快、心搏增强和心律的变化,加重心悸。

【护理评价】

1.患者心悸感是否减轻或消失。

2.患者情绪是否稳定。

3.患者心率和心律是否恢复正常。

二、心前区疼痛

心前区疼痛(precordial pain)是指循环系统病变引起的缺血、缺氧、炎症等刺激了支配心脏、主动脉的交感神经和肋间神经所致的心前区或胸骨后疼痛。

【病因】

胸痛的常见原因有:各种缺血缺氧或创伤因素刺激肋间神经、脊髓后根传入纤维、支配心脏及主动脉的感觉纤维。

【护理评估】

(一)健康史

1.了解患者的性别、年龄、职业和工作环境、有无高血压、高血脂、冠心病;有无心血管疾病的家属史和肥胖、孕妇有无妊娠期毒血症等。

2.询问患者疼痛发生的部位、性质、程度、持续时间、诱发和缓解的方式。

3.生活中有无高脂饮食、吸烟等不良生活方式,有无心血管病家族史。

(二)身体状况

1.临床表现 心血管系统疾病的胸痛要根据其疼痛的特点与其他疾病进行鉴别,特别是胸骨后或心前区,可发射到颈部、背部或上臂,见于心绞痛、心肌梗死、肺栓塞、心包炎、主动脉夹层瘤、食管病变等。心包炎引起的心前区疼痛,在深呼吸、变化体位、咳嗽、吞咽时加剧。由急性心肌梗死引起者,疼痛部位与性质与心绞痛相似,但程度异常剧烈,时间更长,常伴血压下降、冷汗、反应迟钝,可产生濒死感且经休息或硝酸甘油不能缓解。心脏神经官能症引起的心前区疼痛,部位、性质多样易变,表现为瞬间针刺样疼痛、跳痛或持续性隐痛,与休息活动无关,且转移注意力可以减轻。

2.伴随症状 是否伴有面色苍白、皮肤湿冷、脉搏细速、心悸、胸闷、发绀、呼吸困难、心律不齐、晕厥、休克、低热、乏力、失眠、多梦、两手震颤、恶心、呕吐、腹痛等症状。护理体检:检查心界的大小、心音的强弱,有无舒张期奔马律、心包摩擦音、肺部湿性啰音、血压、心率及意识状态等。

(三)心理-社会状况

了解患者有无忧郁、焦虑和恐惧等情绪改变;患者正常生活和工作是否受影响;患者的经济状况及家庭和社会的支持程度如何。

(四)实验室检查及辅助检查

1.血液学检查 血清心肌酶化验。

2.影像学检查 冠状动脉造影、CT 或磁共振可判定有无心肌梗死或心肌缺血。

3.其他 心电图、超声心电图、放射性核素可协助诊断。

【常见护理诊断/问题】

1.舒适的改变 与缺血缺氧,代谢产物堆积刺激心肌纤维有关。

2.活动无耐力 与疼痛影响心排出量有关。

【护理目标】

1.患者了解疼痛的原因和相关知识。

2.患者知道疼痛时立即停止活动,卧床休息,减少心肌耗氧量。

3.患者稳定情绪,调整心态。

【护理措施】

1.病情观察 密切观察患者生命体征,疼痛发作表现、性质、持续的时间,伴随症状,注意病情的进展情况,及时通知医生配合采取相应的措施。

2.一般护理 疼痛时应卧床休息,减少能量的消耗。避免情绪激动或饮食过饱,宜清淡低热量、低脂、低盐、高纤维素饮食。

3.对症护理 心绞痛患者,立即休息并舌下含服硝酸甘油;急性心肌梗死引起者绝对卧床;心包炎引起者,应嘱患者卧床休息,可采取坐位身体稍前倾,以减轻疼痛,保持情绪稳定,不要用力咳嗽或突然变换体位,以免使疼痛加重。

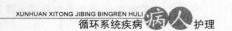

4.心理护理 稳定情绪,分散注意力,向患者说明胸痛的原因和发生的机制、医疗护理采取的各种措施,使患者对胸痛的处理相关知识有所了解,给予心理安慰,减轻心理压力,分散注意力,消除焦虑,稳定情绪。

【护理评价】

1.患者疼痛程度是否减轻或消失、发作的次数是否减少或已消失。

2.患者恐惧情绪是否消除。

3.患者知道如何保存体力,活动耐力逐渐增加。

4.患者能说出缓解疼痛发作的方法。

三、心源性呼吸困难

心源性呼吸困难(cardiac dyspnea)是由于各种原因的心脏疾病发生左心或右心功能不全时,患者自觉呼吸时空气不足,呼吸费力的状态。患者常出现发绀、端坐呼吸,伴有呼吸频率、节律和深度的异常。

【病因】

1.左心功能不全 是肺瘀血和肺的顺应性下降引起肺活量减少的结果。肺瘀血影响肺毛细血管的气体交换,妨碍肺的扩张和收缩,引起通气和换气功能障碍,肺泡内张力增高,反射性兴奋呼吸中枢,患者感到呼吸费力。

2.右心功能不全 由于体循环瘀血并发瘀血性肝大压痛、下肢水肿,甚至胸水和腹水,压迫肺组织和膈肌,使呼吸运动受限。同时右心房和上腔静脉压升高,血中氧含量减少及酸性代谢产物积聚,均可刺激呼吸中枢导致呼吸困难。

【护理评估】

(一)健康史

了解患者有无呼吸系统、循环系统疾病的病史;青年时有无风湿性关节炎、风湿性心脏病史;了解呼吸困难发作的规律和特点。

(二)身体状况

1.劳力性呼吸困难 是心力衰竭患者引起呼吸困难的最早表现,一般运动和生活不引起呼吸困难,当运动量增加时出现呼吸困难,主要是心脏负荷加重,心肌耗氧量增加所致。

2.阵发性夜间呼吸困难 患者从入睡中端不过气来被憋醒,呼吸急促,被迫坐起两腿下垂或站立,症状才能逐渐缓解。主要是睡眠时由于体位的改变,回心血量增多,加重心脏负担;入睡后呼吸中枢敏感性降低,肺瘀血加重,气体交换受损,缺氧加重;夜间人体的迷走神经兴奋性增高,使气道狭窄,气流急促,加重呼吸困难的症状。

3.端坐呼吸 由于肺循环和体循环瘀血进一步加重,平卧加重了心肺的压迫和负担,患者不能从事任何活动,被迫端坐。

(三)辅助检查

1.血气分析 判断患者缺氧的程度及酸碱平衡的状况。

2.胸部 X 线检查 判断心脏病变、肺瘀血或肺水肿的严重程度。

(四)心理-社会状况

患者呼吸困难与心理反应密切相关。了解患者有无精神紧张、焦虑和忧郁、恐惧感等,患者正常生活和工作受影响的程度如何;患者家庭和单位的支持关心程度如何。

【常见护理诊断/问题】

1.气体交换受损　与肺瘀血有关。

2.活动无耐力　与缺氧有关。

【护理目标】

1.患者了解气急、呼吸困难的原因和相关知识。

2.患者能积极配合医护人员,注意饮食和水钠的调节,注意休息,减少心肌耗氧量。

3.患者情绪稳定,调整心态。

【护理措施】

1.病情观察　密切观察患者呼吸的频率、节律和幅度的变化,如呼吸困难有无改善、皮肤发绀是否减轻、血气分析结果是否正常等。除此之外,还应监测患者活动过程的情况,若活动时或活动后出现心悸、心前区不适或疼痛、呼吸困难、头晕眼花、出冷汗、极度疲乏时,应停止活动,就地休息,并通知医生;加强夜间巡视和安全监护;监测动脉血气分析,备妥气管插管及呼吸器等,以便配合抢救。

2.一般的护理

(1)环境护理:保持病室安静,室内空气新鲜,温、湿度合适,患者衣服宽松,盖被轻软,以减轻患者的沉闷感。

(2)休息与体位:根据病情需要采取不同体位,可抬高床头或取半卧位、端坐位,以利肺的扩张,增加肺通气量,并可减少静脉回心血量,减轻肺瘀血或肺水肿。注意体位的舒适与安全,病情允许时鼓励患者多翻身,深呼吸和有效咳嗽可促使痰液松动,以利排出;嘱患者卧床休息,可减少组织的需氧量,减轻心脏负荷;注意劳逸结合。

(3)饮食护理:注意摄入低盐、低脂、丰富维生素、易消化饮食,合适水分摄入。戒烟、酒,避免刺激性食物的摄入。

(4)吸氧:保持呼吸道通畅,根据病情调节吸氧时间、氧流量并选择适当湿化剂进行湿化。给予间断或持缓氧气吸入,氧流量一般为 2～4L/min,急性左心衰竭患者应高流量(4～6L/min)鼻导管给氧或以面罩加压给氧;肺心病患者宜低流量持续给氧,经鼻导管吸入。

3.用药护理　遵医嘱给予强心、利尿、扩血管、抗感染、解痉平喘等药物,观察用药后呼吸困难是否改善,以改善肺泡通气。静脉输液,要严格控制输液速度,一般按每分钟20～30滴的速度输注,防止加重心脏负担诱发肺水肿,注意观察疗效及不良反应。

4.心理护理　建立良好的护患关系,关心患者,让患者树立起战胜疾病的信心。常巡视病房。告诉患者保持良好的精神状态,情绪的变化可以使某些症状比如呼吸困难加重甚至影响疗效;与患者共同分析治疗过程,说服家属尽最大的努力解决患者的后顾之忧,指导患者运用恰当的技巧来应对生活中不良情绪的影响。

【护理评价】

1.经适当休息、吸氧及药物治疗,患者呼吸困难和发绀减轻或消失。

2.患者心悸、乏力及肺部啰音等症状、体征是否消失,血气分析结果是否恢复正常。

3.患者活动耐力是否增加,活动时有无明显不适。

4.患者能接受患病事实,能配合治疗和护理。

四、心源性水肿

心源性水肿(cardiac edema)是由于循环系统疾病发生心功能不全时,体循环静脉瘀血,使机体组织间隙有过多体液积聚而导致的。

【病因】

常见病因有右心衰竭、心脏积液和缩窄性心包炎。

【护理评估】

(一)健康史

了解患者有无循环系统疾病的病史;是否伴有泌尿系统和肝脏疾病;是否有静脉和淋巴管回流受阻、腹压增高等原因;妊娠妇女是否有超重、双胞胎、高血压等表现。

(二)身体状况

心源性水肿主要是静脉回流受阻,使静脉压增高,有效滤过压下降,使过多的水分积聚到组织间隙所致。其特点是病变早期主要在身体的下垂部位,长期卧床者主要在骶尾部、背部;站立者在足背、胫前。病变后期会引起全身性水肿、胸腔积液和腹水。

(三)心理－社会状况

了解患者是否因水肿引起形象改变和躯体不适而出现焦虑、烦躁、自卑心理。了解患者及其家属对疾病的识知程度和对患者的支持程度。

(四)辅助检查

1.实验室检查 了解有无低蛋白血症及电解质紊乱。

2.X线检查 了解心脏的大小。

3.其他 心脏超声心动图可判断心包腔内有无积液。

【常见护理诊断/问题】

1.体液过多 与右心功能不全所致体循环静脉瘀血有关。

2.有皮肤完整性受损的危险 与水肿、卧床过久、营养不良有关。

【护理目标】

1.患者了解水肿的原因和相关知识。

2.患者能积极配合医护人员,注意饮食和水钠的调节,经常翻身和抬高下肢。

3.患者情绪稳定,调整心态。

【护理措施】

1.病情观察 记录出入量,定期测体重,记录24h出入量,并测血压。观察水肿的部位,范围,用手指压水肿的部位5s后放开,观察压陷程度,观察水肿严重程度的变化。

2.调整饮食 根据心功能不全程度和利尿效果以及电解质情况,调整钠盐的摄入量。向患者和家属说明限制钠盐的重要性。

3.维持体液平衡,纠正电解质紊乱 根据水肿程度控制入水量,减轻水、钠潴留。

4.皮肤护理 严重水肿局部血液循环障碍,营养不良,皮肤抵抗力低,感觉迟钝,皮肤易破损和发生感染,应保持床单和患者内衣的清洁、平整;每1～2h翻身1次,保持会阴部皮肤清洁、干燥。进行有创操作时,要严格执行无菌原则,注意观察有无压疮发生。

5.用药护理　遵医嘱用强心剂、清蛋白、利尿剂,观察用药后水肿消退情况及有无电解质紊乱。使用利尿剂补充钾盐时,口服宜在饭后或将水剂与果汁同饮,以减轻胃肠道不适;静脉补钾时,每500ml液体中氯化钾含量不宜超过1.5g,以免刺激血管疼痛,诱发静脉炎。静脉输液时,应根据病情随时调节速度,一般以1～1.5ml/min为宜。

【护理评价】

1.患者是否了解并知晓饮食中的注意事项。

2.患者水肿有无减轻或消失。

3.患者皮肤是否完好,有无破溃、红肿,或已发生压疮。

五、心源性晕厥

晕厥(syncope)是由于一时性广泛的脑缺血、缺氧,导致大脑皮质一过性功能障碍,引起突然、可逆、短暂的意识丧失的一种临床病征。在发生意识丧失前常伴有面色苍白、恶心、呕吐、头晕、出汗等自主神经功能紊乱现象。

心源性晕厥(cardiac syncope)是指心脏疾病引起的心排血量骤减或中断,使脑组织一时缺血、缺氧而导致的突发短暂的可逆性意识丧失。

【病因】

1.心律失常　常见有完全性房室传导阻滞、病态窦房结综合征、阵发性室上性或室性心动过速、心室扑动、心室纤颤等。

2.心脏搏出障碍　急性心包压塞、急性心肌梗死与心绞痛、左房黏液瘤、主动脉或颈动脉高度狭窄等。

3.其他类型的晕厥　①反射性晕厥:最常见,约占各型晕厥总数的90%。大多数是通过血管迷走反射,导致心脏抑制和全身血管扩张,引起回心血流量降低,心排出量降低而导致脑缺血、缺氧引起晕厥。它们多数系压力感受器反射弧传入通路上的功能障碍所致。临床上常见有单纯性晕厥(血管减压性晕厥)、直立性低血压晕厥、颈动脉窦过敏性晕厥、咳嗽性晕厥、排尿性晕厥、吞咽性晕厥等。②脑源性晕厥:如因脑部血循环障碍或脑神经组织病变所致的晕厥,临床上常见于高血压脑病、椎基底动脉供血不全、颈椎病、颅脑损伤后等。③代谢性晕厥:由于血液成分异常导致晕厥,常见于低血糖、一氧化碳中毒、二氧化碳潴留等。④精神性晕厥:癔症。

【护理评估】

(一)健康史

了解患者有无循环系统疾病的病史;是否伴有心律失常、心包炎、冠心病、窦房结病变;妊娠妇女是否伴有迷走神经张力过高等反射性因素、脑循环障碍或代谢性疾病,是否有超重、双胞胎、高血压等表现。

(二)身体状况

1.心源性晕厥的特点　突然发作,在活动或用力时发生短暂意识丧失或伴有抽搐,一般在2min内恢复,部分患者发作前可有心悸、出汗、头昏、乏力、黑矇等先兆症状。严重者可猝死。

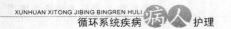
2. 伴随情况 可有面色苍白、出冷汗、恶心、乏力、发绀、呼吸困难、心律不齐、血压下降、手足发麻、抽搐等。

(三)心理-社会状况

患者清醒后有无紧张、焦虑、恐惧情绪。患者正常生活和工作是否受到影响。评估心悸发作时与正常生活和工作的关系;评估患者近期有无不安和恐惧等情绪改变;了解患者需要及家属、社会支持系统对患者的关心程度。

(四)辅助检查

心电监护、心脏超声心动图及脑电图等,有助于心源性晕厥的病因诊断。

【常见护理诊断/问题】

1. 活动无耐力 与脑供血不足有关。

2. 有损伤的危险 与突然晕厥发作有关。

3. 潜在并发症 猝死。

【护理目标】

1. 患者了解晕厥的原因和相关知识。

2. 患者能积极配合医护人员,注意与医护人员联系,找出晕厥的原因,掌握服药的注意事项。

3. 患者情绪稳定,心态良好。

【护理措施】

1. 一般护理 晕厥发作频繁者应给予心电监护,卧床休息,日常生活中给予协助。

2. 避免诱因 嘱患者避免剧烈活动、快速变换体位和情绪激动,尽量避免独自外出。一旦出现头晕、黑矇等先兆症状立即平卧,以免摔伤。

3. 按医嘱正规治疗 如心率显著缓慢可给予阿托品、异丙肾上腺素等药物或配合人工心脏起搏器;对其他心律失常者给予相应的处理。

【护理评价】

1. 患者发作次数有无减少和发作时有无受伤。

2. 患者情绪稳定,恐惧感消失,配合治疗和护理。

3. 患者对晕厥的发作有无正确认识。

4. 患者能否掌握避免各种诱发因素和防止受伤的方法。

第二节 心力衰竭患者的护理

DAO RU QING JING
导入情景

情景描述:

护士夜间巡视病房时,发现5床的张先生突然从床上坐起,呼吸急促、气喘、面色苍白、口唇发绀,剧烈咳嗽、咳出粉红色泡沫痰。护理体检:P122次/min,R35次/min,听诊两侧肺部布满湿性啰音和哮鸣音。

请分析:1.张先生可能发生了什么情况?常见的病因有哪些?

2.应采取哪些护理措施并配合医生抢救?

一、急性心力衰竭患者的护理

急性心力衰竭(acute heart failure)系指由于急性心脏病变或心脏负荷突然加重引起的心排血量骤然、显著降低,导致组织、器官灌注不足和急性瘀血的综合征。临床以急性左心功能不全最常见,表现为急性肺水肿,重者伴有心源性休克。

【病因】

1.急性弥漫性心肌损害　广泛的急性心肌梗死、急性心肌炎等引起的心肌收缩无力,导致心排出量急剧减少。

2.急性心脏前负荷增加　急性心肌梗死或感染性心内膜炎引起的瓣膜损害、腱索断裂所致瓣膜性急性反流,短时间内大量输液输血。

3.急性心脏后负荷增加　常见于高血压危象、心室流出道梗阻、严重瓣膜狭窄。

4.急性心室舒张受限　快速型心律失常(心室率＞180次/min)、急性心包大量积液或积血。

5.严重缓慢性心律失常　完全性房室传导阻滞、病态窦房结综合征等。

【护理评估】

(一)健康史

明确是否存在有急性心力衰竭的各种因素如感染、疲劳、情绪激动;有无洋地黄中毒或电解质紊乱。

(二)身体状况

1.症状　典型的发作为显著气急,端坐呼吸,面色青灰、大汗淋漓、烦躁不安、剧烈咳嗽,咳出粉红色泡沫痰,严重者可出现心源性休克或猝死。

2.体征　呼吸频率可达30～40次/min,吸气时锁骨上窝和肋间隙内陷,听诊两肺满布湿啰音和哮鸣音,心率增快,心尖区第一心音减弱,心尖部可闻及舒张期奔马律,肺动脉瓣区第二心音亢进,动脉压早期可升高,随后下降,严重者可出现心源性休克。

(三)辅助检查

X线检查:肺门呈蝴蝶状阴影,肺门可见大片融合的阴影。

(四)心理-社会状况

由于疾病突然发作,症状体征严重,患者担忧自己的生命受到威胁而紧张和恐惧。评估患者近期有无不安和恐惧等情绪改变;了解患者需要及家属、社会支持系统对患者的关心程度。

(五)处理原则

急救原则为:减轻心脏负荷、增强心肌收缩力、解除支气管痉挛、去除诱因及病因治疗。

1.吗啡 吗啡可通过中枢性抑制使呼吸频率减慢,不仅具有镇静、解除焦虑等作用,而且能扩张动脉和静脉,减轻心脏前后负荷。但肺水肿伴颅内出血、神志障碍、慢性肺部疾病时禁用,年老体弱者应减量。一般剂量为 3～5mg 静脉注射,必要时间隔 15min 可重复使用一次,共 2～3 次。

2.快速利尿剂 如呋塞米 20～40mg 静注。可减少血容量和扩张静脉,有利于缓解肺水肿。

3.血管扩张剂 可选用硝普钠或硝酸甘油静滴,如有血压降低者或休克时,可与多巴胺合用。

4.洋地黄制剂 适用于快速心房颤动或已知有心脏增大伴左心室收缩功能不全者,可用毛旋花子苷丙或毒苷毛花 K 等快速制剂静注。先用利尿剂,后用强心剂,避免因左、右心室排血量不平衡而加重肺瘀血和肺水肿。

5.氨茶碱 氨茶碱 0.25g 加入 5％葡萄糖 20ml 内缓慢静脉注射,具有强心、利尿、解除支气管痉挛及降低肺动脉压的作用。

6.病因治疗 对急性肺水肿,在进行紧急对症处理的同时可针对原发病因和诱因进行治疗。

【常见护理诊断/问题】

1.气体交换受损 与急性肺水肿有关。

2.心排出量减少 与心脏前后负荷增加、心肌收缩力下降有关。

3.恐惧 与突然病情加重而担心疾病的预后有关。

4.心源性休克 与左心室排血量急剧下降有关。

【护理目标】

1.患者呼吸困难症状减轻,血气分析结果正常。

2.患者神志清楚、情绪稳定。

3.患者无电解质紊乱,无洋地黄中毒。

【护理措施】

1.观察病情 立即送 ICU 病房,进行心电监护。严密观察呼吸频率、深度,意识,精神状态,皮肤颜色及温度,肺部啰音的变化,监测血气分析结果,对安置漂浮导管者应监测血流动力学指标的变化,以判断药物疗效和病情进展。注意患者面部表情、眼神的变化,有无烦躁、焦虑。观察患者的咳嗽情况,痰液的性质和量,协助患者咳嗽、排痰,保持呼吸道通畅。

心电监护时的注意事项

1.取出心电导联线,将导联线的插头凸面对准主机前面板上的"心电"插孔的凹槽,插入即可。

2.心电导联线带有 5 个电极头的另一端与被测人体进行连接,正确连接的步骤有:①将人体的 5 个具体位置用电极片上的砂片擦拭,然后用 75％的乙醇进行测量部位表面清洁,目的清除人体皮肤上的角质层和汗渍,防止电极片接触不良。②将心电导联线的电极头与 5 个电极片上电极扣扣好。③乙醇挥发干净后,将 5 个电极片贴到清洁后的具体位置上使其接触可靠,不致脱落。

2.一般护理

(1)体位:立即协助患者取坐位,双腿下垂,减少静脉回流,减轻心脏负担,同时注意防止坠床。发病期间限制探视,并向其家属讲明道理取得配合。

(2)吸氧:立即高流量(6~8L/min)抗泡沫(20%~30%乙醇)湿化吸氧,以减少肺泡内液体的渗出,降低肺泡内泡沫的表面张力,使泡沫破裂,改善呼吸。

(3)其他:可采用四肢轮扎、静脉放血、气囊暂时阻塞下腔静脉、高渗腹膜透析及高位硬膜外麻醉等疗法,以减少回心血量,减轻新增负担。

(4)饮食:病情缓解后可给予清淡、易消化饮食,并逐渐恢复到病前的饮食。

3.用药护理　迅速建立静脉通道,遵医嘱正确使用药物,观察药物副作用。如用吗啡时观察有无呼吸抑制、心动过缓;用利尿剂要严格记录尿量;用血管扩张剂要注意输液速度和血压变化,防止低血压发生;用硝普钠时应注意现用现配,避光滴注,有条件者可用输液泵控制滴速;洋地黄制剂静脉使用时要稀释,推注速度宜缓慢等。

4.心理护理　鼓励患者说出内心感受,允许患者表达出对死亡的恐惧,分析产生恐惧的原因。指导患者进行自我心理调整,如深呼吸、放松疗法等。抢救时医护人员应沉着、冷静、处理及时,各项操作前作必要的解释,以减轻其焦虑和恐惧;操作中避免因慌张给患者带来精神上的紧张和不安。

5.并发症护理　心源性休克见相关章节。

6.健康指导　向患者及家属介绍急性心功能不全的诱因,积极治疗原有心脏疾病,定期就诊复查。嘱患者在静脉输液前主动告诉护士自己有心脏病史,便于护士在输液时控制输液量及速度。

【护理评价】

1.患者呼吸困难是否改善,生命体征和情绪是否稳定。

2.患者循环血量是否恢复,有无出现并发症,如有发生是否得到矫正。

二、慢性心力衰竭患者的护理

心力衰竭,是指在静脉回流正常的情况下,各种心脏疾病引起心肌收缩力减退,射血功能受损,心排出量不能满足机体代谢的需要,脏器和组织血液灌注不足,造成肺循环及体循环瘀血,引起一系列症状的临床综合征。慢性心力衰竭常是各种原因所致心脏疾病的终末阶段。

【病因】

(一)基本病因

1.心肌收缩无力　包括原发和继发的心肌损害,如心肌炎、扩张型心肌病、广泛性心肌梗死等。

2.心室压力负荷过重　包括前负荷和后负荷过重,如二尖瓣、主动脉瓣关闭不全,甲状腺功能亢进,慢性贫血,脚气病等;后负荷过重如主动脉瓣狭窄、高血压、肺动脉瓣狭窄。

3.舒张期充盈受损　如缩窄性心包炎、肥厚性心肌病等。

(二)诱因

1.感染　常见有肺部感染、感染性心内膜炎、风湿性心内膜炎、老年患者呼吸道感染是诱发心力衰竭和死亡的重要原因。

2. 劳累和情绪激动。

3. 心律失常 尤其是快速型心律失常如心房颤动、阵发性心动过速;缓慢型心律失常如病态窦房结综合征、高度或完全性房室传导阻滞。

4. 心脏负荷加重如妊娠和分娩;输液输血过多或过快或摄盐量过多。

5. 水、电解质紊乱、合并甲状腺功能亢进、贫血等。

【分类】

1. 按发生的部位分 可分为左心、右心和全心功能不全。

2. 按发病过程分 可分为急性和慢性两种,以慢性居多。

3. 按发作时心排出量的高低分

(1)低心排血量性心力衰竭:心排出量低于正常的心力衰竭。病变的特点是在休息时,心排出量已经低于正常水平,常见于冠心病、心肌病、高血压病和心瓣膜病等。

(2)高心排血量性心力衰竭:心排出量比心力衰竭前有所降低,但其指标仍属正常范围,或稍高于正常水平的心力衰竭。病变特点是机体处于高动力循环状态。此类心力衰竭主要见于继发于代谢增高或心脏后负荷降低的疾病,如甲状腺功能亢进、贫血等。

4. 按病情严重程度分 可分为轻度心力衰竭、中度心力衰竭和重度心力衰竭。

【发病机制】

心力衰竭的基本血流动力学改变是各种原因引起的心排血量减低。心排血量取决于下述四种因素(图 4-1):

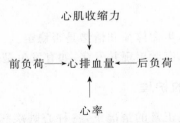

图 4-1 控制心排血量的四个因素

(一)心肌收缩力减退

1. 心肌能量代谢障碍 能量生成障碍,见于高度贫血、冠心病、维生素 B_1 缺乏等;能量利用障碍,例如肥大心肌肌球蛋白头部 ATP 酶相对不足。

2. 心肌结构的破坏 严重的心肌炎、心肌病和心肌梗死等。

3. 心肌兴奋-收缩耦联障碍-钙离子运转 ①心肌去极化时细胞质内钙离子浓度降低;②酸中毒;③高钾血症;心肌内去甲肾上腺素含量减少。

心肌收缩力的大小取决于其结构完整性、能量供给和利用及兴奋收缩-耦联正常与否,故上述原因可导致心力衰竭。

(二)心脏负荷增高

1. 心脏前负荷增高 临床上常把左室舒张末压作为左室前负荷的指标。左室最适前负荷为 15mmHg,若超过此值则 Frank-Starling 定律不起作用,心排血量反而减少。

2. 心脏后负荷增高　心室射血时所遇到的阻力称为后负荷。在无主动脉瓣狭窄和主动脉缩窄时,左室射血阻力取决于主动脉的顺应性、周围血管阻力、血液黏稠度及动脉内血容量。当周围血管阻力增高时,心排出量减少,而周围血管阻力降低时,心排血量增加。

(三)机体的代偿机制

1. 心脏的代偿反应

(1)心率增快:心排出量=每搏出量×心率。在一定范围内,每搏出量无改变的情况下,心率增快可使心排出量增加。由于心排出量减少,血压下降,反射性地引起交感神经兴奋,儿茶酚胺释放增多,使心率增快,心肌收缩力增强。一定程度的心率加快可提高心排出量而具有代偿的意义,但过快的心率反而使心排出量减少,增加了心肌耗氧量。

(2)心腔扩大:由于心排出量减少,心室舒张末期容量和压力增高,而肾素-血管紧张素-醛固酮系统（RAAS）活性和血管加压素水平均有增高,水、钠潴留加重心脏负担。代偿的结果是心腔扩大,心肌纤维被牵张超过了最适肌长度,使心脏射血量减少。

(3)心肌肥厚:长期心室后负荷增高,使心室向心性肥厚;长期前负荷增高可使心室离心性肥厚,以增加心肌收缩力和心排出量。长期代偿时肥厚心肌处于能力饥饿状态和纤维化,最终导致心功能的进一步恶化。

(4)血流动力学异常:各种病因引起的心脏泵功能减退,使心排血量降低,心室舒张末期压力增高。根据 Frank-Starling 定律,早期随着心室充盈压的增高与舒张末期心肌纤维长度的增加,心排血量可相应增加。但这种增加是有限制的,当左心室舒张末期压达 $15\sim18$mmHg 或以上时,此时心排血量不再增加,甚至反而降低。

2. 心脏外的代偿　当心脏排血量不足,心腔负压升高时,机体全面启动神经体液机制进行代偿,包括:

(1)交感神经兴奋性增强:心力衰竭患者血中去甲肾上腺素水平升高,作用于心肌 α-肾上腺素能受体,增强心肌收缩力并提高心率,以提高心排血量。但与此同时,周围血管收缩,增加心脏后负荷,心率加快,均使心肌耗氧量增加。除了上述血流动力学效应外,去甲肾上腺素对心肌细胞有直接的毒性作用,可促使心肌细胞凋亡,参与心脏重塑的病理过程。此外,交感神经兴奋还可使心肌应激性增强而有促心律失常作用。

(2)肾素-血管紧张素-醛固酮系统激活:由于心排血量降低,肾血流量随之减低,肾素-血管紧张素-醛固酮系统被激活。其有利的一面是心肌收缩力增强,周围血管收缩维持血压,调节血液的再分配,保证心、脑等重要脏器的血液供应。同时促进醛固酮分泌,使水、钠潴留,增加总体液量及心脏前负荷,对心力衰竭起到代偿作用。

肾素-血管紧张素-醛固酮系统被激活后,血管紧张素 Ⅱ 及醛固酮分泌增加使心肌、血管平滑肌、血管内皮细胞等发生一系列变化,称之为细胞和组织的重塑。在心肌上,血管紧张素 Ⅱ 通过各种途径使新的收缩蛋白合成增加;细胞外的醛固酮刺激成纤维细胞转变为胶原纤维,使胶原纤维增多,促使心肌间质纤维化。在血管中,使平滑肌细胞增生管腔变窄,同时降低血管内皮细胞分泌一氧化氮的能力,使血管舒张受影响。这些不利因素的长期作用,加重心肌损伤,心功能恶化,后者又进一步激活神经体液机制,如此形成恶性循环,使病情日趋恶化。

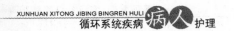

【护理评估】

(一)健康史

了解患者有无循环系统疾病的病史;是否伴有心律失常、心包炎、冠心病、窦房结病变;妊娠妇女是否伴有迷走神经张力过高等反射性因素、脑循环障碍或代谢性疾病,是否有超重、双胞胎、高血压等表现。

(二)身体状况

1. 左心衰竭临床表现

(1)呼吸困难:根据呼吸困难的程度可有劳力性呼吸困难、夜间阵发性呼吸困难、端坐呼吸。劳力性呼吸困难是左心功能不全最早出现的症状,由于活动后回心血量增加,使肺瘀血加重,肺活量减少,顺应性降低以及缺氧、二氧化碳的潴留,反射性引起呼吸增快。随着病情进展,轻微体力活动时即可出现,有的患者发生在夜间入睡后 1~2h,突感胸闷、气急而憋醒,迫使坐起,轻者伴以咳嗽、咳痰;重者除咳嗽外,伴有哮鸣音、咳泡沫样痰,肺部可闻及哮鸣音和湿啰音,称为心源性哮喘。此为左心功能不全的典型表现。严重心功能不全时,患者可出现端坐呼吸,采取的座位愈高说明左心功能不全的程度愈重,以此可初步估计左心功能不全的严重程度。

(2)咳嗽、咳痰和咯血:咳嗽也是较早发生的症状,常发生在夜间,坐位或立位时可减轻或消失。痰常呈白色泡沫状,有时痰中带血丝,当肺瘀血明显加重或有肺水肿时,可咳粉红色泡沫痰。

(3)低心排血量症状:如乏力、头晕、嗜睡或失眠、尿少、心悸、发绀等,其原因主要是由于心、脑、肾及骨骼肌等脏器组织血液灌注不足。

(4)体征:可表现为呼吸加快,交替脉,血压一般正常,有时脉压差减小;皮肤黏膜苍白或发绀。多数患者有左心室增大,心率加快,心尖部可闻及舒张期奔马律,肺动脉瓣区第二心音亢进。两肺底可闻及湿啰音,有时伴哮鸣音,湿啰音的分布是随体位改变而变换位置。此外,还有原有心脏病的体征如瓣膜疾病的杂音等。

2. 右心衰竭的临床表现

(1)症状:由于各脏器慢性持续性瘀血,患者可有食欲不振、恶心、呕吐、腹痛、腹胀、尿少、夜尿等症状。

(2)体征:①颈静脉充盈或怒张:当患者半卧位或坐位时可见到充盈的颈外静脉,提示体循环静脉压增高;当压迫肝脏时,可见颈静脉充盈或怒张更加明显,称为肝颈反流征阳性。②肝大:常发生在皮下水肿之前,急性肝瘀血者,伴有上腹饱胀不适及明显的压痛,还可出现轻度黄疸和血清转氨酶升高。长期肝内瘀血可导致心源性肝硬化。③水肿:主要表现为肺循环瘀血和心排血量降低的综合征。水肿主要是由于水钠潴留和静脉瘀血使毛细血管内压力增高所致。

(3)检查:胸骨左缘第 3 肋间可听到舒张期奔马律。右心室增大或全心增大导致心浊音界向两侧扩大,三尖瓣区可有收缩期吹风样杂音。

3. 全心衰竭 左、右心力衰竭临床表现同时存在;右心衰竭体循环瘀血加重,肺瘀血减轻。临床表现呼吸困难症状减轻而发绀症状加重。

（三）心功能分级

1级：日常活动不引起乏力、心悸、呼吸困难、心绞痛等症状。

2级：体力活动轻度受限。休息时无症状，日常活动可引起上述症状，休息后很快缓解。

3级：体力活动明显受限。休息时无症状，轻于日常活动即可出现上述症状，休息较长时间后症状方可缓解。

4级：不能从事任何活动。休息时亦有上述症状，体力活动后加重。

（四）辅助检查

1.X线检查　左心功能不全主要有肺门阴影增大、肺纹理增加等肺瘀血表现；右心功能不全患者则常见右心室增大，有时伴胸腔积液表现。

2.心电图　可有左心室肥厚劳损，右心室肥大。

3.超声心动图　利用M型、二维、多普勒超声技术测量计算左心室射血分数（LVEF）、二尖瓣前叶舒张中期关闭速度（EF斜率）、快速充盈期和心房收缩期二尖瓣血流速度（E/A）等，能较好地反映左心室的收缩及舒张功能。

4.创伤性血流动力学检查　应用右心导管或漂浮导管可测定肺毛细血管楔嵌压（PCWP）、心排出量（CO）、心脏指数（CI）、中心静脉压（CVP）。PCWP正常值为6～12mmHg。当PCWP>18mmHg，即出现肺瘀血；>25mmHg，有重度肺瘀血；达30mmHg时，出现肺水肿。CI正常值为2.6～4.0L/min·m²。当CI低于2.2L/min·m²时，出现低心排出量症状。右心功能不全时，CVP可明显升高。

5.其他　放射性核素与磁共振显像（MRI）检查、运动耐量与运动峰耗氧量（VO_2max）测定均有助于心功能不全的诊断。

（五）心理-社会状况

评估患者的心理状态，有无情绪波动，有无出现焦虑、抑郁、悲观绝望情绪反应；对生活和治疗是否失去信心。了解患者需要及家属、社会支持系统对患者的关心程度。

（六）处理原则

心力衰竭患者要采取综合性的治疗措施，包括病因治疗，调节心力衰竭时的代偿机制，阻滞或延缓心室重构，防止心肌损害进一步加重，缓解症状体征，提高运动耐量，改善生活质量。

1.病因治疗　治疗原有心脏疾病，如控制高血压，应用药物或介入性方法改善冠状动脉供血，心脏瓣膜病的手术治疗，心肌炎患者应积极控制活动性炎症等。

2.消除诱因　如控制感染和心律失常，纠正贫血、电解质紊乱和酸碱平衡失调，治疗甲状腺功能亢进。

3.利尿剂的应用　利尿剂可抑制钠、水重吸收而消除水肿，减少循环血容量，降低心脏前负荷而改善左室功能。常用利尿剂的剂量和作用见表4-1。

表 4-1　常用利尿剂的作用和剂量

种类	作用	每次剂量（mg）	每日次数
排钾类			
氢氯噻嗪	抑制髓袢升支皮质部对 Na^+ 和 Cl^- 的重吸收	25～50（口服）	3 次
呋塞米	抑制髓袢升支髓质部、皮质部上升支队 Cl^-、Na^+ 重吸收	20～40（静注）	1～2 次
保钾类			
螺内酯	集合管醛固酮拮抗剂	20～40（口服）	3～4 次
氨苯蝶啶	抑制远曲小管对 Na^+、Cl^-、重吸收	50～100（口服）	3 次
阿米洛利	集合管	5～10（口服）	2 次

4. 血管扩张剂的应用　血管扩张剂通过扩张容量血管和外周阻力血管而减轻心脏前、后负荷，减少心肌耗氧，改善心功能。适用于中、重度慢性心力衰竭患者，特别适用于二尖瓣、主动脉瓣关闭不全，室间隔缺损等患者。常用药物有：

（1）降低前负荷为主的药物以扩张静脉和肺小动脉为主，如硝酸甘油、硝酸异山梨醇酶。

（2）降低后负荷为主的药物以扩张小动脉为主。常用药物有：①血管紧张素转换酶抑制剂（ACEI），如卡托普利（开搏通）、依那普利（怡那林）；②α 受体阻滞剂，如酚妥拉明；α_1 受体阻滞剂，如乌拉地尔（压宁定）。

（3）同时降低前后负荷的药物可同时扩张小动脉及静脉。常用药物有硝普钠，本药不宜长期应用，以免发生氧化物中毒。

5. 强心药物的使用　通过增加心肌收缩力而增加心排血量，适用于已有充血性心力衰竭的患者。

（1）洋地黄类药物：洋地黄可加强心肌收缩力，减慢心率，从而改善心功能不全患者的血流动力学状况。常用洋地黄制剂的作用及剂量见表 4-2。

表 4-2　常用洋地黄制剂的作用及剂量

药品名	剂型	每次量（mg）	24 小时总量
毒毛花苷 K	0.25mg/支	0.25（静脉）	0.5～0.75mg
毛花苷 C	0.4mg/支	0.2～0.4（静脉）	20.8～1.2mg
地高辛	0.25mg/片	0.25（口服）	每日 1～2 次

适应证：适用于中、重度收缩性心功能不全患者。对伴有心房颤动而心室率快速的特别有效。

禁忌证：预激综合征伴心房颤动、二度或高度房室传导阻滞、病态窦房结综合征；单纯性重度二尖瓣狭窄伴窦性心律而无右心衰竭者；单纯舒张性心力衰竭如肥厚型心肌病，尤其伴流出道梗阻者；急性心肌梗死心力衰竭，最初 24h 内一般不用洋地黄治疗。

当患者体内洋地黄药物浓度达到一定量时能取得最好的疗效，此时的量称为治疗浓度。随后每日要给予一定量的药物以补充每日代谢排泄所丢失的药量，维持治疗浓度，这种补充的量称为维持量。洋地黄类药物的治疗量和维持量个体差异较大,在同一患者的不同病期亦有差别,因此必须随时结合病情变化加以调整。

(2)非洋地黄类药物:常用药物有 β 受体兴奋剂如多巴胺、多巴酚丁胺;磷酸二酯酶抑制剂如氨力农、米力农,当短期使用。

【常见护理诊断/问题】

1.气体交换受损　与左心功能不全致肺循环瘀血有关。

2.体液过多　与右心衰竭致体循环瘀血、钠水潴留有关。

3.活动无耐力　与心排血量下降有关。

4.洋地黄中毒、皮肤完整性受损。

【护理目标】

1.患者呼吸困难症状减轻,血气分析结果正常,水肿基本消失。

2.患者焦虑减轻,治疗疾病的信心增强。

3.患者无电解质紊乱、无洋地黄中毒。

【护理措施】

1.病情观察　观察生命体征,尤其注意呼吸困难的类型、程度、发绀情况、肺部啰音的变化、血气分析和血氧饱和度等;观察下肢水肿情况,有无肝区胀痛和肿胀;观察药物的作用及毒副作用,以判断药物疗效和病情进展。

2.一般护理

(1)适当安排休息与活动:根据心功能情况决定休息和活动量。心功能 1 级,可照常活动,增加午休时间;心功能 2 级,可起床稍事活动,增加间歇休息;心功能 3 级,应限制活动,多卧床休息;心功能 4 级,须绝对卧床休息。

(2)饮食调整:应摄取低热量、低盐、低脂、低胆固醇、清淡、易消化、不胀气的食物,少量多餐。

(3)保持大便通畅,勿用力大便,必要时使用缓泻剂,以免用力增加心脏负荷及诱发心律失常。

(4)给予氧气吸入,缓解呼吸困难,一般流量为 2~4L/min,肺心病患者为 1~2L/min。

(5)控制过量的液体:准确记录入出水量和体重的变化,适当控制水分摄入;控制输液量和速度,并告诉患者及家属输液滴速的重要性,以防其随意调快滴速,诱发急性肺水肿。

3.用药护理　慢性心功能不全的治疗原则为积极治疗原发病,去除诱因,减轻心脏负荷,增强心肌收缩力,拮抗神经内分泌激活的不良影响。药物的使用原则:强心、利尿、扩血管。遵医嘱给予强心、利尿及扩血管药物,注意观察和预防药物的副作用。血管扩张剂如硝酸酯类可致头痛、面红、心动过速、血压下降等副作用,尤其是硝酸甘油静滴时应严格掌握滴速,监测血压;血管紧张素转换酶抑制剂的副作用有直立性低血压、皮炎、蛋白尿、咳嗽、间质性肺炎、高钾血症等。遵医嘱正确使用利尿剂,并注意有关副作用的观察和预防。如排钾类利尿剂最主要的副作用是低钾血症,严重时伴碱中毒,从而诱发心律失常或洋地黄中毒,故应监测血钾及有无乏力、腹胀、肠鸣音减弱等低钾血症的表现,同时多补充含钾丰富的食物,必要时遵医嘱补充钾盐。氨苯蝶啶的副作用有胃肠道反应、嗜睡、乏力、皮疹,长期用药可产

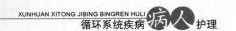

生高钾血症,尤其是伴肾功能减退、少尿或无尿者应慎用。

4. 并发症护理

(1)洋地黄中毒:①洋地黄用量个体差异很大,老年人、心肌缺血缺氧如冠心病、重度心力衰竭、低钾低钙血症、肾功能减退等情况对洋地黄较敏感,使用时应严密观察用药后反应。②注意不与奎尼丁、普罗帕酮、维拉帕米、钙剂、胺碘酮等药物合用,以免增加药物毒性。③必要时监测血清地高辛浓度。④严格按时按医嘱给药,教会患者服地高辛时应自测脉搏,当脉搏<60次/min或节律不规则应暂停服药并告诉医师;用毛花苷C或毒毛花苷K时务必稀释后缓慢静脉注射,并同时监测心率、心律及心电图变化。⑤密切观察洋地黄毒性反应:胃肠道反应如食欲不振、恶心、呕吐;神经系统反应如头痛、乏力、头晕、黄视、绿视;心脏毒性反应如频发室性期前收缩呈二联律或三联律、心动过缓、房室传导阻滞等各种类型的心律失常。⑥一旦发生中毒,立即协助医生处理,停用洋地黄,停排钾利尿剂;补充钾盐,可口服或静脉补充氯化钾;纠正心律失常,快速性心律失常首选苯妥英钠或利多卡因,心率缓慢者可用阿托品静脉注射或应用临时起搏器。

(2)皮肤完整性受损:协助患者经常更换体位,嘱患者穿质地柔软、宽松的衣服,保持床褥柔软、平整、洁净,严重水肿者可使用气垫床,保持皮肤清洁、干燥,经常按摩骨隆突处,预防压疮。

5. 心理护理　减轻焦虑,调整情绪并能防止耐药性和心律失常的发生。高度焦虑、机体不易放松的患者除借助小量镇静剂外,更需要的是信赖感。

6. 健康指导

(1)告诉患者慢性心力衰竭是在心脏病基础上发生的,不可能根治,只能缓解。指导患者积极治疗原发病,尤其是注意避免心功能不全的诱发因素,如感染(尤其是呼吸道感染)、过度劳累、情绪激动、钠盐摄入过多、输液过快过多等。育龄妇女应避孕。

(2)告诫患者限制活动量,最大活动量需逐渐增加,以不引起不适症状为原则,避免重体力劳动,避免精神过度紧张的工作或过长时间工作;经常参加一定量的体力活动及适当的体育锻炼,有助于侧支循环的建立,提高心脏储备力,提高活动耐力,改善心理状态和生活质量。

(3)指导患者根据病情调整饮食结构,坚持合理化饮食,饮食宜清淡、易消化、富营养,每餐不宜过饱,多食蔬菜、水果,防止便秘。戒烟、酒。

(4)嘱患者定期门诊随访,出现不适应及时就诊。

【护理评价】

1. 患者是否消除了各种诱因,呼吸是否恢复正常,下肢水肿状况和食欲是否良好。

2. 患者血气分析各项指标是否恢复正常,血压、血脂监测是否正常。

3. 患者是否对心率、心律、心功能进行监测,注意休息和活动的劳逸结合;是否注意饮食的调节,维持正常体重。

第三节　心律失常患者的护理

导入情景

情景描述：

　　男,63岁,已婚,高中文化,退休干部。发作性胸闷、心悸半年,近1月先后出现晕厥两次。住院时诉头晕。心电图示:P波与QRS波各自独立、互不相关;心率42次/min;QRS波群形态正常。

　　初步医疗诊断:Ⅲ°房室传导阻滞。

　　请分析:该患者首选治疗措施是什么？试述主要护理诊断与护理。

　　心律失常(cardiac arrhythmia)是指心脏冲动的频率、节律、起源部位、传导速度与激动次序的异常。

　　心脏传导系统由负责正常心电冲动形成与传导的特殊心肌组成。它包括窦房结,结间束,房室结,希氏束,左、右束支和浦肯野纤维网。

一、心律失常的分类

心律失常其按发生原理分为冲动形成异常和冲动传导异常两类。

1. 冲动形成异常　又分为窦性心律失常和异位心律。

(1)窦性心律失常:①窦性心动过速;②窦性心动过缓;③窦性心律不齐;④窦性停搏。

(2)异位心律

1)被动性异位心律:①逸搏(房性、房室交界区性、室性);②逸搏心律(房性、房室交界区性、室性)。

2)主动性异位心律:①期前收缩(房性、房室交界区性、室性);②阵发性心动过速(房性、房室交界区性、室性);③心房扑动、心房颤动;④心室扑动、心室颤动。

2. 冲动传导异常

(1)生理性异常:干扰和房室分离。

(2)病理性异常:①窦房传导阻滞;②房内传导阻滞;③房室传导阻滞;④室内传导阻滞(左、右束支传导阻滞)。

(3)房室间传导途径异常:预激综合征。

　　按照心律失常发生时心率的快慢,可将其分为快速性心律失常与缓慢性心律失常两大类。前者包括期前收缩、心动过速、扑动和颤动等,后者包括窦性行动过缓、房室传导阻滞等。

二、心律失常的发病机制

1. 冲动形成异常

(1)异常自律性：自主神经系统兴奋性改变或心脏传导系统的内在病变，均可导致原有正常自律性的心肌细胞不适当冲动的发放。此外，原有无自律性的心肌细胞，如心房、心室肌细胞，亦可在病理状态下出现异常自律性，如心肌缺血、药物、电解质紊乱、儿茶酚胺增多等均可导致自律性异常增高而形成各种快速性心律失常。

(2)触发活动：是指心房、心室与希氏束-浦肯野组织在动作电位后产生除极活动，被称为后除极。若后除极的振幅增高并达到阈值，便可引起反复激动，持续的反复激动即构成快速性心律失常。它可见于局部出现儿茶酚胺浓度增高、心肌缺血-再灌注、低血钾、高血钙及洋地黄中毒时。

2. 冲动传导异常
折返是所有快速性心律失常最常见的发病机制。产生折返需要以下基本条件：①心脏两个或多个部位的传导性与不应期各不相同，相互连结形成一个闭合环；②其中一个通道发生单向传导阻滞；③另一通道传导缓慢，使原有发生阻滞的通道有足够时间恢复兴奋性；④原先阻滞的通道恢复激动，从而完成一次折返激动。冲动在环内反复循环，产生持续而快速的心律失常。

三、窦性心律失常

心脏的正常起搏点位于窦房结，其冲动产生的频率是 60～100 次/min，产生的心律称窦性心律。心电图显示窦性心律的 P 波在 Ⅰ、Ⅱ、aVF 导联直立，aVR 导联倒置，PR 间期 0.12～0.20s。窦性心律因年龄、性别、体力活动等不同有显著的差异。主要包括窦性心动过速、窦性心动过缓、窦性停搏和病态窦房结综合征。

(一)窦性心动过速

窦性心动过速(sinus tachycardia)是指成人窦性心律，频率＞100 次/min。

1. 病因 大多数属于生理现象，健康人在吸烟、饮茶或咖啡、饮酒、体力活动及情绪激动时均可发生；在某些病理状态时，如发热、甲状腺功能亢进、贫血、休克、心肌缺血、心力衰竭等以及应用肾上腺素、阿托品等药物时，亦可引起窦性心动过速。

2. 临床表现 可无症状或有心悸感，心率＞100 次/min(一般不超过 160 次/min)。

3. 心电图特征 窦性 P 波规律出现，P-P 间期＜0.6s，窦性心律的频率多在 100～150 次/min(图 4-2)。

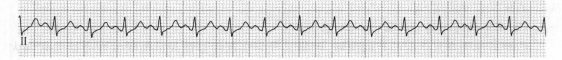

图 4-2　窦性心动过速

4. 治疗要点 大多数无需特殊治疗，或针对原发病治疗，去除诱因，如治疗心力衰竭、控制甲状腺功能亢进等。必要时应用 β 受体阻滞剂如美托洛尔减慢心率。

(二)窦性心动过缓

窦性心动过缓(sinus bradycardia)是指成人窦性心律的频率低于 60 次/min。窦性心动过缓常同时伴随窦性心律不齐。

1. 病因　多为迷走神经张力增高所致,见于健康的青年人、运动员、老年人;病理情况下可见于颅内疾患、严重缺氧、甲状腺功能减退、阻塞性黄疸,以及应用拟胆碱药、胺碘酮、β 受体阻滞剂、洋地黄或非二氢吡啶类钙通道阻滞剂等。

2. 临床症状　心率过缓时可引起头晕、乏力、胸痛等。心率 40～60 次/min。

3. 心电图特征　窦性 P 波规律出现,P-P 间期＞1.0s,若最大 P-P 间期与最小 P-P 间期的差异＞0.12s,即为窦性心律不齐(图 4-3)。

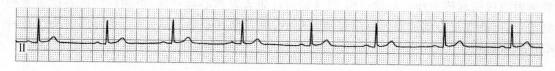

图 4-3　窦性心动过缓

4. 治疗要点　无症状的窦性心动过缓或不齐通常无需治疗;如病理性心动过缓,应针对病因采取相应治疗措施;如因心率过慢出现心排血量不足的症状,可应用阿托品、麻黄碱或异丙肾上腺素等药物,效果不好者考虑心脏起搏治疗。

(三)窦性停搏

窦性停搏(sinus pause)是指窦房结不能产生冲动,由低位起搏点(如心房、房室结)逸搏取代冲动控制心室。

1. 病因　迷走神经张力增高可发生窦性停搏。此外,急性心肌梗死、脑血管意外、窦房结变性与纤维化等病变,应用洋地黄类药物或奎尼丁、乙酰胆碱等药物,均可引起窦性停搏。

2. 临床表现　窦性停搏时间过长并且无逸搏发生时可出现眩晕、黑矇、短暂性意识障碍或晕厥,严重时可发生阿-斯综合征,甚至死亡。

3. 心电图特征　比正常 PP 间期显著长的时间内无 P 波发生或 P 波与 QRS 波群均不出现,长的 PP 间期与基本的窦性 PP 间期无倍数关系。其后可见房性或房室交界区性逸搏(图 4-4)。

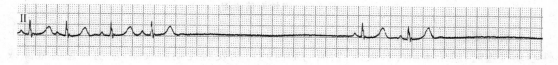

图 4-4　窦性停搏

4. 治疗要点　窦性停搏有晕厥史的患者,需植入永久性心脏起搏器。治疗可参照病态窦房结综合征。

(四)病态窦房结综合征

病态窦房结综合征(sick sinus syndrome,SSS)指窦房结及其周围组织的器质性病变,引起激动形成和传导功能障碍,从而出现一系列临床和心电图表现。

1. 病因　众多病变过程,如淀粉样变性、甲状腺功能减退、纤维化与脂肪浸润、硬化与退行性变等均可损害窦房结,窦房结周围神经和心房肌的病变、窦房结动脉供血减少、迷走神经张力增高、某些抗心律失常药物抑制窦房结功能,亦可导致其功能障碍。

2. 临床表现 患者可出现与心动过缓有关的心、脑等脏器供血不足的症状,如发作性头晕、黑矇、乏力等,严重者可发生晕厥。如有心动过速发作,则可出现心悸、心绞痛等症状。

3. 心电图特征 主要包括:①持续而显著的窦性心动过缓(50 次/min 以下);②窦性停搏与窦房传导阻滞;③窦房传导阻滞与房室传导阻滞并存;④心动过缓-过速综合征(慢-快综合征):是指心动过缓与房性心律失常(如房性心动过速、心房扑动、心房颤动)交替发作;⑤房室交界区性逸搏心律。

4. 治疗要点 无症状者一般不需要治疗,仅定期随诊观察;如有窦性停搏、头晕、黑矇、昏厥者应接受起搏治疗。心动过缓-过速综合征患者发作心动过速,单独应用抗心律失常药物治疗,可能加重心动过缓。应用起搏治疗后,患者仍有心动过速发作,则可同时应用各种心律失常药物。

四、房性心律失常

(一)房性期前收缩

房性期前收缩(atrial premature beats)是指激动起源于窦房结以外心房任何部位的一种主动性异位心律。

1. 病因 各种器质性心脏病患者均可发生房性期前收缩,并可能是快速性房性心律失常的先兆。正常成人进行 24 小时心电监测,约 60% 有房性期前收缩发生。

2. 临床表现 一般无明显症状,频发房性期前收缩者可感胸闷、心悸。

3. 心电图特征 ①提前出现 P 波,其形态与窦性 P 波不同;②提前 P 波的 P-R 间期大于 0.12s;③提前 P 波后的 QRS 波群形态正常;④期前收缩后常见不完全代偿间歇(图 4-5)。

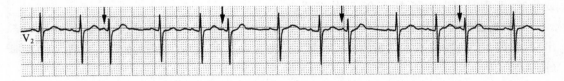

图 4-5　房性期前收缩

4. 治疗要点 房性期前收缩通常无须治疗。当有明显症状或因房性期前收缩触发室上性心动过速时,应给予治疗。吸烟、饮酒与咖啡均可诱发房性期前收缩,应劝导患者戒除或减量。治疗药物包括 β 受体阻滞剂、普罗帕酮(心律平)。

(二)房性心动过速

房性心动过速(atrial tachycardia)简称房速,由心房某一部位异位节律点突然快速地发出一连串冲动所致。根据其发生机制与心电图表现的不同,可分为自律性房性心动过速、折返性房性心动过速和紊乱性房性心动过速三种。自律性与折返性房速可伴有房室传导阻滞。

1. 自律性房性心动过速

(1)病因:常见于心肌梗死、慢性阻塞性肺疾病、大量饮酒、代谢障碍、洋地黄中毒特别是在低血钾时易发生这种心律失常。个别见于无器质性心脏病的儿童或青少年。

(2)临床表现:患者可有胸闷、心悸,发作呈短暂、间歇或持续性。当房室传导比率发生变动时,听诊心率不恒定,第一心音强度变化。

(3)心电图特征:①心房率通常为150~200次/min;②P波形态与窦性者不同;③常出现二度Ⅰ型或Ⅱ型房室传导阻滞,呈现2∶1房室传导者常见,但心动过速不受影响;④P波之间等电位线仍存在(与心房扑动时等电位线消失不同);⑤刺激迷走神经不能终止心动过速,仅加重房室传导阻滞;⑥发作开始时心率逐渐加速(图4-6)。

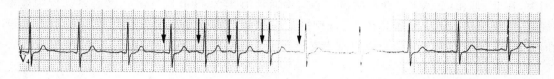

图4-6 自律性房性心动过速

(4)治疗要点:房速合并房室传导阻滞时,心室率通常不太快,无须紧急处理。若心室率140次/min以上或伴有严重心力衰竭、休克时,应紧急治疗。洋地黄引起者,立即停用洋地黄;如血清钾不高,首选氯化钾口服或静滴,同时进行心电图监测,以避免出现高血钾;已有高血钾者,可选用利多卡因、β受体阻滞剂、钙通道阻滞剂可用于减慢心室率;未能恢复窦律者可加用ⅠA、ⅠC或Ⅲ类抗心律失常药;少数持续发作而药物治疗无效时,考虑射频消融治疗。

2. 折返性房性心动过速 本型较少见,折返常发生于手术瘢痕或解剖缺陷的临近部位。心电图显示P波与窦性者形态不同,PR间期通常延长。本型心律失常的处理可参照阵发性室上性心动过速。

3. 紊乱性房性心动过速 亦称多源性房性心动过速。

(1)病因:常见于慢性阻塞性肺疾病或慢性心力衰竭的老年人,亦可见于洋地黄中毒及低血钾症者。

(2)心电图特征:①通常有3种或3种以上形态各异的P波,PR间歇各不相同;②心房率100~130次/min;③大多数P波能下传心室,但部分P波因过早发生而受阻,心室律不规则,最终可发展为心房颤动(图4-7)。

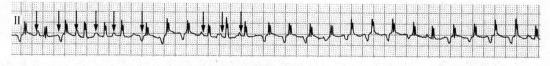

图4-7 多源性房性心动过速

(3)治疗要点:应针对原发病治疗。肺部疾患者给予充足供氧、控制感染,停用氨茶碱、去甲肾上腺素、异丙肾上腺素等药物。维拉帕米和胺碘酮可能有效。补充钾盐与镁盐可抑制心动过速发作。

(三)心房扑动

心房扑动简称房扑。

1. 病因　多发生于心脏病患者,包括风湿性心脏病、冠心病、高血压性心脏病、心肌病等。肺栓塞、慢性心力衰竭、房室瓣狭窄与反流导致心房增大者,亦可出现房扑。此外,房扑也可见于无器质性心脏病者。

2. 临床表现　房扑心室率不快时,患者可无症状;房扑伴有极快的心室率可诱发心绞痛与心力衰竭。体格检查可见快速的颈静脉扑动。房扑往往有不稳定的倾向,可恢复窦性心律或进展为心房颤动,但亦可持续数月或数年。

3. 心电图特征　①心房活动呈规律的锯齿状扑动波,称 F 波。扑动波之间的等电位线消失,在Ⅱ、Ⅲ、aVF、V1 导联最明显。心房率通常为 250～300 次/min。②心室律规则或不规则,取决于房室传导是否恒定,不规则的心室律系传导比率发生变化所致。③QRS 波群形态正常,伴有室内差异传导或原有束支传导阻滞者 QRS 波群可增宽、形态异常(图 4-8)。

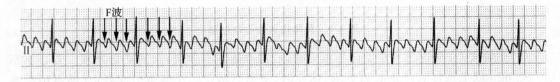

图 4-8　心房扑动

4. 治疗要点　应针对原发病进行治疗。最有效的终止房扑方法为同步直流电复律。钙通道阻滞剂如维拉帕米或地尔硫䓬,能有效减慢心室率。普罗帕酮、胺碘酮等对转复及预防房扑复发有一定疗效。部分患者可选用射频消融术以求根治。

(四)心房颤动

心房颤动(atrial fibrillation)简称房颤,是一种十分常见的心律失常,随着年龄增长其发生率增加。

1. 病因　房颤常发生于原有风湿性心脏病、冠心病、高血压性心脏病、甲状腺功能亢进性心脏病、缩窄性心包炎、心肌病、感染性心内膜炎及肺源性心脏病等。正常人在情绪激动、运动或急性乙醇中毒时亦可发生房颤。房颤发生在无心脏病变的中青年,称孤立性房颤。

2. 临床表现　房颤症状的轻重受心室率快慢的影响。心室率不快时可无症状,但多数患者有心悸、胸闷,心室率超过 150 次/min 时可诱发心绞痛或心力衰竭。房颤并发体循环栓塞的危险性甚大,栓子来自左心房,多在左心耳部。据统计,非瓣膜性心脏病者合并房颤,发生脑卒中的机会较无房颤者高出 5～7 倍。二尖瓣狭窄或二尖瓣脱垂合并房颤时,脑栓塞的发生率更高。对于孤立性房颤是否增加脑卒中的发生率,尚无一致见解。心脏听诊第一心音强弱不等,心律极不规则,当心室率快时可发生脉搏短绌。

3. 心电图特征　①P 波消失,代之以小而不规则的等电位线波动,形态与振幅均变化不定,称 f 波,频率 350～600 次/min;②心室率通常在 100～160 次/min,心室率极不规则;③QRS波群形态一般正常,当心室率过快,伴有室内差异传导时 QRS 波群增宽变形,见图4-9。

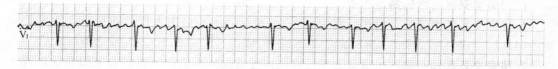

图 4-9 房颤

4. 治疗要点 应积极寻找房颤的原发病和诱发因素,作出相应处理。

(1)急性心房颤动:初次发生的房颤在 24～48h 以内,称急性房颤,通常可在短时间内自行终止。对于症状显著者,应迅速给予治疗,如静注洋地黄、β 受体阻滞剂或钙通道阻滞剂,使安静时心率保持在 60～80 次/min,轻微活动后不超过 100 次/min。24～48h 内仍未能恢复窦性心律者,可应用药物或同步直流电复律。心力衰竭与低血压者忌用 β 受体阻滞剂与维拉帕米,预激综合征合并房颤禁用洋地黄、β 受体阻滞剂或钙通道阻滞剂。

(2)慢性心房颤动:慢性心房颤动可分为阵发性、持续性和永久性房颤。阵发性房颤常能自行终止,当发作频繁或伴随明显症状,可口服普罗帕酮、胺碘酮减少发作的次数及持续时间。持续性房颤不能自动转复为窦性心律,可选用普罗帕酮、索他洛尔、胺碘酮进行复律。若选用电复律,应提前几天给予抗心律失常药物,预防复律后房颤复发。近年研究表明,持续性房颤选择减慢心率治疗同时注意血栓栓塞的预防,其预后与经复律后维持窦性心律者并无显著差别,且更为简便易行。慢性房颤经复律与维持窦律治疗无效者,称为永久性房颤。此时,治疗的目的应为控制房颤过快的心室律,可选用 β 受体阻滞剂、钙通道阻滞剂或地高辛。但应注意这些药物的禁忌证。有栓塞史、瓣膜病、高血压、糖尿病、左房扩大、冠心病等或是老年患者,均应接受长期抗凝治疗。口服华法林,使凝血酶原时间国际标准化比值(INR)维持在 2.0～3.0 之间,可安全而有效地预防脑卒中。房颤发作频繁、心室率很快、药物治疗无效者,可施行房室结阻断消融术,同时植入起搏器。其他方法包括射频消融术、外科手术等。

五、房室交界区性心律失常

(一)房室交界区性期前收缩

房室交界区性期前收缩(premature atrioventricular junctional beats)简称交界性期前收缩。冲动起源于房室交界区,可前向和逆向传导,分别产生提前发生的 QRS 波群与逆行 P 波。逆行 P 波可位于 QRS 波群之间(PR 间期<0.12s)、之中或之后(RP 间期<0.20s)。QRS 波群形态正常,当发生室内差异性传导时,QRS 波群形态可有变化(图 4-10)。

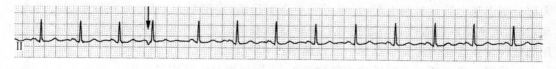

图 4-10 交界性期前收缩

交界性期前收缩通常无须治疗。

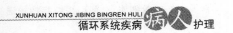

(二)房室交界区性逸搏与心律

1. 房室交界区性逸搏 频率通常为 40~60 次/min。心电图表现为在长于正常 P-P 间期的间歇后出现一个正常的 QRS 波群,P 波缺失,或逆行 P 波位于 QRS 波之前或之后。

2. 房室交界区性心律 指房室交界区性逸搏连续发生形成的节律。心电图显示正常下传的 QRS 波群,频率 40~60 次/min;可有逆行 P 波或独立存在的缓慢的心房活动,从而形成房室分离。此时,心室率超过心房率(图 4-11)。

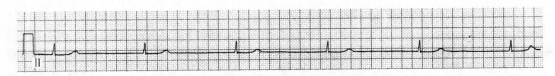

图 4-11 房室交界区性心律

一般无需治疗,必要时可起搏治疗。

(三)非阵发性房室交界区性心动过速

非阵发性房室交界区性心动过速(nonparoxysmal atrioventricular junctional tachycardia),其发生机制与房室交界区组织自律性增高或触发活动有关。

1. 病因 最常见于洋地黄中毒,其次见于急性下壁心肌梗死、心肌炎、急性风湿热或心瓣膜手术后,偶见于健康人。

2. 临床表现 心动过速发作起始与终止时心率逐渐变化,有别于阵发性心动过速,故称为"非阵发性"。

3. 心电图特征 ①心率 70~150 次/min 或更快,心律通常规则;②QRS 波群正常;③如心房活动由窦房结或异位心房起搏点控制,可发生房室分离(图 4-12)。

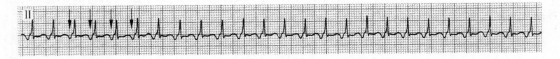

图 4-12 非阵发性房室交界区性心动过速

4. 治疗要点 主要治疗基本病因。洋地黄中毒引起者应立即停药,并应用氯化钾、苯妥英钠和洋地黄抗体等,不宜采用电复律。

(四)阵发性室上性心动过速

阵发性室上性心动过速(paroxymal supraventricular tachycardia,PVST)简称室上速。大部分室上速由折返机制引起,折返可发生在窦房结、房室结与心房,分别称窦房折返性心动过速、房室结内折返性心动过速与心房折返性心动过速。房室结内折返性心动过速与利用隐匿性房室旁路的房室折返性心动过速约占 90% 以上。

1. 病因 患者通常无器质性心脏病表现,不同性别与年龄均可发生。

2. 临床表现 心动过速突然发作与终止,持续时间长短不一。发作时患者常有心悸、胸闷、头晕,少见有晕厥、心绞痛、心力衰竭、休克者。症状轻重取决于发作时心室率快慢及持续时间。听诊心律绝对规则,心尖部第一心音强度恒定。

3. 心电图特征 ①心室率 150～250 次/min，节律规则；②QRS 波群形态及时限正常，但发生室内差异性传导或原有束支传导阻滞时，QRS 波群形态异常；③P 波为逆行性（Ⅱ、Ⅲ、aVF 导联倒置），常埋藏于 QRS 波群内或位于其终末部分，P 波与 QRS 波群保持固定关系；④起始突然，通常由一个房性期前收缩触发，其下传的 PR 间期显著延长，随之引起心动过速发作（图 4-13）。

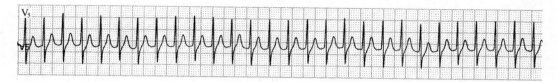

图 4-13 阵发性室上性心动过速

4. 治疗要点

（1）急性发作期：①尝试刺激迷走神经，如诱导恶心、Valsalva 动作（深吸气后屏气，再用力作呼气动作）、将面部浸于冰水内、按压颈动脉窦（患者取仰卧位，先右侧，每次约 5～10s，切勿双侧同时按摩）。②首选药物为腺苷，6～12mg 快速静注，无效时改为静注维拉帕米（首次 5mg，无效时隔 10min 再静注 5mg）或地尔硫䓬。其他可选用普罗帕酮、艾司洛尔等药物。③洋地黄类，如毛花苷 C 静注。除伴有心力衰竭可作首选外，其他患者已较少应用。④食管心房调搏术常能有效终止发作。⑤合并低血压者可应用升压药物（如去甲肾上腺素、甲氧明或间羟胺），通过反射性兴奋迷走神经终止心动过速。但老年患者、高血压、急性心肌梗死等禁忌。⑥以上治疗无效或当患者出现严重心绞痛、低血压、心力衰竭时应施行同步直流电复律。

（2）预防复发：洋地黄、长效钙通道阻滞剂、β 受体阻滞剂或普罗帕酮可供选用。

导管射频消融技术已十分成熟，具有安全、迅速、有效且能根治心动过速的优点，应优先考虑应用。

（五）预激综合征

预激综合征（preexcitation syndrome）又称 Wolf-Parkinson-White 综合征（W-P-W 综合征），是指心电图呈预激（即心房冲动提前激动心室的一部分或全部）表现，临床有心动过速发作。发生预激的解剖学基础是在房室特殊传导组织之外，还存在一些由普通心肌组成的肌束。连接心房与心室之间者称房室旁路或 Kent 束，Kent 束可位于房室环的任何部位。另外尚有三种较少见的旁路即房-希氏束、结室纤维和分支室纤维。

1. 病因 预激综合征患者大多无其他心脏异常征象。少数先天性心血管病如三尖瓣下移畸形、二尖瓣脱垂与心肌病等可并发预激综合征。

2. 临床表现 预激本身不引起症状，但心动过速的发生率为 1.8%，并随年龄增长而增加。其中 80% 为房室折返性心动过速，15%～30% 为心房颤动，5% 为心房扑动。频率过快的心动过速（特别是持续发作心房颤动），可恶化心室颤动或导致充血性心力衰竭、低血压。

3. 心电图特征 房室旁路典型预激表现：①窦性心搏的 PR 间期短于 0.12s；②某些导联的 QRS 波群超过 0.12s；③QRS 波群起始部分粗钝，称预激波或 δ 波，终末部分正常；④ST-T 波呈继发性改变，与 QRS 波群主波方向相反（图 4-14）。

根据心前区导联 QRS 波群的形态,以往将预激综合征分为两型,A 型 QRS 主波均向上,预激发生在左室或右室后底部;B 型在 V₁ 导联 QRS 波群主波向下,V₅、V₆ 导联向上,预激发生在右室前侧壁。

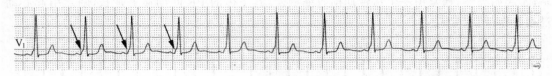

图 4-14 预激综合征

4. 治疗要点 若患者从无心动过速发作或偶有发作但症状轻微者,无需治疗。如发作频繁、症状明显则应积极治疗,治疗方法包括药物、射频消融术、外科手术 3 种。

预激综合征患者发作正向房室折返心动过速,首选药物为腺苷或维拉帕米静注,也可选用普罗帕酮。洋地黄缩短旁路不应期使心室率加快,因此不应单独用于曾经发作心房颤动或扑动的患者。

预激综合征患者发作心房扑动与颤动,伴有晕厥或低血压时,应立即行电复律。药物宜选择延长房室旁路不应期的药物,如普鲁卡因胺或普罗帕酮。应当注意,利多卡因与维拉帕米静注会加速预激综合征合并心房颤动患者的心室率,假如心房颤动的心室率已很快,静注维拉帕米甚至会诱发心室颤动。

经导管消融旁路为根治预激综合征患者室上性心动过速的首选,并可考虑在较早期应用,已取代大多数药物治疗和手术治疗。

六、室性心律失常

(一)室性期前收缩

室性期前收缩(premature ventricular beats)是一种最常见的异位心律失常。

1. 病因 正常人与心脏病患者均可能发生室性期前收缩。正常人发生室性期前收缩的机会随着年龄的增长而增多。心肌炎症、缺血、缺氧、麻醉和手术等均可使心肌受到机械、电、化学性刺激而发生室性期前收缩,常见于冠心病、心肌病、心肌炎、风湿性心脏病与二尖瓣脱垂者。此外,药物中毒、电解质紊乱、精神不安、过量烟酒等亦能诱发室性期前收缩。

2. 临床表现 患者常无与室性期前收缩直接相关的症状,是否有症状或症状的轻重程度与期前收缩的频发程度不直接相关。患者可感到心悸,类似电梯快速升降的失重感或代偿间歇后有力的心脏搏动。听诊时,室性期前收缩之第二心音强度减弱,仅能听到第一心音,其后出现较长的停歇。桡动脉搏动减弱或消失。

3. 心电图特征 ①提前发生的 QRS 波群,宽大畸形,时限通常大于 0.2s,ST 段与 T 波的方向与 QRS 主波方向相反。②室性期前收缩与其前面的窦性搏动之间期(称为配对间期)恒定。③室性期前收缩后可见一完全性代偿间歇,若室性期前收缩恰巧插入两个窦性搏动之间,不产生室性期前收缩后停顿,称为间位性室性期前收缩。④室性期前收缩的类型:室性期前收缩可孤立或规律出现。二联律指每个窦性搏动后跟随一个室性期前收缩;三联律指两个窦性搏动后出现一个室性期前收缩,以此类推。连续发生两个室性期前收缩称为成对室性期前收缩。同一导联内室性期前收缩形态相同者为单行行室性期前收缩,形态不同者称为多形性或多源性室性期前收缩(图4-15)。

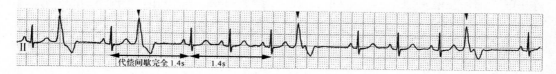

图4-15 室性期前收缩

4.治疗要点 对于无器质性心脏病的患者,室性期前收缩不会增加其发生心脏性死亡的危险性,如无明显症状,不必使用药物治疗。如有明显症状,治疗以消除症状为目的,避免诱发因素,药物宜选用β受体阻滞剂、美西律、普罗帕酮、莫雷西嗪等。

对于急性心肌梗死并发室性期前收缩患者,目前不主张预防性应用利多卡因等抗心律失常药物,若患者发生窦性心动过速与室性期前收缩,早期应用β受体阻滞剂可减少心室颤动的危险。心肌梗死后或心肌病患者常伴室性期前收缩,应避免使用Ⅰ类抗心律失常药物,因其本身有致心律失常作用,虽能有效减少室性期前收缩,但总死亡率和猝死的风险反而增加。目前认为用胺碘酮治疗有效,其致心律失常作用甚低。急性肺水肿或严重心力衰竭并发室性期前收缩,治疗应针对改善血流动力学障碍,同时注意有无洋地黄中毒或电解质紊乱。β受体阻滞剂对室性期前收缩的疗效不显著,但能降低心肌梗死后猝死发生率、再梗死率和总死亡率。

(二)室性心动过速

室性心动过速(ventricular tachycardia)简称室速。按室速发作时QRS波群的形态可将其分为单形性室速和多形性室速。

1.病因 室速常发生于各种器质性心脏病患者,最常见为冠心病,尤其是心肌梗死者,其次是心肌病、心力衰竭、二尖瓣脱垂、心瓣膜病等。其他病因包括代谢障碍、电解质紊乱、长QT综合征等,偶可发生于无器质性心脏病者。

2.临床表现 室速临床症状的轻重视发作时心室率、持续时间、基础心脏病变和心功能状态不同而异。非持续性室速(发作时间短于30s,能自行终止)的患者通常无症状。持续性室速(发作时间超过30s,需药物或电复律方能终止)常伴明显血流动力学障碍与心肌缺血,临床症状包括气促、少尿、低血压、晕厥、心绞痛等,听诊心律轻度不规则。如发生完全性室房分离,则第一心音强度经常变化。

3.心电图特征 ①3个或3个以上的室性期前收缩连续出现,通常起始突然。②QRS波群畸形,时限超过0.12s,ST-T波方向与QRS波群主波方向相反。③心室率一般为100~250次/min,心律规则或略不规则。④心房独立活动与QRS波群无固定关系,形成室房分离。⑤心室夺获(CB)或室性融合波(FB):是确立室速诊断的重要依据。心室夺获是指室速发作时少数室上性冲动下传心室,表现为窄QRS波群,其前有P波,PR间期大于0.12s;室性融合波的QRS波群形态介于窦性与异位心室搏动之间,其意义为部分夺获心室。⑥通常发作突然开始(图4-16)。

尖端扭转是多形性室速的一个特殊类型,因发作时QRS波群的振幅和波峰呈周期性改变,宛如围绕等电位线连续扭转而得名。频率200~250次/min,QT间期常超过0.5s,U波

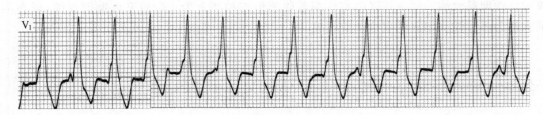

图 4-16　室性心动过速

显著。其病因常为先天性、电解质紊乱、抗心律失常药物、颅内病变、心动过缓(特别是第三度房室传导阻滞)等。当室性期前收缩发生在舒张晚期,落在前面 T 波的终末部(RonT 现象),可诱发室速(图 4-17)。

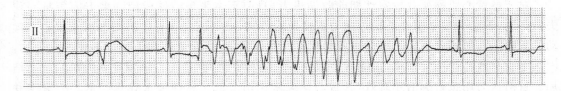

图 4-17　尖端扭转型室性心动过速

4. 治疗要点　有器质性心脏病或有明确诱因者应首先给予针对性治疗;无器质性心脏病者发生非持续性室速,如无症状或血流动力学影响,处理的原则同室性期前收缩;持续性室速发作,无论有无器质性心脏病,均应给予治疗;有器质性心脏病的非持续性室速亦应考虑治疗。

(1)终止室速发作:室速患者如无显著血流动力学障碍,首先给予利多卡因或普鲁卡因静注,同时持续静滴。静注普罗帕酮亦十分有效,但不宜用于心肌梗死或心力衰竭的患者,其他药物治疗无效时可选用胺碘酮静注或同步直流电复律。对尖端扭转型室速,应努力寻找和去除导致 QT 间期延长的病变和停用有关药物。治疗可试用镁盐、异丙肾上腺素,亦可使用临时心房或心室起搏。Ⅰa 或Ⅲ类抗心律失常药物可使 QT 间期更加延长,属禁用。

(2)预防复发:应努力寻找及治疗诱发与维持室速的各种可逆性病变,如缺血、低血压、低血钾等。在药物预防效果大致相同的情况下,应选择其潜在毒副反应较少的抗心律失常药。

单一药物治疗无效时,可选用作用机制不同的药物联合应用,各自药量均可减少。抗心律失常药物亦可与埋藏式心室起搏装置合用,治疗复发性室速。植入式心脏复律除颤器、外科手术亦已成功应用于选择性病例。对于无器质性心脏病变的特发性单源性室速,导管射频消融根除发作疗效甚佳。冠脉旁路移植手术对于某些冠心病合并室速的患者可能有效。

(三)心室扑动与心室颤动

心室扑动(ventricular flutter)与心室颤动(ventricular fibrillation)为致命性心律失常。

1. 常见于缺血性心脏病　此外,抗心律失常药物尤其是引起 QT 间期延长与尖端扭转的药物、严重缺氧、预激综合征合并房颤与极快的心室率、电击伤等亦可引起。

2. 临床表现　包括意识丧失、抽搐、呼吸停止甚至死亡。触诊大动脉搏动消失,听诊心音消失,血压无法测到。

3. 心电图特征 心室扑动呈幅度大而规则的正弦波图形,其频率为 150～300 次/min,难以区分 QRS-T 波群(图 4-18)。心室颤动表现为形态、频率及振幅均极不规则的波动,其频率在 150～500 次/min,QRS-T 波群完全消失(图 4-19)。

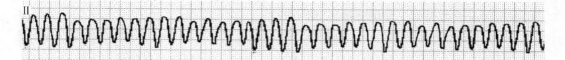

图 4-18 心室扑动

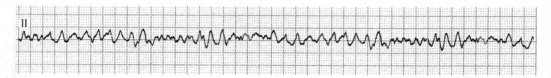

图 4-19 心室颤动

4. 治疗要点 立即施行 CPR(心肺复苏),条件允许时立即给予电除颤。

七、心脏传导阻滞

(一)房室传导阻滞

房室传导阻滞(atrioventricular block,AVB),又称房室阻滞,是指房室交界区脱离了生理不应期后,心房冲动传导延迟或不能传导至心室。

1. 病因 正常人或运动员可出现 I 型房室阻滞,与迷走神经张力增高有关,常发生在夜间。更多见于病理情况下,如急性心肌梗死、冠状动脉痉挛、病毒性心肌炎、心肌病、急性风湿热、先天性心血管病、原发性高血压、心脏手术、电解质紊乱、药物中毒。

2. 临床表现 第一度房室传导阻滞患者通常无症状,听诊第一心音强度减弱。第二度房室传导阻滞患者可有心悸与心搏脱漏。第二度 I 型房室阻滞患者第一心音逐渐减弱并有心搏脱漏,II 型患者亦有间歇性心搏脱漏,但第一心音强度恒定。第三度房室传导阻滞是一种严重的心律失常,临床症状取决于心室率的快慢与伴随病变,症状包括疲乏、头晕、晕厥、心绞痛、心力衰竭等。若心室率过慢导致脑缺血,患者可出现暂时性意识丧失,甚至抽搐,即阿-斯综合征,严重者可猝死。听诊第一心音强弱不等,可闻及心房音,心率通常在 20～40 次/min,血压偏低。

3. 心电图特征

(1)第一度房室传导阻滞:PR 间期延长(>0.20s),无 QRS 波群脱落(图 4-20)。

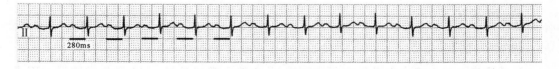

图 4-20 第一度房室传导阻滞

(2)第二度房室传导阻滞:通常将第二度房室传导阻滞分为Ⅰ型和Ⅱ型。Ⅰ型又称文氏阻滞。

1)第二度Ⅰ型房室传导阻滞:这是最常见的第二度房室传导阻滞类型。表现为:①PR间期进行性延长,相邻 RR 间期进行性缩短,直至一个 P 波受阻不能下传至心室。②包含受阻 P 波在内的 RR 间期小于正常窦性 PP 间期的两倍,最常见的房室传导比例为 3∶2 或 5∶4。该型很少发展为第三度房室传导(图 4-21)。

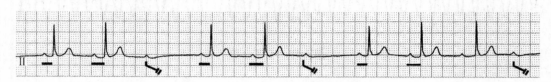

图 4-21 第二度Ⅰ型房室传导阻滞

2)第二度Ⅱ型房室传导阻滞:心房冲动传导突然阻滞,但 PR 间期恒定不变,下传搏动的 PR 间期大多正常。当 QRS 波群增宽,形态异常时,阻滞位于希氏束-浦肯野系统;若 QRS 波群正常,阻滞可能位于房室结内。本型易转变为第三度房室传导阻滞(图 4-22)。

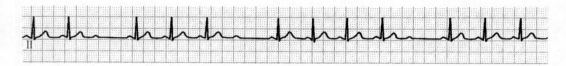

图 4-22 第二度Ⅱ型房室传导阻滞

(3)第三度房室传导阻滞:①P-P 间隔相等,R-R 间隔相等,P 波与 QRS 波群无关;②P波频率大于 QRS 波频率,心室率慢而规则;③QRS 波形态取决于阻滞部位。如阻滞在房室束分支以上,则 QRS 波形态正常;如阻滞在双束支或以下,则 QRS 波群增宽、畸形(图4-23)。

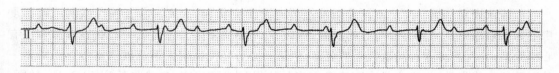

图 4-23 第三度房室传导阻滞

4.治疗要点 应针对不同病因进行治疗。第一度或第二度Ⅰ型房室传导阻滞心室率不太慢者无需特殊治疗。第二度Ⅱ型或第三度房室传导阻滞如心室率慢伴有明显症状或血流动力学障碍,甚至阿-斯综合征发作者,应给予心脏起搏治疗。阿托品、异丙肾上腺素仅适用于无心脏起搏条件的应急情况。

八、患者护理

【护理评估】

1.健康史 对心律失常患者的评估包括:①心律失常的类型;②心律失常的诱发因素:

如烟、酒、咖啡、运动及精神刺激等；③心律失常发作的频繁程度、起止方式；④心律失常对患者造成的影响、产生的症状或存在潜在预后的意义；⑤疾病对药物和非药物方法如体位、呼吸、活动等的反应。

2.身体状况　依据心律失常的类型、发作频率、持续时间而定，常见的有心悸、胸闷、乏力、头晕。严重心律失常是指引起严重血流动力学障碍、短暂意识丧失或猝死的心律失常，表现为血压下降、晕厥、心源性休克、急性心力衰竭、心源性猝死。

3.辅助检查

(1)心电图：是心律失常的确诊手段。

(2)动态心电图(Holter ECG monitoring)：是诊断心律失常非常重要的无创性检查，对普通心电图无法捕获的心律失常尤为重要。用于心律失常的诊断、指导治疗及疗效判断。

(3)心内电生理检查：如食管电生理检查、心内电生理检查及心脏彩超等，均有助于心律失常的诊断、治疗和预后判断。

4.心理-社会状况　患者是否因心律失常引起的胸闷、心悸乏力等不适而紧张不安，是否过于注意自己的脉搏；心动过速发作时，患者有无恐惧感；药物控制效果欠佳的患者有无情绪低落、失去信心。了解患者需要及家属、社会支持系统对患者的关心程度。

【常见护理诊断/问题】

1.活动无耐力　与心律失常导致心排血量减少、组织缺血缺氧有关。

2.潜在并发症　心源性晕厥、心源性休克、心源性猝死。

3.焦虑　与心律失常反复发作，对治疗缺乏信心有关。

【护理目标】

1.患者活动耐力增加，焦虑情绪减轻或控制，积极配合治疗。

2.心律失常的危险征兆能被及时发现并得到处理，不发生猝死。

【护理措施】

1.一般护理

(1)休息：出现心悸、胸闷、头晕等症状时应保证充足的休息和睡眠，睡眠时避免左侧卧位，以防左侧卧位时心跳加重而感到不适。

(2)饮食：给予富含纤维素的食物，以防便秘；避免过饱，忌食咖啡、浓茶等。

2.病情观察　心电监护，动态监测心率、心律变化，及早发现危险征兆。出现频发多源性室性期前收缩、R-on-T室性期前收缩、室性心动过速、窦性停搏、高度房室传导阻滞时，及时通知医生并配合处理。监测患者的生命体征、电解质变化，尤其是血钾。对心律失常患者触诊脉搏的时间不应少于1min。

3.严重心律失常的抢救配合　发生严重心律失常时，应即刻采取以下措施：①平卧，保持呼吸道通畅，给予高浓度、高流量吸氧；②迅速建立静脉通道，便于抢救用药；③准备抢救仪器(如除颤仪、心电图机、心电监护仪、临时起搏器等)、各种抗心律失常药物和其他抢救药物，以便随时投入抢救；④动态监测心率、血压、呼吸、意识状态；⑤遵医嘱使用抗心律失常药，及时观察疗效及不良反应。

4.用药护理　应用抗心律失常药物时，应严格按医嘱定时定量给药，同时密切观察药物不良反应及疗效,减少毒副反应的发生。

临床常用的抗心律失常药物分为四大类(Ⅰ~Ⅳ类),其中Ⅰ类再分为三个亚类。

Ⅰ类药:能阻断快速钠通道。①Ⅰa类药物延长动作电位时间,对钠通道作用强度中等,对房性、室性心律失常均有效。药物有奎尼丁、普鲁卡因胺、丙吡胺等。②Ⅰb类药物缩短动作电位时间,对钠通道作用强度弱于Ⅰa类。对室性心律失常有效,对房性心律失常一般无效,对传导基本没有影响。药物有利多卡因、美西律、苯妥英钠、卡马西平等。③Ⅰc类不改变动作电位时间,对钠通道作用最强,而对复极基本没有作用。对多数房性和室性心律失常有效,尤其是室性期前收缩的慢性治疗。由于明显减慢传导,容易引起心律失常,特别对有器质性心脏病者会降低心功能,充血性心力衰竭、心肌梗死、心肌病和室内传导障碍并发快速心律失常者不宜选用。药物有普罗帕酮、莫雷西嗪、氟卡尼、恩卡尼等。

Ⅱ类药:能阻断β肾上腺素能受体,药物有美托洛尔、阿替洛尔、比索洛尔等。

Ⅲ类药:能阻断钾通道,延长复极,药物有胺碘酮和索他洛尔。

Ⅳ类药:能阻断慢钙通道,药物有维拉帕米、地尔硫䓬等。

抗心律失常药物治疗导致新的心律失常或使原有心律失常加重,称为致心律失常作用,发生率约为5%~10%。

5. 介入治疗的护理 介入治疗包括心脏电复律、心脏起搏,治疗快速性心律失常可用导管射频消融。向患者介绍介入治疗的目的及方法,以消除患者紧张心理,使患者主动配合治疗。同时做好介入治疗的相应护理。

6. 心理护理 心律失常患者常有焦虑、恐惧等负性情绪,护理人员应做好以下几点:①帮助患者认识自己的情绪反应,承认自己的感觉,指导患者使用放松术;②安慰患者,告诉患者较轻的心律失常通常不会威胁生命;③经常巡视病房,了解患者的需要,帮助其解决问题。

7. 健康教育

(1)指导患者和家属了解心律失常的常见病因、诱因及防治知识,解释心律失常诱发因素如情绪激动、刺激性饮料、吸烟、酗酒、低钾等,采取切实预防措施。

(2)劝导患者少食多餐,选择清淡、易消化、低脂和富营养的饮食,避免饱食及进食刺激性饮料(如浓茶、咖啡等),禁止吸烟和酗酒。多食纤维素丰富的食物,保持大便通畅。心动过缓患者避免排便时屏气,以免兴奋迷走神经而加重心动过缓。心力衰竭患者应限制钠盐的摄入;服用利尿剂的患者应多进含钾盐食物,如橘子、香蕉等,避免低钾性心律失常。

(3)鼓励患者维持正常的生活和工作,注意劳逸结合、生活规律,保持乐观、稳定的情绪。

(4)有晕厥史的患者避免从事驾驶、高空作业等有危险的工作,有头昏、黑矇时立即平卧,以免晕厥发作时摔伤。

(5)说明继续按医嘱服用抗心律失常药物的重要性,不可自行减慢或擅自换药,教会患者观察药物疗效和不良反应,嘱有异常时及时就诊。

(6)教会患者自己测脉搏,出现脉搏明显改变或有头晕、乏力、晕厥等不适时,及时就医。指导家属学会胸外心脏按压及紧急药物的服用,记住抢救电话。当患者发生危险时切勿惊慌,先就地抢救,当症状好转后即刻送患者到医院。

【护理评价】

1. 患者活动耐力是否恢复。
2. 患者未发生因为头晕、晕厥而受伤。
3. 患者情绪稳定,焦虑减轻或缓解。
4. 患者未发生猝死、药物中毒、心力衰竭或能够被及时发现和处理。

第四节　高血压患者的护理

DAO RU QING JING
导入情景

情景描述:

　　男性,48岁,以"头晕、头痛5年"为主诉入院。患者于5年前出现头晕、头胀痛及嗜睡表现,紧张时加重,当时未进行特殊治疗。3年前受强烈精神刺激后出现严重头晕、头痛,在当地医院就诊,当时测血压190/110mmHg。给予降压治疗后,症状明显减轻。此后,间断服用降压药物控制血压,血压在140～160/95～100mmHg间波动。患病以来无活动后心悸、气促,无少尿及下肢水肿,无心前区不适及疼痛。

　　既往健康,无手术外伤史,无药物过敏史,无长期饮酒史,吸烟22年,20支/日,家族中父亲患高血压病,60岁时死于急性心肌梗死。

　　请分析:1.说出该患者的诊断及依据,疾病属于那一期。
　　　　　　2.目前存在哪些护理诊断?对患者及家属如何进行健康指导?

　　高血压(hypertension)是以体循环动脉血压增高为主要表现的临床症候群,是最常见的心血管疾病。世界卫生组织和国际高血压协会(WHO/ISH)1999年版将高血压定义为:未服高血压药情况下,正常成人动脉的收缩压(SBP)≥140mmHg和(或)舒张压(DBP)≥90mmHg。

【分类】

1. 根据病因分　分为原发性高血压和继发性高血压。病因不明的收缩压≥140mmHg,舒张压≥90mmHg,称原发性高血压(primary hypertension),约占95%,是本节的重点内容。血压升高是继发于某些疾病的一种表现,其病因明确,称为继发性高血压或症状性高血压,约占5%。

2. 根据疾病的严重程度分　分为普通高血压和高血压急诊。

3. 根据WHO/ISH提出的分类标准　将18岁以上成年人的血压按不同的水平分类如下(表4-3)。

表 4-3 血压水平的定义和分级

级别	收缩压（mmHg）	舒张压（mmHg）
理想血压	＜120	＜80
正常血压	＜130	＜85
正常高值	130～139	85～89
1 级高血压（轻度）	140～159	90～99
2 级高血压（中度）	160～179	100～109
3 级高血压（重度）	≥180	≥110
单纯收缩期高血压	≥140	＜90
亚组（临界收缩期高血压）	140～149	＜90

【病因】

原发性高血压病因不明，目前认为原发性高血压是一种某些先天性遗传基因与许多致病性增压因素和生理性减压因素相互作用而引起的多因素疾病，这些因素主要包括：

1. 年龄 发病率有随年龄增长而增高的趋势，40 岁以上者发病率高。

2. 遗传 高血压有明显的家族聚集性，原发性高血压是一种多基因遗传性疾病。流行病学调查发现，高血压患者的孪生子女高血压的患病率明显提高，尤其是单卵双生者；父母均患高血压者，其子女患高血压概率高达 45％，相反，双亲血压均正常者，其子女患高血压的概率仅为 3％。

3. 饮食 人群中，钠盐摄入量与血压水平和高血压患病率呈正相关，而钾、钙摄入量与血压水平呈负相关。高钠、低钾膳食是我国大多数高血压患者发病主要的危险因素之一。我国大部分地区，人均每天盐摄入量 12～15g 以上。

过量饮酒也是高血压发病的危险因素，人群高血压患病率随饮酒量增加而升高。如果每天平均饮酒＞3 个标准杯（1 个标准杯相当于 12g 酒精，约合 360g 啤酒，或 100g 葡萄酒，或 30g 白酒），收缩压与舒张压分别平均升高 3.5mmHg 与 2.1mmHg，且血压上升幅度随着饮酒量增加而增大。

4. 体重 身体脂肪含量与血压水平呈正相关。人群中体重指数（BMI）与血压水平呈正相关，BMI 每增加 3，4 年内发生高血压的风险，男性增加 50％，女性增加 57％。据我国 24 万成人随访资料的汇总分析显示，BMI≥24 者发生高血压的风险是体重正常者的 3～4 倍。身体脂肪的分布与高血压发生也有关。腹部脂肪聚集越多，血压水平就越高。腰围男性≥90cm 或女性≥85cm，发生高血压的风险是腰围正常者的 4 倍以上。

5. 环境与职业 急性精神应激、噪声污染、空气污染和软水都被视为高血压的危险因素。长期处于精神应激、脑力劳动、高度精神紧张、有噪音的工作环境中的人群血压明显低于体力劳动和空气新鲜、清静的农村休闲人群。

【发病机制】

从血流动力学角度，血压主要决定于心排血量和体循环周围血管阻力，平均动脉血压（MBP）＝心排血量（CO）×总外周血管阻力（PR）。高血压的血流动力学特征主要是总外周血管阻力相对或绝对增高。

1. 交感神经系统活性亢进 各种病因使大脑皮质下神经中枢功能发生变化,各种神经递质浓度与活性异常,包括去甲肾上腺素、肾上腺素、多巴胺、神经肽、5-羟色胺、血管加压素、脑啡肽、脑钠肽和中枢肾素-血管紧张素系统,导致交感神经系统活性亢进,血浆儿茶酚胺浓度升高,阻力小动脉收缩增强。

2. 肾性水钠潴留 各种原因如交感神经活性亢进、肾小球微小结构病变、肾脏的前列腺素、激肽素、肾髓质素分泌减少,潴钠激素(18-羟去氧皮质酮、醛固酮)释放增多等。都会引起肾性水钠潴留,机体为避免心排血量增高使组织过度灌注,全身阻力小动脉收缩增强,导致外周血管阻力增高。

3. 肾素-血管紧张素-醛固酮系统(RAAS)激活 肾小球入球动脉的球旁细胞分泌肾素,激活从肝脏产生的血管紧张素原,生成血管紧张素Ⅰ,然后经肺循环的转换酶(ACE)生成血管紧张素Ⅱ(AngⅡ)。AngⅡ是RAAS的主要效应物质,作用于血管紧张素Ⅱ受体(AT1)。使小动脉平滑肌收缩,刺激肾上腺皮质球状带分泌醛固酮,通过交感神经末梢突触前膜的正反馈使去甲肾上腺素分泌增加。这些作用可使血压升高,参与高血压发病并维持。

4. 细胞膜离子转运异常 血管平滑肌细胞有许多特异性的离子通道、载体和酶,组成细胞膜离子转运系统,维持细胞内外钠、钾、钙离子浓度的动态平衡。遗传性或获得性细胞膜离子转运异常,包括钠泵活性降低、钠、钙离子协同转运缺陷,细胞膜通透性增强,钙泵活性降低,可导致细胞内钠、钙离子浓度升高,膜电位降低,激活平滑肌细胞兴奋-收缩耦联,使血管收缩反应性增强和平滑肌细胞增生与肥大,血管阻力增高。

5. 胰岛素抵抗 胰岛素抵抗(IR)是指必须以高于正常的血胰岛素释放水平来维持正常的糖耐量,表明机体应用胰岛素处理葡萄糖的能力减退。约50%原发性高血压患者存在不同程度的IR,在肥胖、血甘油三酯升高、高血压与糖耐量减退同时并存的四联征患者中最为明显。

【护理评估】

(一)健康史

了解高血压的起病方式、发病年龄、患者家族成员有无患有高血压;询问患者的职业、饮食和嗜好等生活方式;女性患者询问是否长期使用口服避孕药;了解平时的血压水平,有无接受药物治疗、是否能坚持服药、已经使用过哪些降压药。

(二)身体评估

1. 普通型高血压

(1)一般症状:多数起病缓慢,病情发展缓慢,早期常无症状,约半数患者于体格检查或因其他疾病就医检测血压时才发现有高血压,少数患者甚至在出现心、脑、肾等并发症时才发现高血压。一般可有头痛、头晕、耳鸣、眼花、健忘、注意力不集中、心悸、气急、疲劳等症状。原发性高血压患者的临床表现与血压增高程度可不一致。

(2)体征:早期血压波动性升高,在精神紧张、情绪波动、劳累时血压暂时升高,休息后降至正常。随着病情进展,血压呈持续性升高。主动脉瓣区第二心音亢进呈金属音调,主动脉瓣区收缩期吹风样杂音,长期持续高血压可有左心室肥大体征。

(3)靶器官损害:血压持续升高,造成靶器官损害,并可出现相应表现(表4-4)。

表 4-4　靶器官损害的临床情况

心脏疾病	肾脏疾病	脑血管疾病	血管疾病
心肌梗死	糖尿病肾病	缺血性卒中	夹层动脉瘤
心绞痛	肾衰竭	脑出血	症状性动脉疾病
冠状动脉血运重建	血肌酐浓度 177μmol/L	短暂性脑缺血发作	视网膜出血或渗出
充血性心力衰竭			视神经盘水肿

1)心脏:长期血压升高使心脏尤其左心室后负荷过重,致使左心室肥厚、扩大,形成高血压性心脏病,最终导致左心衰竭。可出现劳力性呼吸困难、阵发性呼吸困难和端坐呼吸。长期血压升高易致动脉粥样硬化而发生冠心病。

2)肾脏:长期高血压可致肾小动脉硬化,引起肾单位萎缩、消失,最终导致功能衰竭或糖尿病肾病。肾功能减退时,可引起夜尿、多尿、尿中含蛋白、管型及红细胞,尿浓缩功能低下,出现氮质血症及尿毒症。肾衰竭是恶性高血压死亡的最常见原因。

3)脑:长期血压升高使脑血管硬化,在此基础上可发生短暂性脑缺血发作、脑动脉血栓形成、腔隙性脑梗死和颅内微小管瘤,如动脉瘤破裂则引起脑出血。

4)血管:①持续的血压升高,可引起胸主动脉扩张和屈曲延长。当主动脉内膜破裂时,血液外渗可形成主动脉夹层动脉瘤,是高血压病少见而严重的合并症之一。下肢动脉粥样硬化,可引起间歇性跛行,并存糖尿病病变严重者可造成肢体环疽;②视网膜动脉硬化,早期视网膜动脉痉挛,动脉变细,属Ⅰ级。以后发展为视网膜动脉狭窄硬化,动静脉交叉压迫,为Ⅱ级。眼底出血或棉絮状渗出是Ⅲ级。视神经盘水肿为Ⅳ级。眼底出血可使患者视力下降,甚至失明。

2.高血压急症

(1)恶性高血压(accelerated malignant hypertension):多见于青、中年,发病快。主要表现为血压明显升高,持续舒张压>130mmHg,眼底、肾损害比较明显,尤其是肾衰竭,最后出现心、脑功能障碍。

(2)高血压危象(hypertensive crisis):是指高血压患者在短期内,周围小动脉持续痉挛,血压明显升高,以收缩压升高为主,收缩压可高达260mmHg,并出现头痛、烦躁、心悸、恶心、呕吐、视力模糊等征象。常因紧张、疲劳、寒冷、嗜铬细胞瘤阵发性高血压发作、突然停服降压药等诱因诱发。

(3)高血压脑病(hypertensive encephalopathy):是指血压突然或短期内迅速升高的同时,出现中枢神经功能障碍征象。是脑小动脉严重而短暂的收缩,脑循环急剧障碍,导致脑水肿、颅内压增高,表现为严重头痛、呕吐和神志改变。较轻者仅出现烦躁、意识模糊,较重者可出现抽搐、癫痫样发作、昏迷。

(三)辅助检查

1.血压检测　24h 动态血压监测(ABPM),有助于判断血压升高严重程度,了解血压昼夜节律,指导降压治疗以及评价降压药物疗效。血压随季节、昼夜、情绪等因素有较大波动。

2.心电图　了解有否出现左心室肥大或伴劳损。

3.超声心动图　在识别高血压引起的左心室肥厚方面,超声心动图为非常有意义的辅助检查。

4. X 线检查 胸片可示左心室扩大。

5. 实验室检查 血生化（钾、空腹血糖、血清总胆固醇、甘油三酯、高密度脂蛋白胆固醇、低密度脂蛋白胆固醇和尿酸、肌酐），全血细胞计数、血红蛋白和血细胞比容，尿液分析（尿蛋白、糖和尿沉渣镜检）等检查，有助于发现相关的危险因素和靶器官损害。

原发性高血压的严重程度并不单纯与血压的升高程度有关，必须结合患者总的心血管疾病的危险因素（表 4-5），靶器官的损害（左心室肥厚、蛋白尿、血肌酐浓度轻度升高、超声或 X 线证实有粥样斑块、视网膜普遍或灶性动脉狭窄）及患者并存的临床情况作全面的评估。

表 4-5 影响预后的心血管疾病的危险因素（WHO/ISH，1999）

用于危险分层的危险因素	加重预后的其他危险因素
收缩压和舒张压水平（1—3 级）	高密度脂蛋白胆固醇降低
男性＞55 岁	低密度脂蛋白胆固醇升高
女性＞65 岁	糖尿病伴微量蛋白尿
吸烟	葡萄糖耐量减低
总胆固醇＞5.72mmol/L（220mg/dl）	肥胖
吸烟	以静息为主的生活方式
糖尿病	血浆纤维蛋白原增高
早发心血管疾病家族史	
（发病年龄男＜55 岁，女＜65 岁）	

高血压危险度分层			
	血压（mmHg）		
	高血压 I 级	高血压 II 级	高血压 III 级
	（140～159/90～99）	（160～179/100～109）	（≥180/≥110）
无其他危险因素	低危	中危	高危
1～2 个危险因素	中危	中危	很高危
＞3 个危险因素或靶器官损害或糖尿病	高危	高危	很高危
并存临床情况	很高危	很高危	很高危

(四)心理-社会状况

病态心理，包括抑郁症、焦虑症、A 型性格、社会孤立和缺乏社会支持等都会导致血压升高。评估其与正常生活和工作的关系；评估患者近期有无不安和恐惧等情绪改变；了解患者需要及家属、社会支持系统对患者的关心程度。

(五)处理原则

原发性高血压治疗的目的是：使血压下降至正常或接近正常范围；预防或延缓并发症的发生。

1. 非药物治疗 健康的生活方式,在任何时候,对任何高血压患者,都是有效的治疗方法,可降低血压、控制其他危险因素和临床症状。主要措施包括:减少钠盐增加钾盐摄入、控制体重、不吸烟、不过量饮酒、体育运动、减轻精神压力、保持心理平衡。

(1)减少钠盐摄入:钠盐可显著升高血压以及高血压的发病风险,而钾盐则可对抗钠盐升高血压的作用。我国各地居民的钠盐摄入量均显著高于目前世界卫生组织每日应少于6g的推荐,而钾盐摄入则严重不足,因此,应采取各种措施尽可能减少钠盐的摄入量,并增加食物中钾盐的摄入量。主要措施包括:尽可能减少烹调用盐,建议使用可定量的盐勺;减少味精、酱油等含钠盐的调味品用量;少食或不食含钠盐量较高的各类加工食品,如咸菜、火腿、香肠以及各类炒货;增加蔬菜和水果的摄入量;肾功能良好者,使用含钾的烹调用盐。

(2)控制体重:衡量超重和肥胖最简便和常用的生理指标是体质指数(BMI)和腰围。BMI=体重(kg)/身高(m)^2。成年人正常 BMI 指数:18.5～23.9;超重:24～27.9;肥胖:≥28。成年人正常腰围<90/85cm(男/女),中心性肥胖的腰围≥90/85cm(男/女),需要控制体重。

(3)戒烟限酒:吸烟是一种不健康行为,是心血管病和癌症的主要危险因素之一。被动吸烟也会显著增加心血管疾病危险。吸烟可导致血管内皮损害,显著增加高血压患者发生动脉粥样硬化性疾病的风险。

每日酒精摄入量男性不应超过 25g,女性不应超过 15g。不提倡高血压患者饮酒。

(4)体育运动:规律的中等强度的有氧运动是控制体重的有效方法。定期的体育锻炼则可产生重要的治疗作用,可降低血压、改善糖代谢等。因此,建议每天应进行适当的 30～60min 的体力活动;而每周则应有 1 次以上的有氧体育锻炼,如步行、慢跑、骑车、游泳、做健美操、跳舞和非比赛性划船等。典型的体力活动计划包括三个阶段:5～10min 的轻度热身活动;20～30min 的耐力活动或有氧运动;放松阶段,约 5min,逐渐减少用力,使心脑血管系统的反应和身体产热功能逐渐稳定下来。运动的形式和运动量均应根据个人的兴趣、身体状况而定。

(5)减轻精神压力,保持心理平衡:心理或精神压力引起心理应激,即人体对环境中心理和生理因素的刺激作出的反应。长期、过量的心理反应,尤其是负性的心理反应会显著增加心血管风险。应采取各种措施,帮助患者预防和缓解精神压力以及纠正和治疗病态心理,必要时建议患者寻求专业心理辅导或治疗。

2. 药物治疗 是目前治疗高血压最有效的方法,当健康的饮食和锻炼不能有效控制血压的时候,应服药。具体见表 4-6。

(1)种类

表 4-6　高血压治疗药物

种类	常用药物	药理作用	使用方法	主要副作用
利尿剂	排钾利尿剂:氢氯噻嗪、呋噻咪	抑制钠、水重吸收,减少血容量,降低心排血量	氢氯噻嗪:25mg,1～3 次/d;呋塞米:20mg,1～2 次/d;氨苯喋啶:50mg,1～3 次/d	低钾、低氯性碱中毒,血糖、血尿酸升高
	保钾利尿剂:氨苯喋啶、螺内酯			

续表

种类	常用药物	药理作用	使用方法	主要副作用
β受体阻滞剂	阿替洛尔（氨酸心安）、美托洛尔（倍他乐克）	减慢心率，使心排血量减低，以及使外周循环顺应性改变，以保持外周血流量	阿替洛尔：12.5～25mg，1～2次/d；美托洛尔：25～50mg，1～2次/d	心动过缓、支气管收缩（阻塞性支气管疾病患者禁用）
钙通道阻滞剂（CCB）	硝苯地平、非洛地平（波依定）、氨氯地平（络活喜）、维拉帕米	通过阻滞 Ca^{2+} 内流以及细胞内 Ca^{2+} 移动而影响心肌和平滑肌收缩，使心肌收缩力降低，外周血管扩张，阻力下降，血压下降	硝苯地平：10mg，2～3次/d	颜面潮红、头痛、水肿
血管紧张素转换酶抑制剂（ACEI）	卡托普利、依那普利、贝那普利（洛丁新）、培哚普利	通过抑制转换酶（ACE）而使血管紧张素Ⅱ生成减少	卡托普利：12.5～25mg，3次/d；依那普利：2.5～5mg，2次/d	干咳、味觉异常、头痛、皮疹、肾功能损害
血管紧张素Ⅱ受体抑制剂（ARB）	氯沙坦（科素亚）、缬沙坦、依普沙坦、替米沙坦	可阻止血管紧张素Ⅱ与AⅡ受体结合及选择性地与AT1受体结合	氯沙坦：50～100mg，1次/d	头晕
α₁受体阻滞剂	哌唑嗪	选择性阻滞突触后 $α_1$ 受体而引起血管阻力下降，产生降压作用	哌唑嗪：1～2mg，2次/d	心悸、头痛、嗜睡

（2）降压药物的选择与联合应用：一般根据个体对药物的敏感程度和身体条件，先从小剂量开始，使用2～3周后，血压控制在正常范围以下，可持续用药，若不能控制，可换药或联合用药。

降压目标：在患者能耐受的情况下，逐步降压达标。一般高血压患者，应将血压（收缩压/舒张压）降至140/90mmHg以下；65岁及以上的老年人的收缩压应控制在150mmHg以下，如能耐受还可进一步降低；伴有肾脏疾病、糖尿病或病情稳定的冠心病的高血压患者治疗更宜个体化，一般可以将血压降至130/80mmHg以下，脑卒中后的高血压患者一般血压目标为<140/90mmHg。处于急性期的冠心病或脑卒中患者，应按照相关指南进行血压管理。

3. 高血压急症的治疗

（1）卧床休息、吸氧、避免躁动。

（2）快速降压，首选硝普钠缓慢静脉滴注，其次可选用硝苯地平舌下含服或用硫酸镁肌内注射。

（3）高血压脑病者宜给予脱水剂，如20％甘露醇、快速利尿剂等。

（4）有躁动或抽搐者应使用镇静剂，如地西泮、巴比妥钠等。

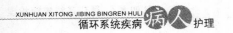

【常见护理诊断/问题】

1. 头痛　与血压升高有关。

2. 有受伤的危险　与血压升高致头晕、视力模糊以及使用降压药物引起的直立性低血压等有关。

3. 潜在并发症　高血压危象、高血压脑病、心力衰竭、肾功能衰竭。

4. 知识缺乏　缺乏高血压病的饮食、药物治疗的有关知识。

5. 焦虑　与血压未能满意控制、出现并发症有关。

6. 营养失调:高于机体需要量　与摄入热量过多,缺乏运动有关。

【护理目标】

1. 患者头痛减轻,并能识别引起头痛的诱因。

2. 患者及家属能复述避免受伤的措施,患者没有摔倒或受伤。

3. 能够有效预防发生高血压急症。若发生,病情能及时得到发现和控制,急症发生时患者能避免受伤。

4. 患者及家属能复述高血压饮食、药物治疗的相关知识。

5. 患者主诉焦虑有所减轻,并能积极配合治疗,控制血压。

6. 患者及其家属能复述高血压患者的饮食及运动相关知识。

7. 预防并发症的发生。

【护理措施】

1. 病情观察　每天定期检测血压的变化,尤其注意早晨和傍晚的血压高峰,嘱咐高血压患者起床动作要慢,然后喝一杯温开水,达到稀释血液的目的;观察药物的疗效和副作用,及时进行调整。

2. 一般护理

(1)休息:高血压早期患者宜适当休息,尤其是工作过度紧张者。对血压较高,症状明显或伴有脏器损害表现者应充分休息。通过治疗血压稳定在一般水平,无明显脏器功能损害者,除保证足够的睡眠外可适当照常工作,并提倡适当的运动,如散步、做操、打太极拳等。

(2)饮食:应适当控制钠盐(每日钠盐控制在 6g 以下)及动物脂肪的摄入,避免高胆固醇食物。多食含维生素、蛋白质的食物,适当控制食量和总热量,以清淡、无刺激的食物为宜。忌烟限酒。

3. 并发症护理

(1)高血压急症的护理:如发现患者血压急剧升高,同时出现头痛、呕吐等症状时,应考虑发生高血压危象或高血压脑病的可能,立即通知医师并做好以下护理:①让患者绝对卧床休息,抬高床头,避免一切不良刺激;②遵照医嘱快速降低血压和脱水降颅内压,有肢体抽搐的,还需用药物制止抽搐;③严密监测血压,注意病情变化,意识不清者要保持呼吸道通畅,抽搐者要保证患者的安全。

(2)心力衰竭的护理:吸氧,4～6L/min,急性肺水肿时酒精湿化吸氧,6～8L/min(详见心力衰竭护理章节)。

(3)视力障碍的护理:对于视力障碍的患者,要保证其安全,病室、走廊内要有一定照明度,清除患者活动范围内的障碍物,地面保持干燥,以免患者滑倒。

(4)脑血管意外的护理:详见神经系统疾病护理章节。

4.用药护理　药物一般应从小剂量开始,可联合数种药物,以增强疗效,减少副作用,应遵医嘱调整剂量,不得自行增减和撤换药物,一般患者需长期服药;降压不宜过快、过低,因可减少组织血液供应,尤其老年人,可因血压过低而影响血供;某些降压药物可造成直立性低血压,应指导患者在改变体位时动作缓慢;当出现头晕、眼花、恶心、眩晕时,应立即平卧,以增加回心血量,改善脑部血液供应。

5.心理护理　了解患者的性格特征和有无引起精神紧张的心理社会因素,根据患者不同的性格特征给予指导,训练其自我控制的能力,同时指导亲属要尽量避免各种可能导致患者精神紧张的因素,尽可能减轻患者的心理压力和矛盾冲突。

6.健康指导

(1)不要吸烟,避免饮用刺激性饮料如浓茶、咖啡、可乐等。应在安静状态下休息 10min 后再测量血压,要固定部位,一般以右上肢为准,应采用同一体位测量。

(2)合理饮食、减轻体重:限制钠盐摄入,一般每天摄入食盐不超过 6g。限制总热量和脂肪的摄入,增加维生素 C 的摄入,补充钙和钾盐。

(3)改变不良生活习惯:戒烟限酒,避免劳累,保证充足睡眠,不熬夜,患者要控制好自己的情绪,要保持轻松、稳定的情绪,避免紧张,尽量回避引起不快的人和事,家属应给予以理解、宽容和安慰。

(4)运动:要适当进行体力活动,以快步行走、打太极拳、做健身操等有氧运动为宜,一般每次 30～40min,运动量以使心率达到最大心率的 70%～85%(最大心率＝210－年龄),避免剧烈运动。

(5)坚持合理服药:告诉患者服用降压药的目的不仅是降压,也是为了防止靶器官的损害,因此,必须严格按医嘱用药,不能自行更改服药时间,更不能擅自增减或停药。

(6)患者应定期到医院门诊复诊。

(7)需要就诊的症状:胸痛、水肿、鼻出血、血压突然升高、心悸、剧烈头痛、视物模糊、恶心呕吐、肢体麻木、偏瘫、嗜睡、昏迷等。

【护理评价】

1.患者是否消除了引起血压升高的病因和各种诱因,经过生活方式的改变和药物的治疗,血压控制是否理想。

2.每天是否坚持运动和锻炼,情绪是否放松、愉悦。

3.患者是否坚持测量血压,注意休息和活动的劳逸结合;注意饮食的调节,维持正常体重。

4.患者是否遵医嘱坚持规律服药,定期就诊,监测血压、血脂、血糖、心率、心律及心功能等变化。

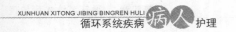

第五节　冠心病患者的护理

导入情景

情景描述：

　　朱某，男性，66岁。6年前无明显诱因突发胸闷、心悸，持续约1～2h后慢慢自行缓解，伴左侧心前区压榨性痛，持续约数秒钟。以后每年胸闷、心悸常有发生，尤其在情绪激动时发生。

　　心电图检查：偶发室性期前收缩，S-T段轻度压低，T波低平。冠状动脉造影显示冠状动脉前降支狭窄。

　　请分析：1.引起该病的危险因素有哪些？

　　　　　　2.请描述该病的临床分类，哪一条冠状动脉最容易发生狭窄？

　　冠状动脉粥样硬化性心脏病（coronary artery heart disease，CHD）是指冠状动脉粥样硬化，使血管腔狭窄、闭塞，导致心肌缺血缺氧，甚至坏死而引起的心脏病，与冠状动脉供血不足而引起的心肌功能障碍和（或）器质性病变，称为缺血性心脏病（coronary heart disease）。

　　冠状动脉粥样硬化性心脏病是动脉粥样硬化导致器官病变的常见类型，也是严重危害人民健康的常见病。本病多发生于40岁以后，男性多于女性，脑力劳动多于体力劳动。

一、病因

　　引起动脉粥样硬化的原因是多方面的，主要与下列因素有关：

　　1.高血脂　目前认为和动脉粥样硬化形成关系最密切的高脂血症，有高胆固醇、高甘油三酯、高低密度和极低密度脂蛋白及低高密度脂蛋白。

　　2.高血压　原发性高血压患者血压持续升高，动脉粥样硬化的发生率明显增高。

　　3.高血糖　糖尿病多伴有高脂血症、凝血因子Ⅷ增高及血小板活力增高，使动脉粥样硬化的发病率明显增加，比无糖尿病者高2倍。

　　4.高体重　体重超过标准体重20%的肥胖者易患本病，尤其在短期内体重明显增加者，动脉粥样硬化可急剧恶化。

　　5.高年龄　本病多发生于40岁以上的男性，随着年龄的增加发病率也逐渐增高。

　　6.其他　缺乏体力锻炼、有家族史、长期吸烟、A型性格者均易患冠心病。

二、临床分型

　　根据冠状动脉病变的部位、范围及病变严重程度、心肌缺血程度，可将冠心病分为以下五种临床类型。

1. 无症状性心肌缺血型　又叫无痛性心肌缺血或隐匿性心肌缺血,心电图有心肌缺血性改变者(心电活动、左室功能、心肌血流灌注及心肌代谢等异常),但缺乏胸痛或与心肌缺血相关的主观症状。

2. 心绞痛型　是指由冠状动脉供血不足,心肌急剧、暂时缺血与缺氧所引起的以发作性胸痛或胸部不适为主要表现的一组临床综合征。

3. 心肌梗死型　是指冠状动脉出现粥样硬化斑块或在此基础上血栓形成,导致冠状动脉的血流急剧减少或中断,使相应的心肌出现严重而持久的急性缺血,最终导致心肌的缺血性坏死,属冠心病的严重类型。

4. 缺血性心肌病型　是指由于长期心肌缺血导致心肌局限性或弥漫性纤维化,从而产生心脏收缩和(或)舒张功能受损,引起心脏扩大或僵硬、充血性心力衰竭、心律失常等一系列临床表现的临床综合征。

5. 猝死型　目前认为,该病患者心脏骤停的发生是在冠状动脉粥样硬化的基础上,发生冠状动脉痉挛或微循环栓塞导致心肌急性缺血,造成局部电生理紊乱,引起暂时的严重心律失常(特别是心室颤动)所致。

三、心绞痛患者的护理

心绞痛(angina-pectoris)是指一时性冠状动脉供血不足,导致心肌暂时、急剧的缺血、缺氧所引起的以发作性胸痛或胸部不适为主要表现的临床综合征。

【病因及发病机制】

最基本病因是冠状动脉粥样硬化引起血管管腔狭窄或痉挛;其他病因以重度主动脉瓣狭窄或关闭不全较为常见,肥厚型心肌病、先天性冠状动脉畸形、冠状动脉扩张症、冠状动脉栓塞等亦可是本病病因。

当冠状动脉病变导致管腔狭窄或扩张性减弱时,限制了血流通过量的增加,使心肌的供血量相对地比较固定。一旦心脏负荷突然增加,如体力活动或情绪激动等 使心肌氧耗量增加时,心肌对血液的需求增加;或当冠状动脉发生痉挛时,其血流量减少;或在突然发生循环血流量减少的情况下,冠脉血液灌注量突降。其结果均导致心肌血液供求之间矛盾加深,心肌血液供给不足而引起心绞痛发作。

【护理评估】

(一)健康史

询问患者发病时的感受、有哪些症状体征、有无诱因并存;发作的年龄和性别、疼痛发作有无时间关系等等。

(二)身体状况

以发作性胸痛为主要临床表现,疼痛的特点为:

1. 部位　胸骨体上段或中段之后,可波及心前区,有手掌大小范围,界限不很清楚。常放射至左肩、左臂内侧达无名指和小指,或至咽、颈、背、上腹部等。

2. 性质　典型表现为压榨样或紧缩样疼痛,约占心绞痛患者的60%,常伴有焦虑或濒死的恐惧感。不典型的表现有烧灼样或钝痛等,但很少针刺样、刀割样疼痛。心绞痛发作时,患者往往不自觉地停止原来的活动,直至症状缓解。

3.诱因 体力活动、情绪激动(如焦急、愤怒、过度兴奋等)、饱餐、便秘、寒冷、吸烟、心动过速或过缓、血压过高或过低、休克等。

4.持续时间 心绞痛呈阵发性发作,一般的时间为 3～5min,很少超过 15min,如超过 15min 应考虑急性心肌梗死的可能。

5.缓解方式 立即停止原有的活动,休息,减少心肌耗氧量,舌下含服硝酸甘油,在 3～5 分钟之内缓解。在熟睡中发生的卧位型心绞痛,需立即坐起或站立才可逐渐缓解。

6.体征 心绞痛发作时面色苍白、表情焦虑、皮肤湿冷或出汗、血压升高、心率增快,心尖部可出现第四心音、一过性收缩期杂音。

(三)辅助检查

1.心电图检查 可出现暂时性心肌缺血性 ST-T 下移(见图 4-24);变异型心绞痛则上抬。运动负荷心电图及 24h 动态心电图检查可明显提高缺血性心电图的检出率,目前已作为常用的心电图检查。

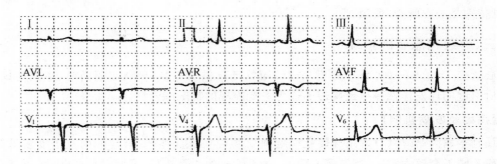

图 4-24 心绞痛时的心电图变化

2.放射性核素检查 放射性铊或锝显像灌注缺损提示心肌供血不足或消失区域,对心肌缺血诊断极有价值。

3.冠状动脉造影 可显示至少一支冠脉主干有明显狭窄(阻塞管腔＞75％),具有确诊价值。

(四)心理-社会状况

了解心绞痛患者的个性特点,是否属于典型的 A 型性格。了解患者是否有动脉硬化和高血压并存。了解家属对患者的关心程度和支持能力。

(五)处理原则

1.一般治疗 消除或避免诱发因素,如过重的体力劳动、情绪激动、饱餐等。积极治疗及预防高血压、高脂血症、过度肥胖等。

2.控制发作

(1) 立即就地休息。

(2) 药物治疗:①硝酸甘油片:0.3～0.6mg,舌下含服,1～2min 即开始起作用,作用持续 30min 左右。②硝酸异山梨醇酶,每次剂量 5～10mg,舌下含服,2～5min 见效,作用维持 2～3h;对不稳定型心绞痛可用硝酸甘油 5～10mg 或单硝酸异山梨酯 20mg 加入 250～

500ml液中缓慢静脉滴注,一日一次。

3.预防发作

(1)硝酸酯类:如单硝酸异山梨酯(鲁南欣康)等。

(2)β受体阻滞剂:美托洛尔、阿替洛尔等。支气管哮喘、重度心功能不全、显著心动过缓者不宜使用此类药物。

(3)钙通道阻滞剂:硝苯地平控释剂(欣然、拜心同)、硫氮䓬同(合心爽)。

(4)抑制血小板聚集的药物:常用药物有阿司匹林、双嘧达莫,防止血栓形成。

(5)冠状动脉介入治疗:对符合适应证的心绞痛患者可行经皮腔内冠状动脉成形术及冠状动脉内支架植入术。

(6)外科治疗:经冠状动脉造影后显示不适合介入治疗者,应及时作冠脉搭桥术。

【常见护理诊断/问题】

1.胸痛　与心肌缺血、缺氧有关。

2.活动无耐力　与活动增加心肌耗氧量有关。

3.知识缺乏　与对疾病的过程及预后不够了解有关。

4.潜在并发症　有急性心肌梗死的危险。

【护理目标】

1.患者主诉疼痛次数减少,程度减轻。

2.患者能够识别引起疼痛的原因及诱因,并能够运用有效的方法缓解疼痛。

3.患者能够了解卧床休息的重要性及活动规律并保持最佳活动水平,表现为活动后不出现心律失常和缺氧的表现。心率、血压、呼吸维持在预定范围。

4.患者能够运用有效的应对机制减轻或控制焦虑。

5.患者能够了解疾病的过程,说出所服药物的名称、用法、作用和副作用。

【护理措施】

1.一般护理　严密监测心电及生命体征,观察患者有无心律失常,心率、面色、呼吸及血压变化并记录。心绞痛发作时立即停止活动,卧床休息,协助患者采取舒适的体位,满足生活需要,减少探视,避免刺激患者,应摄入低热量、低脂、低盐饮食,少量多餐。

2.针对性护理　描记心电图,通知医师,给予持续吸氧2～4L/min。做好用药护理。遵医嘱给药,硝酸酯类药物要舌下含化,舌下应保留一些唾液,以便使药物完全溶解。向患者解释硝酸酯类药物可能会出现头晕、头痛、面红、心悸等副作用。少数患者对硝酸酯类药物过度敏感出现直立性低血压,故应用时易平卧位观察疗效,及时发现不良反应并加以处理。

向患者解释引起疼痛的原因,指导患者避免心绞痛的有发因素。按心绞痛发作的规律,在必要的活动前给予硝酸甘油预防心绞痛的发作,并教会患者采用放松技术,如深呼吸、全身肌肉放松。

根据患者心功能级别决定活动量,鼓励患者及家属参与制订活动计划、活动量并根据病情逐渐增加,以不引起不适症状为度,避免过度疲劳。

3.并发症护理　评估疼痛的部位、性质、程度、持续时间、用药效果,严密观察血压、心率、心律变化和有无面色改变、大汗、恶心呕吐等。嘱患者疼痛发作或加重时要告知护士,警惕心肌梗死,一旦发生及时通知医生,配合抢救。

4. 心理护理 稳定患者情绪,针对患者的顾虑原因耐心向患者解释病情,引导、平息焦虑的情绪;在精神、生活方面给予帮助;针对患者存在的诱因制订教育计划,帮助患者建立良好的生活方式。

5. 健康指导

(1)心理指导:保持良好的心态,说明精神紧张、情绪激动、焦虑等不良情绪可诱发和加重病情。

(2)饮食指导:饮食宜清淡、易消化、低盐、低脂、低胆固醇,避免暴饮暴食,戒烟酒,禁咖啡、浓茶等刺激性饮料。肥胖者应限制饮食,减轻体重。

(3)活动和休息指导:保持充足的睡眠,逐渐增加活动量,以不感到疲劳为宜,心绞痛发作时立即停止活动。

(4)用药指导:坚持按医嘱服药,自我监测药物副作用,如 β 受体阻滞剂与钙通道阻滞剂合用时应密切注意脉搏,发生心动过缓时应暂停服药并到医院就诊。外出时随身携带硝酸甘油以应急;在家中,硝酸甘油应放在易取之处,用后放回原处。

(5)出院指导:定期就诊,进行心电图、血糖、血脂检查,积极治疗高血压、糖尿病、高脂血症;告诉患者洗澡时应告诉家属,且不宜在饱餐或饥饿时进行,水温勿过冷过热,时间不宜过长,门不要上锁,以防发生意外。

嘱患者当疼痛比以往频繁、程度加重,用硝酸甘油不易缓解,伴出冷汗等应由家属护送即刻到医院就诊,警惕心肌梗死的发生。

心绞痛患者有发生急性心肌梗死或猝死的危险,尤其是初发型、恶化型和自发性心绞痛患者。控制冠心病进展的重要方面是防治冠状动脉粥样硬化。

【护理评价】

1.患者的原发疾病是否好转,血脂、血糖和血压是否恢复正常水平,各种诱因是否消除。

2.患者是否改善生活方式,适当运动,调节和放松心态。

3.患者心绞痛发作次数是否减少或消失,是否按医嘱定期门诊复查。

四、心肌梗死患者的护理

心肌梗死(myocardial infarction)是指因冠状动脉供血急剧减少或中断,使相应的心肌严重而持久地缺血导致心肌坏死。临床上以左室心肌梗死为最常见,50%的心肌梗死发生于左冠状动脉前降支供血区即左室前壁、心尖部及室间隔前 2/3。25%心肌梗死在右冠状动脉供血区即左心室下壁、室间隔后 1/3 及右室大部分。本病多发生于 40 岁以上,男性多于女性,冬春两季发病率较高,北方较南方为多。

【病因与发病机制 】

心肌梗死的基本病因是冠状动脉粥样硬化。当患者的 1~2 支冠状动脉主支因动脉粥样硬化而导致管腔狭窄超过 75%,一旦狭窄部位斑块增大、破溃、出血,血栓形成或出现血管持续痉挛,使管腔完全闭塞,而侧支循环未完全建立或各种原因导致心排血量锐减,心肌耗氧量剧增,以致心肌严重而持久的急性缺血达 1h 以上,即可发生心肌梗死。冠状动脉闭塞后一般需要经过 6h 后才出现明显的组织学改变。心肌梗死灶完全愈合约需 6～8 周。

【护理评估】

(一)健康史

询问患者是否有高血压、冠心病、心绞痛病史；是否存在肥胖、糖尿病、高脂血症；有无嗜好烟酒及不良生活习惯；发病前是否用药，用过哪些药物、剂量和用法。

(二)身体状况

1.先兆症状 有 50％～81.2％ 的患者在起病前数日至数周有乏力、胸部不适、活动时心悸、气急、烦躁等前驱症状，其中以初发型心绞痛或恶化型心绞痛最为突出。心电图呈现明显缺血性改变。及时处理先兆症状，可使部分患者避免心肌梗死发生。

2.症状

(1) 疼痛：为最早出现、最突出的症状。其性质和部位与心绞痛相似，多无明显诱因，常发生于安静时。但疼痛程度比心绞痛更加严重，剧烈的难以忍受的压榨、窒息或烧灼样痛，伴有大汗、烦躁不安、恐惧及濒死感，持续时间可长达数小时或数天，服硝酸甘油无效。少数急性心肌梗死患者可无疼痛，一开始即表现为休克或急性心力衰竭。

(2) 全身症状：有发热，体温可升高至 38 ℃左右，持续约一周，伴心动过速或过缓。

(3) 胃肠道症状：严重者常伴有恶心、呕吐、上腹胀痛。

3.合并症

(1) 心律失常：见于 75％～95％ 的患者，多发生在起病一周内，尤以 24h 内最常见。以室性心律失常多见，尤其是室性期前收缩。频发的、成对出现的、多源性或呈 R-on-T 现象的室性期前收缩以及短阵室性心动过速常为心室颤动的先兆。下壁梗死易发生房室传导阻滞。

(2) 心源性休克：休克多在起病后数小时至一周内发生，发生率约 20％，近年来由于早期采用冠状动脉再通的措施，使心肌坏死的面积及时缩小，休克的发生率大幅度下降。休克者主要表现为面色苍白、皮肤湿冷、脉细而快、大汗淋漓、烦躁不安、尿量减少，严重者可出现昏迷。

(3) 心力衰竭：主要为急性左心功能不全，其发生率约为 32％～48％。为梗死后心肌收缩力显著减弱或不协调所致。患者表现为呼吸困难、烦躁、发绀，咳粉红色泡沫痰等急性肺水肿表现。

4.体征 心脏浊音界可正常或轻至中度增大，心率可增快或减慢，心尖部第一心音减弱，可闻及奔马律，部分患者在心前区可闻收缩期杂音或喀喇音，为二尖瓣乳头肌功能失调或断裂所致，亦有部分患者在起病 2～3 天出现心包摩擦音。

(三)辅助检查

1.心电图

(1) 特征性心电图：①异常深、宽的病理性 Q 波（反映心肌坏死）；②ST 段呈弓背向上明显抬高（反映心肌损伤）；③T 波倒置（反映心肌缺血）。

(2) 心电图动态改变：抬高的 ST 段可在数日至 2 周内逐渐回到基线水平；T 波倒置加深呈冠状 T，此后逐渐变浅、平坦，部分可恢复直立。病理性 Q 波大多永久存在。

2.实验室检查 24～48h 后 WBC 升高，中性粒细胞增多，嗜酸性粒细胞减少或消失，红细胞沉降率增快。

3.血清心肌酶与肌钙蛋白变化　见表4-7。

表 4-7　血清心肌酶与肌钙蛋白变化

	CK（血清肌酸激酶）	CK-MB（血清肌酸激酶同工酶）	AST（天门冬氨酸氨基转移酶）	LDH（乳酸脱氢酶）	LDH1（乳酸脱氢酶同工酶 1）	cTnT（心肌肌钙蛋白 T）	cTnI（心肌肌钙蛋白 I）
升高时间	<6h	1～4h	6～12h	8～10h	8～10h	3～6h	3～6h
高峰时间	24h	16～24h	24～48h	2～3d	2～3d	10～24h	14～20h
持续时间	3～4d	3～4d	3～6d	7～14d	7～14d	10～15d	5～7d

4.超声心动图　可了解心室各壁的运动情况,评估左心室梗死面积,测量左心功能,诊断室壁瘤和乳头肌功能不全,为临床治疗及判断预后提供重要依据。

(四)并发症

1.乳头肌功能失调或断裂　发生率可达50%。二尖瓣乳头肌因缺血、坏死等使收缩功能发生障碍,造成二尖瓣脱垂及关闭不全。

2.心脏破裂　少见,常在起病一周内出现,多为心室游离壁破裂,偶有室间隔破裂。

3.心室膨胀瘤或称室壁瘤　主要见于左心室,发生率为5%～20%。X线可见左心室壁局限性扩大,心尖冲动广泛;超声心动图可见心室局部有反常运动,心电图示 ST 段持续抬高。

4.栓塞　发生率为1%～6%。见于起病后1～2周,以动脉栓塞多见。

5.心肌梗死后综合征　发生率为10%,病后数周至数月内出现,可表现为心包炎、胸膜炎、肺炎等。

(五)心理-社会状况

了解患者的心理特点,是否属于典型的 A 型性格。了解患者疼痛的性质,发作的频率和时间,是否有明显的诱因,药物治疗的效果;了解家属对患者的关心程度和支持能力。

(六)处理原则

1.一般治疗

(1)休息:急性期需绝对卧床休息一周,保持环境安静,给予清淡、易消化饮食。

(2)吸氧:中等流量持续吸氧2～3天,重者可以面罩给氧。

(3)严密监护:急性心肌梗死患者送入冠心病监护室（CCU）行心电图、血压、呼吸等监护,注意心功能和尿量,必要时进行血流动力学的监测。

(4)镇静止痛:尽快减除患者疼痛,常用药物有哌替啶、吗啡、硝酸甘油或硝酸异山梨醇酯。

2.再灌注心肌

(1)溶栓疗法:在起病 6h 内使用纤溶酶激活剂效果最好,一般不超过12h。常用药物有尿激酶（urokinase,UK）、链激酶（streptokinase,SK）,新型溶栓剂有重组组织型纤溶酶原激活剂（rtPA）。

(2)急诊介入治疗:经皮腔内冠状动脉成形术（PTCA）和支架植入术。

3.消除心律失常　心肌梗死后的室性心律失常常可引起猝死,必须及时消除。首选利多卡因 50～100mg 静注,必要时可 5～10min 后重复。发生心室颤动时,应立即行非同步直流电复律。发生二度或三度房室传导阻滞时,尽早安装临时心脏起搏器。

4.治疗心力衰竭　主要是治疗急性左心功能不全,除应用吗啡、利尿剂外,应选用血管扩张剂减轻左心室前后负荷。

5.控制休克　补充血容量、使用血管活性药物,纠正酸中毒及对症处理。

6.其他治疗

(1)抗凝疗法:肝素 $500\sim1000U/h$ 静滴,一般不超过 4 周,维持凝血时间在正常的 $1.5\sim2$ 倍左右。其他抗凝药物有口服华法林、双香豆素等;抗血小板药物有阿司匹林、替克立等。

(2)β-受体阻滞剂:急性心肌梗死早期应用 β 受体阻滞剂,对伴有交感神经功能亢进者可防止梗死范围扩大、改善预后有利。常用药物有阿替洛尔、美托洛尔。钙通道阻滞剂亦有类似效果,常用药物有地尔硫䓬。

(3)极化液疗法:使用极化液(10％氯化钾 1.5g 、普通胰岛素 $8\sim12U$ 加入 10％ 葡萄糖液 500ml) 静滴。此法对恢复心肌细胞膜极化状态,改善心肌收缩功能,减少心律失常有益。对伴有二度以上房室传导阻滞者禁用。

【常见护理诊断/问题】

1.疼痛　与心肌缺血坏死有关。

2.活动无耐力　与氧的供需失调有关。

3.潜在并发症:心排出量减少　与心肌梗死有关。

4.恐惧　与剧烈疼痛产生濒死感、处于监护病室的陌生环境有关。

5.有便秘的危险　与进食少、活动少、不习惯床上排便有关。

6.潜在并发症　心律失常、心力衰竭和心源性休克。

【护理目标】

1.患者主诉疼痛次数减少或消失。

2.患者的活动耐受力增加。

3.患者能确认恐惧的来源,主诉恐惧感消失。

4.患者能描述预防便秘的措施,不发生便秘。

5.患者能说出诱发并发症的因素,并及时发现和处理。

【护理措施】

1.一般护理

(1)发病第一周绝对卧床休息,协助患者满足生活需要。保持环境安静,限制探视,防止不良刺激。

(2)饮食宜清淡、易消化、低盐、低脂;发病 4h 内禁食,以后可进流质或半流质饮食。避免过冷过热或过饱,少量多餐,禁烟酒。

(3)适当增加膳食纤维,防止便秘。有便秘者,每日清晨给予蜂蜜 20ml 加适量温开水同饮;适当腹部按摩(按顺时针方向)以促进肠蠕动;遵医嘱给予通便药物如麻仁丸、果导或缓泻剂,但禁止灌肠,以免增加腹压。

(4)严密观察病情变化,心电监护,有异常心律时及时记录。

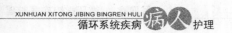
2.针对性护理

(1)中等量持续吸氧,以增加心肌氧的供应。

(2)观察病变的部位、范围、性状,遵医嘱给予吗啡或哌替啶止痛,给予硝酸甘油或硝酸异山梨醇酶,并及时询问患者疼痛及其伴随症状的变化情况,注意有无呼吸抑制、脉搏加快等不良反应,随时监测血压的变化。

(3)迅速建立静脉通道,保持输液通畅。每日输液量以 1000～2000ml 为宜,滴速以20～30滴/min。但血容量不足者可酌情增加输液量。而老人、心功能不全者必须严格控制入水量。

(4)心肌梗死不足 6h 的患者,可遵医嘱给予溶栓治疗。其护理包括:询问患者是否有脑血管病史、活动性出血、近期大手术或外伤史、消化性溃疡等溶栓禁忌证;准确、迅速地配制并输注溶栓药物;观察患者用药后有无寒战、发热、皮疹等过敏反应,是否发生皮肤、黏膜及内脏出血等副作用,一旦出血严重应立即终止治疗,紧急处理。使用溶栓药物后,应定时描记心电图、抽血查心肌酶,询问患者胸痛有无缓解。胸痛消失、ST 段回降、CPK 峰值前移和出现再灌注心律失常是溶栓成功的指证。

3.合并症护理

(1)心律失常:急性期持续心电监护密切观察有无心律失常。若发现频发室性早搏或呈联律、多源性、R on T 现象的室性早搏或严重的房室传导阻滞时应立即通知医师,准备好抢救设备如除颤器、起搏器和急救药物,随时准备抢救。

(2)心力衰竭:主要处理急性左心衰竭,按急性心力衰竭常规护理。

(3)心源性休克:对休克者采取抗休克措施,如补充血容量,应用升压药、血管扩张剂及定时测血气分析,纠正酸中毒,避免脑缺血,保护肾功能。

4.心理护理 稳定患者情绪,针对患者的恐惧原因耐心向患者解释病情,引导、平息恐惧的情绪,在精神上、生活上给予帮助;针对患者存在的诱因制订教育计划,帮助患者建立良好的生活方式。

5.健康指导 除参见"心绞痛"患者的健康教育外,还应注意以下:

(1)调整和改变以往的生活方式:低糖、低脂、低胆固醇饮食,肥胖者限制热量摄入,控制体重,戒烟酒,克服急躁、焦虑情绪,保持乐观、平和的心情,避免饱餐;防止便秘;坚持服药,定期复查等。

(2)告诉家属,患者生活方式的改变需要家人的积极配合与支持,应给患者创造一个良好的身心休养环境。

(3)合理安排休息与活动,注意保暖,预防感染;保证足够的睡眠,适当参加力所能及的体力活动。

【护理评价】

1.患者是否已减轻和消除引起心肌梗死的各种病因和诱因。

2.患者是否已调整和改变以往的生活方式,家人是否为患者创造了一个良好的身心休养环境,对他疾病的痛苦及恐惧的理解和关心程度如何。

3.患者是否按医嘱定期门诊复查,定期做心电图、超声心动图检查,定期做血液生化检查,防治动脉硬化加重和血栓的形成。

第六节　心脏瓣膜病患者的护理

导入情景

情景描述：

　　女性，35 岁，关节红肿疼痛、低热，有风湿性活动病史 8 年，近半年来感冒、劳累后出现心悸、气急，休息后可缓解。近一个月来，由于工作紧张，经常出差，没有很好休息，上述症状加重，每当快步行走或进行梳洗活动时即感心悸、气急加重。

　　查体：T37.4C，P96 次/min，R 24 次/min，BP 120/75mmHg，两颧频部潮红，口唇略有发绀，双肺底可闻及少量湿啰音，心脏二尖瓣区听到舒张期隆隆样杂音；腹软、肝脾未扣及，下肢无凹陷性水肿。

　　请分析：1.判断患者的心功能，并作出医疗诊断及依据。

　　　　　　2.列出其主要护理诊断及相关因素。

　　　　　　3.制订出该患者的健康教育计划。

　　风湿性心脏瓣膜病（rheumatic heart disease）是指风湿性心脏炎遗留下来的以心瓣膜病变为主的心脏病，患风湿性心脏病后风湿活动仍可反复发作而加重心瓣膜损害，是临床上最常见的心脏瓣膜病。主要累及 40 岁以下的人群，女性多见。最常累及的瓣膜为二尖瓣，其次为主动脉瓣。若有两个或两个以上瓣膜同时受累，临床上称为联合瓣膜病变，多见于二尖瓣狭窄伴主动脉关闭不全。

【病因】

1.二尖瓣狭窄（mirtral stenosis）　几乎为风湿性。2/3 的患者为女性，约半数患者无急性风湿热史，但多有反复链球菌感染史。

2.二尖瓣关闭不全（mirtral incompetence）　风湿热造成的瓣叶损害所引起者最多见，占全部二尖瓣关闭不全患者的 1/3，且多见于男性。约有 50% 的患者合并二尖瓣狭窄，其次为冠心病、心肌梗死、乳头肌纤维化伴功能障碍、先天性畸形、二尖瓣环钙化、左心室扩大、二尖瓣脱垂综合征等。

3.主动脉瓣关闭不全（aortic incompetence）　主动脉瓣关闭不全是指主动脉瓣环、主动脉窦、主动脉瓣叶、瓣交界及主动脉窦管交界中的任何一个因素破坏，导致在心脏舒张期主动脉瓣叶关闭不良。风湿性心脏病目前仍是国内主动脉瓣关闭不全最常见的原因，常常与二尖瓣狭窄并存。发达国家则以老年退行性改变为最常见病因。升主动脉疾患有梅毒、遗传性结缔组织疾病、关节疾病和主动脉中层囊性坏死。急性主动脉瓣关闭不全则由主动脉夹层动脉瘤、感染性心内膜炎、主动脉窦破裂和人工瓣膜机械性并发症引起。

4.主动脉瓣狭窄（aortic stenosis）　孤立的主动脉瓣狭窄往往为先天性或钙化性主动脉瓣狭窄，少数也由风湿性引起，多合并主动脉瓣关闭不全及二尖瓣病变。

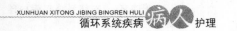

【病理变化】

正常成人的二尖瓣口有 $4\sim6cm^2$，瓣口长度约 $3.5cm$，可容 $2\sim3$ 指。长期反复风湿性炎症以及血液湍流产生的机械性损伤和血小板积聚产生的二尖瓣病变主要有瓣膜交界融合，瓣叶纤维化增厚，腱索及/或乳头肌纤维化缩短、融合和瓣叶钙化。

当二尖瓣口面积小于正常（$4\sim6cm^2$）的 $1/2$ 以上时，出现严重的机械性循环障碍，当舒张期血液从左心房流入左心室时灌流不畅，使左心房扩大，压力增高，致使肺静脉和肺毛细血管压力升高，导致肺瘀血。肺动脉压随之被动增高，肺小动脉从痉挛到硬化，引起右心室肥厚和扩大，最后发展到右心衰竭。

轻度狭窄瓣口直径在 $1.3cm$ 左右，中度狭窄在 $0.8\sim1.2cm$，重度狭窄在 $0.8cm$ 以下。

当二尖瓣口面积小于正常的 $1/2$ 以上时，出现严重的机械性循环障碍，二尖瓣关闭不全的病理生理变化为：左心室收缩时，由于二尖瓣关闭不全，部分血液反流入左心房，左心房因同时接受肺静脉与反流的血液而扩大；心室舒张时，左心房血液过多的流入左心室，左心室负荷过重而扩大，最后导致左心衰竭。

湿热的危害

风湿热大多在青少年期发病，是一种变态反应性疾病。病变侵害结缔组织的胶原纤维，产生黏液性变和纤维素样变，逐渐出现成纤维细胞增生，淋巴细胞和单核细胞浸润形成风湿小体。随着病程发展，风湿小体纤维化变成瘢痕组织。风湿性病程发展较为缓慢，一般持续 $4\sim6$ 个月，但常反复发作，致使组织损害逐渐加重。风湿热常侵犯心脏引起全心炎，累及心包、心肌及心内膜。

主动脉瓣关闭不全病理生理变化为：主动脉瓣由于风湿性炎症病变使瓣膜增厚、硬化、缩短、变形，造成主动脉瓣关闭不全，左心室舒张时，主动脉内血液大量反流致左心室，左心室及接受左心房又受主动脉反流的血液而使其容量明显增加而显著扩大，此时主动脉因反流其血液明显减少导致舒张压下降。在心室收缩时，左心室大量血液进入主动脉使收缩压增高，脉压增大。由于左心室长期负荷过重最后引起左心功能不全。

主动脉瓣狭窄病理生理变化为：主动脉口面积正常时 $>3.0cm^2$，当 $>1.0cm^2$ 时，左心室射血受阻时主动脉血明显减少，引起心、脑及全身动脉缺血，同时因左心负荷过重、肥大，左心功能不全。

【护理评估】

（一）健康史

了解患者是否经常感冒，经常有关节肿痛、低热、面色潮红、口唇发紫等风湿病史，在疲劳时是否有心悸、心慌、心前区不适感；体检时是否有心脏杂音；肺部是否有啰音、下肢是否有水肿等。

（二）身体状况

1.二尖瓣狭窄

（1）症状：代偿期无症状或仅有轻微症状，失代偿期可有劳累后呼吸困难、咳嗽、咯血、声音嘶哑等症状，右心受累期可表现为食欲下降、恶心、腹胀、少尿、水肿等。

（2）体征：二尖瓣面容，心尖部可触及舒张期震颤，听诊心尖部第一心音亢进，心前区可闻舒张期隆隆样杂音。肺动脉瓣区第二音亢进伴分裂。有右心功能不全时可有颈静脉怒张、肝大、下肢浮肿等。

（3）辅助检查

1）X 线检查：左心房扩大，严重者可见食管压迹，肺动脉段突出，右心室扩大，心外形呈梨形（二尖瓣型），有肺瘀血征。

2）心电图检查：二尖瓣型 P 波，特征性的改变为 P 波增宽且呈双峰形，提示左心房增大。合并肺动脉高压时，显示右心室增大，电轴右偏，并可出现各类心律失常，以心房颤动最常见。

3）超声心动图检查：是最敏感和特异的无创性诊断方法，对确定瓣口面积和跨瓣压力阶差、判断病变的程度、决定手术方法以及评价手术的疗效均有很大价值。二维超声心动图上可见二尖瓣前后叶反射增强，变厚，活动幅度减小，舒张期前叶体部向前膨出呈气球状，瓣尖的前后叶距离明显缩短，开口面积减小。M 型超声可见舒张期充盈速率下降，正常的双峰消失，E 峰后曲线下降缓慢，二尖瓣前叶，后叶于舒张期呈从属于前叶的同向运动，即所谓城墙样改变。左心房扩大，右心室肥大及右心室流出道变宽。二维超声心动图显示狭窄瓣膜的形态和活动度（图 4-25）。

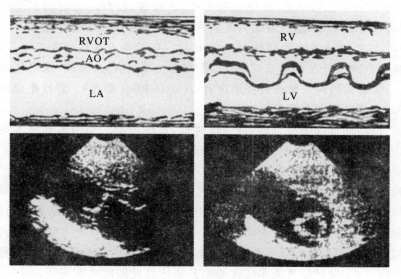

图 4-25　二尖瓣狭窄超声心动图

4）放射性核素检查：放射性核素血池显像示左心房扩大，显像剂浓聚和通过时间延长，左心室不大。肺动脉高压时，可见肺动脉主干和右心室扩大。

5）右心导管检查：右心室、肺动脉及肺毛细血管压力增高，肺循环阻力增大，心排血量减低。穿刺心房间隔后可直接测定左心房和左心房的压力，二尖瓣狭窄早期舒张期跨瓣压力阶差正常，随着病情加重，压力阶差增大，左心房收缩时压力曲线呈高大的 α 波。

2.二尖瓣关闭不全

（1）症状：轻度二尖瓣关闭不全患者，可长期没有症状。当左心功能失代偿时，出现乏力、心悸、胸痛、劳力性呼吸困难等因心排血量减少导致的症状。后期病情加重,出现心悸、气急、左心功能不全的症状。严重者出现端坐呼吸、夜间阵发性呼吸困难,甚至急性肺水肿,最后导致肺动脉高压、右心衰竭。

(2)体征:心尖部收缩期杂音是二尖瓣关闭不全最主要的体征,典型者为较粗糙全收缩期吹风样杂音,多向腋下及左肩胛间部传导,心尖区第一音减弱,后瓣受损时可向心底部传导。二尖瓣脱垂时只有收缩中晚期杂音。肺动脉第二音亢进分裂。

(3)辅助检查:

1)X线检查:急性者心影正常或左房轻度增大不明显。慢性者可见左房、左室扩大,肺瘀血,间质肺水肿征。可见二尖瓣环和瓣膜钙化。

2)心电图:急性者心电图正常,窦性心动过速常见。慢性重度者可出现左房增大、左室肥厚或非特异性 ST 改变;房颤常见。

3)心导管:用于临床表现与非侵入性检查结果不相符,或术前需要精确评估反流程度,或需要排除冠心病时。

4)超声心动图:脉冲多普勒和彩色多普勒显像可确诊并评估二尖瓣反流程度。M 型和二维超声心动图可观测房室大小、瓣叶形态及运动,明确病因。

3. 主动脉瓣关闭不全

1)症状:早期有头部搏动感,较重出现头晕、心绞痛,后期左心功能不全表现为呼吸困难,最初为劳力性呼吸困难,随后发展为夜间阵发性呼吸困难和端坐呼吸。

2)体征:心脏心尖冲动弥散有力,向左下移位。听诊特点为胸骨左缘闻及高音调、吹风样递减型舒张早期或全舒张期杂音,呈叹气样或哈气样。坐位、前倾、深吸气时最清楚。重度反流时,在心尖部常可闻及隆样舒张期杂音(Austin-Flint 杂音)。急性主动脉瓣关闭不全脉压轻度增加,无明显周围血管征。

3)周围血管征:动脉收缩压升高,舒张压降低,脉压增加。周围血管征常见,包括:随心脏搏动的点头征(DeMusset 征)、颈动脉和桡动脉扪及水冲脉、股动脉枪击音(Traube 征)、Duroziez 双期杂音、毛细血管搏动征等。

4)辅助检查:①X 线:典型表现为左室增大、左房扩大、心尖向左下移位以及主动脉根部扩大左室明显扩大,呈靴形心。②心电图:左室肥大,ST-T 改变。③超声心动图:是诊断主动脉瓣病变和确定主动脉瓣环、升主动脉大小最有用的非侵入方法。对明确病因、评估左室大小和功能以及反流的严重程度具有重要价值。左室收缩末期内径<55mm,是手术可逆转左心室扩张的限度,主动脉瓣置换术应在心室扩张达到此限度之前进行。④CT、磁共振:可清楚显示主动脉瓣解剖结构,对于主动脉疾病如主动脉夹层分离的诊断,具有极高的诊断价值,尤其是磁共振,可做矢状切面扫描清楚显示主动脉全长敏感性最高。

4. 主动脉狭窄

(1)症状:狭窄程度轻者多无明显症状。中、重度狭窄可有劳累后呼吸困难、晕厥、顽固性心绞痛三联征表现。个别患者出现急性左心功能不全,甚至猝死。

1)心绞痛:60%有症状的患者常由运动诱发,休息后缓解。发生于劳累后,也可发生在静息时,表明与劳累和体力活动不一定有关。其产生的机制可能是由心肌肥厚,心肌需氧量增加以及继发于冠状动脉过度受压所致的供氧减少,左心室收缩期室壁张力过高有关。

2）眩晕或晕厥：约30％的患者有眩晕或晕厥发生，其持续时间可短至1min、长达半小时以上。部分患者伴有阿-斯综合征或心律失常。眩晕或晕厥常发生于劳动后或身体向前弯曲时，有时在静息状态，突然体位改变或舌下含服硝酸甘油治疗心绞痛时诱发。其产生机制尚不清楚，可能与下列因素有关：①劳动使周围血管扩张，而狭窄的主动脉口限制了心排出能力相应增加，导致脑供血不足；②发生短暂严重心律失常，导致血流动力学的障碍；③颈动脉窦过敏。

3）呼吸困难：劳力性呼吸困难往往是心功能能不全的表现，常伴有疲乏无力。随着心力衰竭的加重，可出现夜间阵发性呼吸困难、端坐呼吸、咳粉红色泡沫痰。

4）猝死：占10％～20％，多数病例猝死前常有反复心绞痛或晕厥发作，但亦可为首发症状。其发生的原因可能与严重的、致命的心律失常，如心室颤动等有关。

5）多汗和心悸：此类患者出汗特别多，由于心肌收缩增强和心律失常，患者常感到心悸，多汗常在心悸后出现，可能与自主神经功能紊乱，交感神经张力增高有关。

（2）体征：心尖冲动呈抬举性，主动脉瓣听诊区可触及收缩期震颤，并可闻及粗糙而响亮的收缩期喷射性杂音，向颈部、心尖区传导。主动脉瓣区第二心音减弱。脉细弱、脉压减小、血压偏低。

（3）辅助检查

1）X线：左室正常或轻度扩大，左心房增大，主动脉瓣钙化。

心电图检查：左心室肥厚及继发ST-T改变，可有房室传导阻滞、房颤等。

3）超声心动图检查：为诊断本病的最重要方法。左心室壁增厚，主动脉瓣开放幅度减低。多普勒超声可测出主动脉瓣口面积及跨瓣压差；左心导管术可直接测出左心室与主动脉之间有明显的跨瓣压差。

（三）并发症

1. 充血性心力衰竭　是风心病最常见的并发症，也是主要死因。常因呼吸道感染而诱发。

2. 心律失常　以心房颤动最常见，多见于二尖瓣狭窄患者，开始可为阵发性，此后可发展为持续性。常为诱发心功能不全、栓塞、急性肺水肿的主要原因之一。

3. 急性肺水肿　是重度二尖瓣狭窄的严重并发症，病死率较高。这些患者突然出现严重阵发性呼吸困难、发绀、咳粉红色泡沫痰，肺内布满湿啰音。

4. 血栓栓塞　左心房扩张、瘀血和心房颤动的患者，在房内易形成血栓，血栓脱落随血液运行而造成动脉栓塞，以脑栓塞最多见。其次可见于下肢动脉、肠系膜动脉、视网膜、中央动脉等。

5. 亚急性感染性心内膜炎　较少见。

6. 肺部感染　较常见，为诱发心功能不全的主要原因之一。

（四）处理原则

内科治疗目的是防止病情进展，减轻症状；防止风湿活动，改善心功能，防治并发症。

1. 预防与治疗风湿活动　如长期甚至终生肌注苄星青霉素120万单位，1次/月；口服抗风湿药物如阿司匹林等。

2. 并发症治疗　心功能不全者应用强心剂、利尿剂和血管扩张剂；并发呼吸道感染或感染性心内膜炎者给予足够疗程的抗感染治疗;并发心房颤动者应控制室率及抗凝治疗,以防诱发心功能不全或栓塞。

3.外科治疗 是根本性解决瓣膜病的手段。常用方法有扩瓣术、瓣膜成形术、瓣膜置换术等,具体应根据病情作出选择。

(1)二尖瓣闭式扩张术:适用于儿童瓣膜病。

(2)直视成形术:适用于瓣膜狭窄合并关闭不全。

(3)瓣膜替换术:适用于瓣膜病变较重,无法成形者。人工瓣膜分成机械瓣膜和生物瓣膜,前者术后需终身抗凝。

4.介入治疗 主要针对二尖瓣狭窄、肺功脉瓣狭窄、主动脉瓣狭窄者,可行经皮球囊瓣膜扩张成形术。

(1)经皮球囊二尖瓣扩张术的适应证:二尖瓣中至重度狭窄,瓣叶柔软无明显钙化,心功能控制在Ⅱ-Ⅲ级;无中度以上关闭不全;左心房内无血栓;无或轻度主动脉瓣病变。

(2)经皮主动脉瓣球囊扩张术的适应证:主动脉瓣中或重度狭窄,瓣叶柔软无明显钙化,无中度以上关闭不全,无二尖瓣中度以上病变。

【常见护理诊断/问题】

1.活动无耐力 与心排出量减少,组织缺氧有关。

2.舒适的改变 与疼痛与心肌缺血有关。

3.有感染的危险 与呼吸道抵抗力降低有关。

4.潜在并发症 心力衰竭、心律失常、潜在血栓、亚急性细菌性心内膜炎等。

【护理目标】

1.患者主诉活动时无不适,耐力增加。

2.患者主诉疼痛减轻。

3.注意保暖,加强耐寒锻炼,防止呼吸道感染。

4.患者能描述风湿性心脏病的症状、治疗及保健措施。

【护理措施】

1.病情观察 注意观察体温、脉搏及心脏杂音变化;观察有无鼻涕、鼻塞、咳嗽、咽喉不适、有无咽喉充血、扁桃体充血肿大;观察有无发热、关节肿痛、皮肤损害等风湿活动的表现;体温超过38.5℃时给予物理降温,q4h测量体温并记录降温效果。

2.一般护理 给予高热量、高蛋白、高维生素易消化饮食,以促进机体恢复;保证充足的睡眠,活动量根据心功能分级决定,以不出现不适症状为度;保持病室内空气流通,温、湿度适宜。

3.针对性护理 当感染发生时,嘱患者多饮白开水,遵医嘱给予抗生素及抗风湿药物治疗,观察其疗效和副作用。如阿司匹林可导致胃肠道反应、柏油样便、牙龈出血等副作用。做好口腔与皮肤护理,出汗多的患者应勤换衣裤、被褥,防止受凉。

4.心理护理 对患者的病情进行解释和分析,及时调整患者的情绪;向手术患者介绍术前的准备、术中的配合和术后的注意事项的重要性,使他们保持良好的心态积极应对。

5. 并发症护理

(1)心力衰竭:监测生命体征:①评估患者有无呼吸困难、乏力、食欲减退、尿少等症状,检查有无肺部湿啰音、肝大、下肢水肿等体征;②减轻心脏负担:按心功能级别适当安排休息和活动;饮食摄取易消化、低胆固醇、低钠、高蛋白、富维生素食物,少量多餐;积极预防和控制感染,纠正心律失常,避免劳累和情绪激动,以免诱发心力衰竭。

(2)心律失常的预防和护理:帮助患者稳定情绪,学会自我监测心率,一旦异常及时与医生联系。

(3)栓塞的预防及护理:阅读超声心动图报告,注意有无心房、心室扩大及附壁血栓,心电图有无异常(尤其是心房颤动);遵医嘱使用抗心律失常、抗血小板聚集的药物,预防附壁血栓形成;左房内有巨大附壁血栓者应严格卧床休息,以防脱落造成其他部位栓塞;病情允许时应鼓励并协助患者翻身、下肢抬高、用温水泡脚或下床活动,防止下肢深静脉血栓形成。密切观察有无栓塞征象,一旦发生:①立即报告医师;②给予溶栓、抗凝治疗;③测下肢周径,观察其颜色和温度;④抬高患肢,局部用50%的硫酸镁湿敷,行红外线照射;⑤密切观察足背动脉的搏动情况,及时发现阻塞情况。

(4)亚急性感染性心内膜炎护理:观察有无发热、心悸、皮肤黏膜瘀点、脑栓塞等表现;患者卧床休息,高蛋白、高热量、高维生素饮食,出汗时及时擦干,防止便秘,检查时严格无菌操作,按医嘱使用抗生素。

6. 外科治疗的护理

(1)术前准备:①化验检查:除三大常规、肝、肾功能外,有凝血机制的检查,溶血检查,水、电解质及血气分析;②辅助检查:胸部X线、心电图、心脏超声检查、肺功能检测、体重、身长测定、周围静脉压的测定、导管检查心血管造影、MRI等。

(2)术前护理:①心理护理:向患者讲解手术的经过及注意事项,取得患者及家属的理解和配合;②一般护理:注意保暖,防止感染,减少和避免诱发因素,注意休息,加强营养、吸氧和密切观察病情;③做好术前常规护理外,术前1～3天停用洋地黄、利尿剂,测体重,查血钾等。

(3)术后护理:①监护室监护:24h连续心电监护,持续48～72h,做好有创测压,直至病情稳定;②循环压力监测:血压监测、CVP、左心房和左心室及肺楔压监测,及时发现有无心律失常,配合医生用药;③气管监护:气管插管期间的护理、拔除气管插管后护理,做好呼吸机护理和呼吸道的管理,实施胸部物理疗法,预防肺部感染;④体温监护:注意观察有无发热、观察皮肤的颜色变化,一旦发现异常及时通知医生,根据药敏试验使用有效的抗生素治疗;⑤观察有无低心排血综合征的表现,观察心率、心律、血压和尿量的变化,测尿比重、尿pH值,做好留置导尿管的护理,观察有无心、脑、肾缺血表现,正确记录出入液量,维持水、电解质平衡;⑥抗凝治疗:术后三天开始抗凝治疗,持续3～6个月(生物瓣膜)或终身抗凝(机械瓣膜),抗凝常用醋硝香豆素片和华法林,抗凝期间注意有无出血的表现;做好心包、前纵隔或胸腔引流管的护理;做好输液护理、皮肤护理、饮食护理;拔管后,做好饮食护理,由流质饮食逐渐过渡到半流质和普食。注意休息,逐渐增加活动量。

7. 健康指导

(1)术后患者指导:心瓣膜置换术后患者的自我保护,对于保证手术效果、延长手术后生存期和提高术后生存质量至关重要。为此,在术后康复期,应对患者加强健康宣传,使患者掌握抗凝药物的注意事项,掌握自我护理保健知识。

(2)心理指导:使患者保持心情舒畅,避免情绪激动。

(3)饮食指导:饮食中适当增加纤维素类食物,少量多餐,不易过饱。

(4)休息和活动指导:保证患者充足的睡眠,活动量根据心功能分级决定,以不出现不适症状为度。

(5)用药指导:告知患者定时服药的重要性和正确服药的方法。

(6)防寒保暖指导:尽可能改善居住环境中潮湿、阴暗等不良条件,保持室内空气流通、温暖、干燥,阳光充足,防止风湿活动。

(7)预防性指导:在拔牙、内镜检查、导尿术、分娩、人工流产等手术操作前应告诉医师自己有风心病史,以便于预防性使用抗生素,劝告扁桃体反复发炎者在风湿活动控制后 2~4 个月手术摘除扁桃体。育龄妇女要根据心功能情况在医师指导下控制好妊娠与分娩。

【护理评价】

1.患者的耐力是否提高,平时是否注重锻炼,增强体质,防治感冒。

2.患者风湿活动有无发作,有无低热、咽喉和关节肿痛。

3.患者有无并发症的发生,心脏功能是否正常。

4.患者的情绪和心态是否稳定。

第七节　心肌病患者的护理

DAO RU QING JING
导入情景

情景描述:

男,65 岁,活动后心悸、胸闷、气急 2 月余。2 个月前患者于上楼梯、干重活后气急、心慌、胸闷,休息片刻后症状减轻或消失,无咳嗽、咯血等症状。1 周来因感冒上述症状加重,3 天来不能平卧。

既往体检:母亲在他 15 岁时死于"心脏病",父亲健在。

护理体检:P116 次/min,BP128/82mmHg,R28 次/min;口唇、指甲中毒发绀,两肺底闻及中等湿啰音,心尖区触及收缩期震颤,心浊音界向两侧扩大,心率 115 次/min,心前区闻及 4 级收缩期杂音,肝脾未及,下肢无水肿。

心电图:频发多源性室性期前收缩。

心脏 B 超:左室舒张末期直径 65mm,左房舒张末期直径 58mm,二尖瓣中度反流。

初步诊断:扩张型心肌病;室性期前收缩;心功能 3 级。

请分析:1.该患者主要的护理措施有哪些?

　　　　2.如何向患者进行健康教育?

　　心肌病又称原发性心肌病（primary cardiornyopathy），是一组原因不明的、以心肌病变为主的心脏病。本病可分为四种类型，即扩张型心肌病、肥厚型心肌病、限制型心肌病和未定型心肌病。其中以扩张型心肌病的发病率最高，男多于女，比例为 2.5：1；其次是肥厚性心肌病，被认为是常染色体显性遗传疾病。这里主要介绍扩张性和肥厚型心肌病。

【病因和病理变化】

　　扩张型心肌病（dilated cardiornyopathy）以心脏扩大（特别是左心室扩大）、室壁变薄、心室收缩功能不全为特征，可产生充血性心力衰竭，常合并心律失常，病死率较高。

　　病因尚不清楚，可能与病毒、细菌、药物中毒和代谢异常等所致各种心肌损害有关，病毒性心肌炎也可发展为扩张性心肌病。有人认为是一种自身免疫过程引起的疾病。病理上心脏呈球形增大，心肌松弛无力。主要侵犯左心室，以心腔扩张为主、心室收缩（泵）功能降低，舒张期血量和压力升高，心排血量降低，是本病的病理生理变化。

　　肥厚型心肌病（hypertrophic cardiornyopathy）是以心肌非对称性肥厚、心室内腔变小、左心室血液充盈受阻、舒张期顺应性下降为特征的原因不明的心肌疾病。临床根据左心室流出道有无梗阻而分为梗阻性肥厚型及非梗阻性肥厚型心肌病。

　　常有明显的家属史，为常染色体显性遗传性疾病。有人认为高血压、儿茶酚胺代谢异常、高强度运动为其促发因素。

【护理评估】

（一）健康史

　　了解家庭成员的健康状况，明确家庭成员中有无发生猝死的情况，病程中有无反复发生晕厥现象等。

（二）身体评估

1. 扩张型心肌病的症状体征

　　（1）症状：起病缓慢，以收缩期泵功能障碍，表现活动后气促、胸闷、心悸、夜间阵发性呼吸困难，重者出现端坐呼吸等症状。

　　（2）体征：可有心脏扩大、奔马律和严重心律失常、皮下水肿、浆膜腔积液、肝大，部分患者有栓塞现象。

2. 肥厚型心肌病的症状体征

　　（1）症状：部分患者可完全无自觉症状而在体检中被发现或猝死。非梗阻性肥厚型心肌病患者的临床表现类似扩张型心肌病。梗阻性肥厚型心肌病患者可有劳累性呼吸困难、心悸和心绞痛，也有人伴有流出道梗阻而晕厥，甚至神志丧失而猝死。

　　（2）体征：体检可有心脏轻度肿大，能听到第四心音，心尖部听到收缩期杂音。流出道梗阻者可在胸骨左缘第 3～4 肋间听到较粗糙的喷射性收缩期杂音。

（三）辅助检查

1. 扩张型心肌病　X 线胸片显示，心脏普遍扩大、肺充血明显（图 4-26）；心电图明显的 ST-T 波改变，各种心律失常、超声心动图可见左右心室左心房扩大、左室流出道增宽、心室壁活动度减少等。

2. 肥厚性心肌病　X 线胸片显示，心脏未见明显增大，左心缘圆隆，两肺血管纹理正常。

左心室造影左前斜位(图 4-27)示收缩期时左室流出道轻度狭窄,左心室腔前缘凹陷,充盈缺损,提示室间隔肥厚。

心电图检查:最常见左心室肥厚伴劳损及病理性 Q 波、各种心律失常。超声心动图对本病诊断有非常重要的意义。检查可示室间隔的非对称性肥厚,舒张期室间隔厚度与左心室后壁厚度之比大于或等于 1.3,左室流出道狭窄、心室壁活动度减少等。

心血管造影的主要征象:左室流出道的倒锥形狭窄、心腔变形、缩小、半数病例可继发二尖瓣关闭不全,冠状动脉及分支开通,甚至轻度扩张。

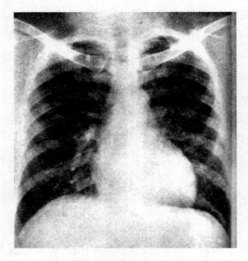 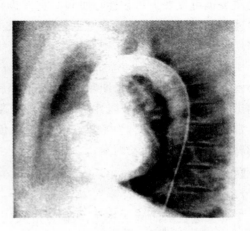

图 4-26 扩张型心肌病 X 线示   图 4-27   左心室造影左前斜位 X 线示

(四)处理原则

1.扩张型心肌病 主要是对症治疗,有心功能不全时与一般心力衰竭处理相同。给予洋地黄、利尿剂和血管扩张剂;另外可用 β 受体阻滞剂、抗凝剂(预防血栓)和硝酸酯类(控制心绞痛)。有条件的患者可做心脏移植。

2.肥厚性心肌病 β 阻滞剂最常用,如倍他洛克、普萘洛尔;钙通道阻滞剂如维拉帕米等,慎用洋地黄和利尿剂,禁用硝酸酯类,防止心肌收缩加重流出道梗阻。

手术治疗可切除部分肥厚的室间隔,但少用。

【常见护理诊断/问题】

1.活动无耐力 与心肌收缩无力、心排血量减少有关。

2.气体交换受损 与左心衰竭有关。

3.疼痛 与肥厚心肌相对缺血、缺氧有关。

4.心力衰竭 心律失常、栓塞和感染。

【护理目标】

1.保持组织正常灌流,表现为脉搏有力、皮肤温暖、毛细血管充盈。

2.患者能够维持正常的自主呼吸。

3.患者主诉疼痛次数减少、程度减轻。

4.患者不发生感染,体温正常,病情稳定。

5.患者情绪稳定、乐观,配合治疗。

【护理措施】

1.一般护理　注意观察胸痛性质特征及血压心律,发现潜在引起猝死危险的心律失常或其他情况,应立即报告医生,协助采取积极处理措施。环境安静、舒适;卧床休息,限制活动。饮食以高蛋白、高纤维素、易消化为主,少量多餐,保持大便通畅,戒烟酒。

2.针对性护理　持续给氧,避免剧烈活动、持重、屏气等;做好用药护理,遵医嘱使用β阻滞剂和钙阻滞剂,注意观察不良反应,严密监测有无洋地黄中毒、水电解质紊乱。

3.并发症护理　严密监测心律、心率、血压等变化,一旦出现心力衰竭、严重心律失常或栓塞等征兆时,及时通知医生积极配合抢救。

4.心理护理　经常与患者交谈,了解其思想动态,及时消除患者的不良情绪。

5.健康指导

(1)告诉患者本病预后,使患者理解卧床休息和限制活动的重要性;指导患者学会放松,促进休息和缓解疼痛。

(2)饮食以低盐、富营养、高维生素的食物,避免高糖、高脂饮食和刺激性食品、少量多餐。

(3)注意保暖防寒,减少呼吸道感染。

(4)消除诱因:扩张性心肌病应防止过度劳累,避免病毒感染、酒精中毒等导致心肌受损的因素;肥厚性心肌病应指导患者避免剧烈运动、屏气、情绪激动或持重等,以减少猝死的发生。

(5)坚持科学安全用药,观察不良反应及时复诊。

【护理评价】

1.患者的心悸、气急及缺氧症状是否改善和消失。

2.患者心率和心律是否在正常范围,胸闷和胸痛是否消失。

3.患者家属和社会支持系统是否理解患者的处境和关怀。

第八节　感染性心血管疾病患者的护理

DAO RU QING JING

导入情景

情景描述:

女性,22岁,发热、乏力、心悸、心前区隐痛2天。平素体健,2周前因受凉后咳嗽、发热、咽痛。

护理体检:T:38.1℃,P124次/min,R26次/min,BP110/70mmHg,咽部充血,偶闻及期前收缩。

实验室检查:白细胞$10×10^9$/L,中性粒细胞40%,淋巴细胞60%;血沉30mm/h,心电图偶见室性期前收缩。

请分析：1. 该患者最可能的疾病是什么？诊断依据有哪些？

2. 该患者存在哪些护理问题及相关因素？

一、病毒性心肌炎患者的护理

病毒性心肌炎（viral myocarditis）是一种与病毒感染有关的局限性或弥漫性炎症性心肌疾病，是最常见的感染性心肌炎症。可发生于任何年龄，以儿童和青少年多见。

【病因和发病机制】

1. 病因 各种病毒都可以引起心肌炎，其中以肠道和呼吸道病毒感染较常见，临床上绝大多数病毒性心肌炎由柯萨奇 A、B 病毒和埃可病毒、流感病毒引起，尤其是科萨奇 B 组病毒最为多见。

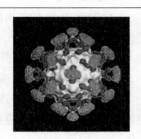

柯萨奇病毒已知有 30 个血清型。根据病毒对乳鼠的致病特点及对细胞敏感性的不同，将病毒分成 A 组和 B 组，A 组病毒有 24 个血清型，即 A1～A24。其中 A23 型与 Ech09 型病毒相同。B 组病毒有 6 个血清型，B1～B6。

柯萨奇病毒

2. 诱因 细菌感染、营养不良、剧烈运动、寒冷、酗酒、过度劳累、妊娠、缺氧等。

3. 发病机制 病毒性心肌炎是早期病毒可直接侵犯心肌和心肌内小血管而引起损害，同时存在免疫反应因素，免疫反应可导致心肌细胞溶解、间质水肿、单核细胞浸润等急性炎症改变。在慢性阶段，免疫反应可能是发病的主要机制。

【护理评估】

（一）健康史

了解家庭成员的健康状况，明确家庭成员中有无发生猝死的情况，病程中有无反复发生晕厥现象等。

（二）身体评估

1. 前驱症状 发病前 1～4 周大多有发热、咳嗽、咽痛或恶心、腹痛、腹泻等上呼吸道或消化道感染病史。

2. 主要症状 轻者无明显症状；较重者常有胸闷、心前驱隐痛、心悸、气短、乏力等。主要症状为心悸、胸闷、气急、心前区隐痛、乏力等心脏受累的表现。严重时可有咳嗽、呼吸困难、发绀、急性肺水肿，严重者可发生心力衰竭甚至猝死。

3. 主要体征 较常见的有各种心律失常，心率加快与体温升高不成比例，心尖部第一心音减弱，出现第三心音，重者可出现舒张期奔马律、心包摩擦音及心脏不同程度的扩大。危重者血压下降，脉细弱，出现肺部湿啰音及肝大等循环衰竭体征。

（三）辅助检查

1.实验室检查　血白细胞计数可增高，部分患者血沉增快，天门冬氨酸氨基转移酶（AST）、肌酸激酶（CK）及其同工酶（CK-MB）、乳酸脱氢酶（LDH）等增高。血清中抗心肌抗体滴定度可增高。另外，从心肌或心包液等标本中可作病毒分离和心肌活组织检查协助诊断。

2.X线检查　心影正常或扩大，心力衰竭者可有肺瘀血征。

3.心电图检查　多有ST-T改变，R波减低，病理性Q波以及各种心律失常。

（四）心理-社会状况

了解病毒性心肌炎患者的年龄、性别和个性特点；疾病对他前途、学业和工作有多大的影响；患者是否有情绪波动，家属和单位对患者是否理解、支持和关爱。

（五）处理原则

1.一般治疗　休息与营养，进食易消化、富含维生素和蛋白质的食物。

2.心肌营养　促进心肌代谢药物静脉滴注如能量合剂、细胞色素C、维生素C等。

3.抗病毒治疗　干扰素或干扰素诱导剂及中药等。

4.对症治疗　抗心律失常和抗心力衰竭治疗。

【常见护理诊断/问题】

1.活动无耐力　与严重心肌受损和心律失常引起心排血量减少有关。

2.体温过高　与心肌炎症有关。

3.焦虑、恐惧　与胸痛、乏力、心悸和担心疾病影响有关。

4.合并症　心力衰竭、心律失常。

【护理目标】

1.患者心肌受损减轻，心排血量增加。

2.患者心肌炎症得到控制，体温正常。

3.患者焦虑的情绪减轻或消失。

【护理措施】

1.病情观察　严密观察生命体征、尿量及意识状态，心律失常者必须予以心电监护，发现潜在引起猝死危险的心律失常，应立即报告医生，协助采取积极处理措施。监测血气分析、电解质及酸碱平衡。

2.一般护理

（1）饮食：给予低盐、高蛋白、高维生素、易消化的饮食，少量多餐，避免过饱；增加膳食纤维，保持大便通畅，必要时遵医嘱给予通便药物，戒烟酒。

（2）环境安静、舒适，限制探望，减少不必要的干扰，保证患者充分的休息和睡眠时间，反复向患者解释急性期严格卧床休息及病情稳定后逐渐增加活动量的意义。卧床休息直至患者症状消失，血心肌酶谱、心电图及X线检查均恢复正常后，方可逐渐增加活动量。

3.用药护理　因抗心力衰竭药物和心律失常药物有致心律失常作用，注意观察药物的疗效和不良反应；利尿剂易致水、电解质紊乱，要注意观察和纠正；血管扩张剂可产生头痛、面红，甚至直立性低血压，嘱患者服药后半小时内不要起床。

4.并发症护理 准备好抢救仪器和药物,出现严重心律失常时协助医生做好抢救工作,遵医嘱给予抗心律失常药物;有猝死表现立即抢救,做好心脏按压和人工呼吸;出现室颤时采用非同步直流电复律和临时起搏等措施。

5.心理护理 告诉患者体力恢复需要一定的时间,不要急于求成,当活动耐力有所增加时,应及时给予鼓励。对不愿活动或害怕活动的患者,应给予心理疏导,督促患者完成耐力范围内的活动量或采取小组活动的方式完成,为患者提供适宜的活动环境和氛围,激发患者活动的兴趣。病情稳定后,与患者及家属一起制订并实施每日活动计划,严密监测活动时心率、心律、血压变化,若活动后出现胸闷、心悸、呼吸困难、心律失常等,应停止活动,以此作为限制最大活动量的指证。

6.健康指导

(1)告诉患者本病预后大多良好,不留后遗症;部分患者可有多次发作。

(2)休息与活动指导:患者出院后应继续休息,3~6个月后可逐渐恢复轻体力工作和学习,恢复体力活动后鼓励患者适当锻炼身体以提高机体抵抗力。指导患者多进食含维生素C丰富的蔬菜和水果。

(3)注意保暖防寒,减少呼吸道感染,避免潮湿受凉。

(4)教会患者和家属自测脉搏与心律,发生异常及时复诊。

【护理评价】

1.患者病情恢复情况良好,有无心悸、心律失常等后遗症,对学习和工作有多大影响,各种护理问题是否均已解决。

2.患者是否注重休息、饮食和锻炼,是否劳逸结合。

二、感染性心内膜炎患者的护理

感染性心内膜炎(infective endocarditis,IE)为心脏内膜表面的微生物感染,伴赘生物形成。赘生物为大小不等、形状不一的血小板和纤维素团块,内含大量微生物和少量炎症细胞。

【分类】

感染性心内膜炎可分为急性感染性心内膜炎(AIE)和亚急性感染性心内膜炎(SIE)。前者往往由毒力强的病原体所致,有严重全身中毒症状,不经治疗可在数天至数周内死亡;后者的病原体毒力较低,病情较轻,病程较长,中毒症状较少。根据瓣膜类型,感染性心内膜炎又可分为自体瓣膜心内膜炎(NVE)和人工瓣膜心内膜炎(PVE)。

【病因和发病机制】

1.病原微生物类型 感染性心内膜炎的病原微生物近几年已有明显变化。过去最主要的草绿色链球菌现已减少<50%,葡萄球菌、革兰阴性杆菌、厌氧球菌、肠球菌等所致的感染性心内膜炎呈增加趋势。真菌感染引起的感染性心内膜炎与心血管手术、介入性治疗、广谱抗生素与免疫抑制剂的应用有关。

亚急性感染性心内膜炎仍以草绿色链球菌最多见,D族链球菌(如肠球菌)和表皮葡萄球菌次之。NVE的病原体主要为链球菌,其中AIE以葡萄球菌最为多见(尤其是金黄色葡萄球菌)。PVE分为早期和晚期两种。早期是因手术期感染、经由导管或静脉输液,主要病菌是表皮葡萄球菌和金黄色葡萄球菌,其次为革兰阴性杆菌、类白喉杆菌和真菌。晚期PVE多由一过性菌血症(如胃肠道、泌尿生殖道及牙齿等医疗操作)所致。

2. 基础心血管病变 大多数感染性心内膜炎发生于伴器质性心脏病的患者。主动脉瓣和二尖瓣受累较常见,如先天性心脏病、风湿性心瓣膜病、老年退行性心瓣膜病以及人工心瓣膜置换术后等。无器质性心脏病者发生感染性心内膜炎近几年呈增加趋势,约占10%,可能与各种内镜检查、经血管的创伤性检查和治疗等增多,以及毒瘾者使用未经消毒的注射器等有关。

【护理评估】

(一)健康史

询问患者有无上呼吸道感染史,有无酗酒、淋雨、过度疲劳等诱因,除了寒战高热外,是否伴有胸闷、气急、心悸等表现。

(二)身体状况

急性感染性心内膜炎典型的临床表现为高热、寒战、身体虚弱,病情进行性加重,而亚急性感染性心内膜炎的表现较为隐匿,这些患者通常有类似于感冒的症状如发热、寒战、肌痛、关节痛、乏力,临床表现差别很大。

1. 全身性感染 发热最常见,原因不明的持续发热一周以上,不规则低热,多在37.5~39℃,表现为间歇热或弛张热,伴有乏力、盗汗、进行性贫血脾肿大,晚期可有杵状指。

2. 心脏表现 由于赘生物的增长或脱落,瓣膜、腱索的破坏,杂音多变,或出现新的杂音。无杂音时也不能除外心内膜炎存在,晚期可发生心力衰竭。当感染波及房室束或室间隔,可引起房室传导阻滞及束支传导阻滞,心律失常少见,可有期前收缩或心房纤颤。

3. 栓塞现象及血管病损 皮肤及黏膜病损:由感染毒素作用于毛细血管使其脆性增加而破裂出血,或微栓塞所引起。可在四肢以皮肤及眼睑结合膜、口腔黏膜成批出现瘀点,在手指、足趾末节掌面可出现稍高于表面的紫或红色的奥氏(Osler)结节,也可在手掌或足部有小结节状出血点(Janewey结节),无压痛。

4. 脑血管病损

(1)脑膜脑炎:类似结核性脑膜炎,脑脊液压力增高,蛋白及白细胞计数增加,氯化物或糖定量正常。

(2)脑出血:有持续性头痛或脑膜刺激症状,系细菌性动脉瘤破裂引起。

(3)脑栓塞:发热,突然出现瘫痪或失明。

(4)中心视网膜栓塞可引起突然失明。

(5)肾栓塞:最常见,约占1/2,有肉眼或镜下血尿,严重肾功能不全常是细菌感染后,抗原-抗体复合物在肾血管球内沉积,引起肾血管球性肾炎的结果。

(6)肺栓塞:常见于先天性心脏病伴感染性心内膜炎的病例,赘生物多位于右心室或肺动脉内膜面,发病急,胸痛、呼吸困难、咯血、发绀或休克。若梗死面积小,也可无明显症状。

此外,还可有冠状动脉栓塞,表现为急性梗死,脾栓塞有左上腹痛或左季肋部痛,有发热及局部摩擦音。肠系膜动脉栓塞,表现为急腹症、血便等。四肢动脉栓塞可有栓塞肢体苍白发冷、动脉搏动减弱或消失、肢体缺血疼痛等。

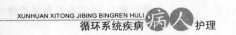

5. 并发症

(1)充血性心力衰竭和心律失常：是最常见的并发症。心力衰竭也是首要的死因。

(2)栓塞现象：仅次于心力衰竭的常见并发症。发生率为 15％～35％。最常见部位是脑、肾、脾和冠状动脉。

(3)心肌脓肿：常见于金黄色葡萄球菌和肠球菌感染，特别是凝固酶阳性的葡萄球菌。可为多发性或单个大脓肿。

(4)菌性动脉瘤：以真菌性动脉瘤最为常见。菌性动脉瘤最常发生于主动脉窦，其次为脑动脉、已结扎的动脉导管、腹部血管、肺动脉、冠状动脉等。

(5)神经精神方面的并发症：发生率约 10％～15％。临床表现有头痛、精神错乱、恶心、失眠、眩晕等中毒症状，脑部血管感染性栓塞引起的一系列症状，以及由于颅神经和脊髓或周围神经损害引起的偏瘫、截瘫、失语、定向障碍、共济失调等运动、感觉障碍和周围神经病变。

(三)辅助检查

1. 血培养 目前血培养仍然是诊断 IE 的最敏感的方法。目前的指南推荐在第一个 12～24h 内，至少间隔 1h 在不同的静脉穿刺点抽血进行 3 次血培养。而且因为菌血症的数量级可能是比较低的，至少要 20ml 的血才可能使血培养的敏感性达到最大。如果血培养 24～48h 后依然阴性，而临床高度怀疑 IE，则应进行更长时间的特殊培养。

2. 心脏超声 经胸超声检查在病情稳定的患者得到血培养的结果之前和经验性抗生素 4 天治疗前进行是有必要的。后期经胸超声则用来识别诊断 IE 的瓣膜的异常和帮助决定使用抗生素的时期以及外科手术。

3. 影像学检查 除了 CT、MRI 外，用 SPECT 以 ^{99m} 锝标记的 GP Ⅱb/Ⅲa 受体拮抗剂 DMP444 为靶点，是抗生素使用 1～2 周内诊断 IE 的重要特征，对 IE 的诊断具有重大意义。

(四)心理-社会状况

了解患者对发热、心悸、心律失常或心力衰竭的反应和承受能力；发生并发症出现各种症状体征；出现的焦虑、紧张的情绪状态，能否自我控制和调节；对医护人员的解释和治疗护理是否及时配合，家人对患者的关爱和支持程度如何。

(五)处理原则

本病预后取决于治疗时间、抗生素对原发细菌的控制能力、心脏瓣膜的损伤程度及患者的抵抗能力。

1. 抗生素的应用 选择抗生素要根据致病菌培养结果或对抗生素的敏感性。应用抗生素的原则为：

(1)选用抗菌剂：如青霉素、链霉素、先锋霉素、万古霉素等。

(2)剂量要大：按体外杀菌浓度的 4～8 倍给药。若作杀菌滴价测定，如 1∶8 或更高滴价无菌生长，表示抗生素有效和剂量已足。

(3)疗程要足：一般需 4～6 周，对抗生素敏感性差的细菌或有并发症的顽固病例可延长至 8 周。

(4)尽早治疗：在连续血培养 4～6 次后即开始试验治疗，根据临床特点及可能的感染途径，致病菌可选用两种不同抗菌谱的抗生素联合应用。

2. 药物选择　①致病菌不明确者：β-内酰胺环类抗生素(青霉素、头孢霉素)和氨基糖苷类抗生素(链霉素、卡那霉素、庆大霉素)联合应用对大多数细菌有杀灭作用,故可首先选用；②致病菌为革兰阳性球菌时,可选用前述药物联合治疗；③革兰阴性杆菌感染,亦可选用头孢霉素；④真菌感染可用两性霉素,首次 10mg 加入液体中静滴,后每次增加 5～10mg,直到 0.5～1mg/kg/d,总剂量达 3.0g,共 6 周。

3. 治愈标准及复发　治疗后体温恢复正常,脾脏缩小,症状消失者,在抗生素疗程结束后的第 1、第 2 及第 6 周分别做血培养,如临床未见复发,血培养阴性,则可认为治愈。本病复发率约 5%～10%,多在停药后 6 周复发。复发多与下列情况有关：①治疗前病程长；②抗生素不敏感,剂量或疗程不足；③有严重肺、脑或心内膜的损害。有上述情况者治疗时抗生素剂量应增大,疗程应延长,复发病例再治疗时,应采取联合用药,加大剂量和延长疗程。

4. 手术治疗　下述情况需考虑手术治疗：①瓣膜穿孔,破裂,腱索离断,发生难治性急性心力衰竭；②工人瓣膜置换术后感染,内科治疗不能控制；③并发细菌性动脉瘤破裂或四肢大动脉栓塞；④先天性心脏病发生感染性心内膜炎,经系统治疗,仍不能控制时,应在加强支持疗法和抗生素控制下尽早进行手术。

【常见护理诊断/问题】

1. 体温过高　与全身感染有关。

2. 疼痛　与毒血症、败血症引起肌肉酸胀无力有关。

3. 心排出量减少　与心脏瓣膜损伤致关闭不全有关。

4. 活动无耐力　与心排出量减少有关。

5. 潜在并发症　心力衰竭、心律失常、栓塞症、心肌脓肿等。

【护理目标】

1. 患者体温正常、血培养阴性。

2. 患者诉病痛减轻、次数减少,会应用减轻疼痛的技巧,生活能自理。

3. 患者心排出量充足,如血压正常、脉搏有力。

4. 患者发生栓塞的危险性降低,发生栓塞能及时发现。

【护理措施】

1. 病情观察　每班评估有无心力衰竭、败血症、栓塞症状,记录出入水量；观察患者精神状态、面色、皮肤；观察生命体征,有无咳嗽加剧、气急等心力衰竭发作征兆；有意识改变、肢端疼痛、尿量减少等症状时及时报告。栓塞发生于肢端疼痛、尿量减少等症状及时报告。

2. 一般护理　保持病房温度适宜,注意保暖。卧床休息,采取舒适体位,限制活动量。给予患者高蛋白、高热量饮食,如鸡蛋、瘦肉、鱼等,适当补充水分,鼓励患者多喝温热饮料,控制输液速度,输液总量控制在 1500～2000ml,以免加重心脏负担。

3. 针对性护理　采取降温措施,尽量采用物理降温,必要时使用退热剂,监测体温每 4h 1 次,发热时遵医嘱抽血作培养。

4. 生活护理　做好感染性心内膜炎患者的口腔、皮肤护理工作,勤翻身、勤按摩、勤更换衣服,防止压疮形成。根据病情鼓励患者早下床活动,增加机体活动能力,促进血液循环及肠蠕动,防止腹胀。

5. 药物护理 遵医嘱准确、按时给予抗生素,并观察其疗效及不良反应;叮嘱患者按时服药,正确服用地高辛、利尿剂 3～6 个月,并坚持长效青霉素肌内注射 1 年,终身服用华法林等,并定期到医院进行检查,调整药物用量,防止出血和血栓形成。

6. 疼痛护理 对患者的主诉疼痛给予关心并采取相应措施,避免患者因心理因素而加重痛苦,尽可能减少应激因素;遵医嘱给予止痛药物,观察疗效和可能出现的副作用。如果疼痛部位、性质有改变时及时报告医生。指导患者使用非药物止痛方法:松弛疗法,肌肉松弛,深呼吸;分散注意力,如听音乐、读书。

音乐疗法:每日 2 次,每次听 45min,音乐选择多为通俗舒缓音乐。

心理调节:大脑放松入静,排除头脑中杂念。

7. 健康指导 要戒烟,注意保暖,防止着凉,预防呼吸道感染;为患者提供疾病的阅读资料讲解,尤其是心脏瓣膜的解剖生理知识以及菌血症的病因和防治;与患者讨论长期用药的必要性和方法。宣传如何预防感染,如保暖、口腔卫生,进行口腔治疗或外科治疗前后预防性应用抗生素等,做好知识宣教。

【护理评价】

1. 患者体温和血培养是否恢复正常,心脏的各种不适是否消失或减轻。

2. 患者是否恢复了正常的生活和工作,是否留有后遗症。

三、心包炎患者的护理

急性心包炎(acute pericarditis)是由心包脏层和壁层急性炎症引起的综合征。临床特征包括胸痛、心包摩擦音和一系列异常心电图变化。

慢性缩窄性心包炎(chronic traumatic intracranial hematoma)是由于心包慢性炎症所导致心包增厚、粘连甚至钙化,使心脏舒张、收缩受限,心功能减退,引起全身血液循环障碍的疾病,多数由结核性心包炎所致。

【病因】

常见病因有特发性(非特异性)、感染性(病毒、细菌、结核等)、免疫炎症性、肿瘤及创伤等。其中以非特异性、结核性、化脓性和风湿性心包炎较为常见。国外资料表明,非特异性心包炎已成为成年人心包炎的主要类型;国内报告则以结核性心包炎居多,其次为非特异性心包炎。恶性肿瘤和急性心肌梗死引起的心包炎在逐渐增多。随着抗生素和化学治疗的进展,结核性、化脓性和风湿性心包炎的发病率已明显减少。除系统性红斑狼疮性心包炎外,男性发病率明显高于女性。

缩窄性心包炎继发于急性心包炎,其病因在我国仍以结核性为最常见,其次为化脓性和创伤性心包炎后演变而来。少数与心包肿瘤、急性非特异性心包炎及放射性心包炎等有关。

【护理评估】

(一)健康史

询问患者发病以来是否有心前区疼痛,疼痛部位、性质、程度及有无加重等因素;有无胸闷、气急和心慌、呼吸困难,这是心包积液最突出的症状,严重时可有端坐呼吸、面色苍白、发绀;有无发热、乏力、食欲减退、咳嗽咳痰、声音嘶哑等;既往有无结核病史和心脏病史。

(二)身体状况

1. 急性心包炎症状

(1)心前区疼痛:常于体位改变、深呼吸、咳嗽、吞咽、卧位尤其当抬腿或左侧卧位时加剧,坐位或前倾位时减轻。疼痛通常局限于胸骨下或心前区,常放射到左肩、背部、颈部或上腹部,偶向下颌、左前臂和手放射。有的心包炎疼痛较明显,如急性非特异性心包炎;有的则轻微或完全无痛,如结核性和尿毒症性心包炎。

(2)心脏压塞的症状:可出现呼吸困难、面色苍白、烦躁不安、发绀、乏力、上腹部疼痛、水肿甚至休克。

(3)心包积液对邻近器官压迫的症状:肺、气管、支气管和大血管受压迫引起肺瘀血,肺活量减少,通气受限制,加重呼吸困难,使呼吸浅而速。患者常自动采取前卧坐位,使心包渗液向下及向前移位,以减轻压迫症状。气管受压可产生咳嗽和声音嘶哑。食管受压可出现咽下困难症状。

(4)全身症状:心包炎本身亦可引起畏寒、发热、心悸、出汗、乏力等症状,与原发疾病的症状常难以区分。

2. 急性心包炎体征

(1)心包摩擦音:是急性纤维蛋白性心包炎的典型体征。在胸骨左缘第三、四肋间、胸骨下部和剑突附近最清楚。常仅出现数小时或持续数天、数星期不等。

(2)心包积液:积液量在 200～300ml 以上或渗液迅速积聚时产生以下体征:①心脏体征:心尖搏动减弱、消失或出现于心浊音界左缘内侧处。心浊音界向两侧扩大、相对浊音区消失,患者由坐位转变为卧位时第二、三肋间的心浊音界增宽。心音轻而远,心率快。少数患者在胸骨左缘第三、四肋间可听得舒张早期额外者(心包叩击音),此音在第二心音后 0.1s 左右,声音较响,呈拍击样。②左肺受压迫的征象:有大量心包渗液时,心脏向后移位,压迫左侧肺部,可引起左肺下叶不张。左肩胛肩下常有浊音区,语颤增强,并可听到支气管呼吸音。③心脏压塞的征象:快速心包积液,即使仅 100ml,可引起急性心脏压塞,出现明显的心动过速,如心排血量显著下降,可产生休克。

3. 缩窄性心包炎症状　心包缩窄形成的时间长短不一,通常急性心包炎后 1 年以上者称为慢性缩窄性心包炎,演变过程有 3 种形式:

(1)持续型:急性心包炎经治疗后在数天内有全身反应和症状,如发热、胸痛等可逐渐缓解,甚至完全消失,但肝大、颈静脉怒张等静脉瘀血体征反而加重,故在这类患者中很难确定急性期和慢性期的界限,这与渗液在吸收的同时,心包增厚和缩窄形成几乎同时存在有关。

(2)间歇型:心包炎急性期的症状和体征可在一定时间完全消退,患者以为病变痊愈,但数月后重新出现心包缩窄的症状和体征,这与心包的反应较慢,在较长时间内形成缩窄有关。

(3)缓起型:患者急性心包炎的临床表现较轻甚至无病史,但有渐进性疲乏无力、腹胀、下肢水肿等症状,在 1～2 年内出现心包缩窄。

4. 缩窄性心包炎体征

(1)血压脉搏的变化:血压低,脉搏快,1/3 出现奇脉,30% 并有心房颤动。静脉压明显升高,即使利尿后静脉压仍保持较高水平,颈静脉怒张,吸气时更明显,扩张的颈静脉舒张早期突然塌陷,均属非特异性体征。

(2)心脏变化:视诊见收缩期心尖回缩,舒张早期心尖冲动,触诊有舒张期搏动撞击感,叩诊心浊音界正常或扩大,胸骨左缘3~4肋间听到心包叩击音,无杂音。

(3)其他体征:如黄疸、肺底湿啰音、肝大、腹腔积液比下肢水肿更明显,与肝硬化表现相似。

(三)辅助检查

1.急性心包炎

(1)心电图:急性心包炎的心电图演变典型演变可分四期:①ST段呈弓背向下抬高,T波高。一般急性心包炎为弥漫性病变,故出现于除aVR和V1外所有导联,持续2天至2周左右。V6的ST/T比值≥0.25。②几天后ST段回复到基线,T波减低、变平。③T波呈对称型倒置并达最大深度,无对应导联相反的改变(除aVR和V1直立外)。可持续数周、数月或长期存在。④T波恢复直立,一般在3个月内。病变较轻或局限时可有不典型的演变,出现部分导联的ST段、T波的改变和仅有ST段或T波改变。

(2)超声心动图检查:检查是否存在心包积液,有助于确诊急性心包炎。心脏压塞时的特征为:右心房及右心室舒张期塌陷;吸气时右心室内径增大,左心室内径减少,室间隔左移等。

(3)血液化验:感染者可能有白细胞计数增多、红细胞沉降率增快及C反应蛋白浓度增加。肌钙蛋白可以轻度升高,可能与心外膜心肌受到炎症刺激有关,大部分急性心包炎患者合并肌钙蛋白升高者,冠脉造影正常。

(4)X线检查:可见心脏阴影向两侧扩大,心脏搏动减弱;尤其是肺部无明显充血现象而心影明显增大是心包积液的有力证据,可与心力衰竭相鉴别。成人液体量小于250ml,X线难以检出心包积液。

(5)心脏CT或MRI:心脏CT和心脏MRI越来越多地用来诊断心包炎,两者均可以非常敏感地探测到心包积液和测量心包的厚度。

2.慢性缩窄性心包炎

(1)X线检查:示心影大小正常,左右心缘变直,主动脉弓小或难以辨认;上腔静脉常扩张,有时可见心包钙化。

(2)心电图:有QRS低电压、T波低平或倒置。超声心动图对缩窄性心包炎的诊断价值远较对心包积液为低。

(3)超声检查:可见心包增厚、室壁活动减弱等,但均非特异而恒定的征象。右心导管检查的特征性表现是肺毛细血管压力、肺动脉舒张压力、右心室舒张末期压力、右心房压力均升高且都在同一高水平。

(四)心理-社会状况

了解疾病演变成慢性对患者心理产生多大的压力,对工作生活会带来大的不便;家人支持和关心患者的程度如何。

(五)处理原则

1.急性心包炎的治疗 包括对原发疾病的病因治疗、解除心脏压塞和对症治疗。风湿性心包炎时应加强抗风湿治疗;结核性心包炎时应尽早开始抗结核治疗,并给予足够的剂量和较长的疗程,直到结核活动停止后一年左右再停药。如出现心脏压塞症状,应进行心包穿刺放液;如渗液继续产生或有心包缩窄表现,应及时作心包切除,以防止发展为缩窄性心包炎。化脓性心包炎时应选用足量对致病菌有效的抗生素,并反复心包穿刺抽脓和心包腔内注入抗生素,如疗效不著,应及早考虑心包切开引流,如引流发现心包增厚,则可做广泛心包切除;非特异性心包炎时肾上腺皮质激素可能有效,如反复发作亦可考虑心包切除。

2.缩窄性心包炎 早期施行心包切除术以避免发展到心源性恶病质、严重肝功能不全、心肌萎缩等。通常在心包感染被控制、结核活动已静止即应手术,并在术后继续用药 1 年。已知或疑为结核性缩窄性心包炎,术前应抗结核治疗 1～4 周,如诊断肯定,在心包切除术后应继续服药 6～12 个月。对不能手术治疗者,主要是利尿和支持治疗,必要时抽胸、腹腔积液。

【常见护理诊断/问题】

1.疼痛 与心包炎症、感染有关。

2.气体交换受损 与肺和支气管受压有关。

3.活动无耐力 与心排血量减少有关。

4.体温过高 与心、肺感染有关。

5.焦虑 与病因诊断不明,病情重,迁延时间长有关。

【护理目标】

1.患者疼痛消失,呼吸困难减轻,体温恢复正常,活动耐力增强。

2.患者情绪稳定,焦虑减轻。

3.患者无并发症发生。

【护理措施】

1.病情观察 注意胸痛及心前区疼痛,密切观察呼吸、血压、脉搏、心率、面色等变化。如出现面色苍白、呼吸急促、烦躁不安、发绀、血压下降、刺激性干咳、心动过速、脉压小、颈静脉怒张加重、静脉压持续上升等心包压塞的症状,应立即帮助患者取坐位,身躯前俯,并及时通知医师,备好心包穿刺用品,协助进行行心包穿刺抽液。如不能缓解症状,应考虑心包切开引流。

2.针对性护理 按医嘱给予镇痛剂或镇静剂。注意观察疼痛的性质、药物的疗效和毒副作用;干性纤维蛋白性心包炎,可取左侧卧位,减少胸膜摩擦,减轻疼痛。心包穿刺术既用于诊断,又是一项重要的治疗措施。可以帮助明确心包积液性质及病原,又在大量心包积液时能解除心包压塞症状,在化脓性、结核性或癌性积液时,可向心包腔内注入药物。

(1)心包穿刺术的术前准备:协助医师做超声波检查,确定积液的多少,并可指导选择穿刺进针的部位、深浅和方向;向患者做好解释,争取患者合作,必要时给予镇静剂;术前准备好各种试管(包括培养皿及酒精灯等),以便留取标本送检,并做好抢救物品的准备。

(2)术中协助医师完成各项操作,进行持续心电监护,并将穿刺针尾部与心电监护胸前导联连接,如穿刺针触及心肌,心电示波可出现 ST 段上抬,这时可后撤少许穿刺针。

(3)术后密切观察患者面色、表情、呼吸,嘱患者平卧位或半卧位休息 4～6h,每小时测血压 1 次,直至平稳。进行连续心电监护,密切注意心率、心律变化,并给予氧气吸入,详细记录患者尿量及脉搏(有无奇脉)情况。术后常规应用抗生素 3～5 天,以预防感染。

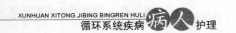

3. 慢性缩窄性心包炎的术前术后护理

(1)术前护理：主动关心患者，避免不恰当的语言和行为，向患者讲解术前、术后注意事项，以解除顾虑，稳定情绪，积极配合治疗。结核性心包炎患者术前应严格执行抗结核治疗，嘱患者按时服药，控制结核活动后再行手术治疗，以免术后结核扩散。

(2)术后护理：术后常规给予洋地黄药物治疗，改善心功能。密切观察生命体征的变化，每 1~2h 测量血压、脉搏、呼吸，持续心电监护，以便及时发现心律失常；静脉补液时应严格控制输液速度和输液量。一般成人每日输液小于 1500ml，速度小于 40 滴/min。监测中心静脉压，半小时 1 次，记录 24h 出入水量。根据 CVP、尿量和血清电解质的变化，调节入量并及时补充电解质，维持水电解质平衡；保持各种引流管的通畅，记录引流液的性质和量，及时对症处理。术前有腹水患者，应定期测量腹围，以了解腹水吸收情况。

(3)一般护理：严格按医嘱给患者用药，补充电解质，纠正低蛋白血症。加强营养，鼓励患者进食高蛋白、高维生素、低盐饮食，及时从静脉补充蛋白质，并适当限制患者活动量，预防心力衰竭。

(4)肺部并发症的预防：术后鼓励及帮助患者作有效的咳嗽、咳痰，并常规雾化吸入，合理应用抗生素。鼓励患者早期在床上活动，早期进食，术后第二天即可进低盐流质。

(5)疼痛护理：可采用镇痛泵行术后镇痛，通过连续泵入小剂量镇痛药物以达到缓解疼痛的目的。护士应定期观察镇痛泵的使用情况，防止泵管打折、扭曲或脱出。

(6)出院指导：患者出院后应坚持按医嘱服药 1.5~2 年，并定时复查，了解心功能情况；绝对戒烟；结核性心包炎患者出院后继续抗结核治疗，如有不适应随时就诊。

【护理评价】

1. 患者疼痛、呼吸困难程度是否减轻，体温是否恢复正常。

2. 患者焦虑恐惧情绪是否减轻，有无并发症发生。

第九节　周围血管疾病患者的护理

DAO RU QING JING
导入情景

情景描述：

男，68 岁，从小在田里耕种和上山砍树挑柴，现在两小腿上的血管突出皮肤表面，像蚯蚓一样，弯弯曲曲，疙疙瘩瘩。在右小腿右侧下出现多处皮肤发黑、色素沉着，有一处 5×3cm 的溃疡，伴有脓性分泌物和红肿。一般的消毒换药无法愈合。

护理体检：深静脉通畅试验（Penhes 试验）阳性，大隐静脉瓣膜功能试验（Trendelenburg 试验）阳性。

请分析：1. 该患者主要的护理诊断有哪些？

2. 结合病例，制订护理计划。

一、下肢静脉曲张患者的护理

下肢静脉曲张(the definition of varicose vein of lower limb)是一种常见疾病,多见于从事持久体力劳动或站立工作的人员。主要表现为下肢表浅静脉扩张、伸长、迂曲,产生患肢酸胀、乏力、沉重等症状,严重者常伴有小腿溃疡或浅静脉炎等并发症(图4-28)。

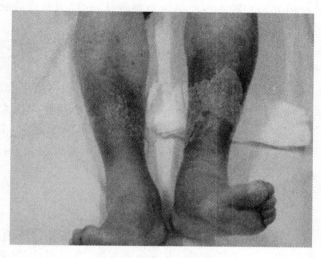

图 4-28　下肢静脉曲张

【病因】

静脉壁软弱,静脉瓣缺陷以及浅静脉内压力持久升高,是引起浅静脉曲张的主要原因。

1.先天性静脉壁薄弱或静脉瓣膜功能缺陷,如瓣膜缺如或发育不全,因此静脉壁易于扩张,近端静脉瓣膜闭锁不全使血液倒流,进一步影响其属支,最终造成静脉曲张。

2.长期站立是造成下肢静脉曲张的重要因素,血柱垂直的重力对下肢静脉压力增大,同时回流可以直接造成大隐静脉瓣膜破坏,因此大隐静脉曲张多见于长期站立的劳动者。

3.妊娠妇女或盆腔肿瘤患者,由于腹内压增高,下肢静脉回流受阻,可引起下肢静脉曲张。

【发病机制】

(一)静脉本身因素

1.静脉壁软弱和静脉瓣缺陷,是全身支持组织软弱的表现的一部分,并与遗传因素有关,由于浅静脉位于皮下组织内,又缺乏有力的支持,当静脉内压力增大时(如负重、咳嗽以及长期站立等),此种情况易引起静脉扩张,近端静脉瓣产生关闭不全,血液向下倒流,使静脉压力增高,又逐渐破坏远端瓣膜,终致产生静脉曲张,由这种情况发病者称为"原发性静脉曲张"。

2.当浅静脉壁和瓣膜受外伤后,若愈合不良,可能影响管壁弹性和瓣膜功能,而于受伤处发生静脉曲张。

3.在老年人,静脉壁开始退化,亦容易发生静脉曲张。

(二)静脉压升高

静脉本身虽无病变,但由于血液回流受阻,静脉压升高,而容易发生静脉曲张。

1.职业因素 如长期站立工作者,作用于下肢静脉壁的血柱变直,以致下肢静脉内压力显著增大;又由于经常采取直立体位,下肢肌肉收缩较少,影响静脉血液回流,当其血量超过静脉回流的负荷时,即引起静脉内压力升高而发病。

2.疾病因素 盆腔内肿瘤和肿大淋巴结压迫髂静脉,亦可引起浅静脉曲张。

3.深静脉受阻 如股静脉血栓形成,浅静脉代偿性扩张。

下肢静脉曲张大多发生在大隐静脉,亦有大、小隐静脉同时发病者,而单独小隐静脉发生者则较少。深静脉因位于肌群之间而受到保护,同时下肢运动时,肌肉收缩,有助于血液循环,故不发生静脉曲张;相反,浅静脉因无上述保护条件,所以容易引起静脉曲张。

主要病理变化发生在静脉壁中层,由于血流缓慢或停滞,静脉内压力升高,在早期为肌纤维和弹性纤维代偿性增厚,后期肌纤维和弹性纤维则萎缩,甚至消失,为结缔组织所代替,于是部分静脉壁因变薄而扩张,也有部分静脉壁因结缔组织增生而变厚,以致成为不均匀的结节状表现,同时静脉瓣膜萎缩,硬化。

【护理评估】

(一)健康史

询问患者的工作是否长期站立;是否长期腹压增高、怀孕后子宫压迫下腔静脉血液的回流;或长期从事重体力活动;下肢有无肿胀、皮肤色素沉淀、溃疡形成,并经久不愈;是否有下肢静脉曲张、痉挛抽搐、疼痛史。

(二)身体状况

原发性静脉曲张患者早期多无局部症状,逐渐发展可出现以下临床表现。

1.患肢常感酸、沉、胀痛、易疲劳、乏力。

2.患肢浅静脉隆起、扩张、变曲,甚至迂曲或团块状,站立时更明显。

3.肿胀 在踝部、足背可出现轻微的水肿,严重者小腿下段亦可有轻度水肿。

4.并发症

(1)皮肤的营养变化:皮肤变薄,脱屑、瘙痒、色素沉着,湿疹样皮炎和溃疡形成。

(2)血栓性浅静脉炎:曲张静脉处疼痛,呈现红肿硬结节和条索状物,有压痛。

(3)出血:由于外伤或曲张静脉或小静脉自发性破裂,引起急性出血。

(三)辅助检查

1.下肢静脉功能试验

(1)深静脉通畅试验(Penhes 试验):用来测定深静脉回流情况。下肢静脉曲张患者的深静脉往往是通畅的,方法是在大腿用一止血带阻断大隐静脉干,嘱患者连续用力踢腿或下蹲,由于下肢运动,肌肉收缩,浅静脉血液经深静脉回流而使曲张静脉萎陷空虚。如深静脉不通或有倒流使静脉压力增高则曲张静脉压力不减轻,甚至反而曲张更显著。

(2)大隐静脉瓣膜功能试验(Trendelenburg 试验):用来测定大隐静脉瓣膜的功能,单纯性下肢静脉曲张患者的大隐静脉瓣膜功能丧失。方法是患者平卧位,下肢抬高,排空浅静脉内的血液,用止血带绑在大腿根部卵圆窝下方处。随后让患者站立,10s 内解开止血带,大隐静脉血柱由上向下立即充盈,则提示大隐静脉瓣膜功能不全。病变部位极可能位于卵圆窝水平,深静脉血通过隐股静脉连接点泄入浅静脉系统。浅静脉如缓慢地(超过30s)而逐渐充盈,属于正常情况,是血液由毛细血管回流入静脉内的缘故。如果患者站立后,止血带未解开而止血带下方的浅静脉迅速充盈,说明反流入该静脉的血液来自小隐静脉或某些功能不全的交通静脉。

(3)交通静脉瓣膜功能试验(Pratt试验):患者平卧,抬高患肢,在大腿根部扎止血带,先从足趾向上至腘窝缚缠第一根弹力绷带,再自止血带处向下,扎上第二根弹力绷带,一边向下解开第一根弹力绷带,一边向下继续缚缠第二根弹力绷带,如果在两根弹力绷带之间的间隙内出现曲张静脉,即意味着该处有功能不全的交通静脉。

2. 超声多普勒、血管造影。

(四)处理原则

1. 弹力袜或弹力绷带压迫 适用于妊娠期、病情轻、年龄过大或全身情况差不能耐受手术者。

2. 硬化剂注射 适用于手术后残留曲张静脉的治疗。

3. 手术治疗 对重度静脉曲张而症状又较明显病例,应采用手术治疗。但在术前一定要确定静脉曲张不是继发性的,而且深静脉通畅。根据不同病情可采用:

(1)高位结扎:适用于只有上端静脉瓣闭锁不全病例。结扎大、小隐静脉上端可杜绝血液回流,使扩张的静脉不致再度充盈。

(2)静脉剥脱及切除术:作高位结扎的同时,应将曲张的静脉整段或分段剥脱或切除。

(3)筋膜下交通支结扎术:适用于下肢静脉曲张伴发交通支瓣膜功能不全者。

4. 对不同并发症的处理

(1)慢性溃疡:由于局部血液循环障碍、组织水肿以及细菌感染等因素的相互影响,使溃疡较难愈合。治疗时应:①积极治疗下肢静脉曲张;②改善局部血液循环:如嘱患者平卧,抬高患肢,劳动时用弹力绷带等;③控制感染:如全身应用抗生素及局部以0.5%新霉素溶液或3%硼酸溶液湿敷,达到清洁创面和减少分泌物的目的,有利于上皮生长,加速伤口愈合;无分泌物可用0.5%新霉素软膏、鱼肝油软膏,亦可用氦氖激光照射。

(2)静脉曲张性湿疹:应保持创面清洁,外用0.5%新霉素煤焦油糊剂等。

(3)静脉曲张性血栓性静脉炎:急性期可用抗生素预防感染,局部热敷,或并用蛋白酶等。抬高患肢,减少活动,同时严密观察,如果发生血栓扩展,应施手术治疗。若已成为慢性而又影响不大者可不必治疗。

(4)瘀滞性皮下硬化症:可常服复方丹参片,每次3~4片,3次/d,待肿块缩小后,可用手术剥离和静脉结扎。

(5)出血:抬高患肢,加压止血或缝扎止。

【常见护理诊断/问题】

1. 皮肤完整性受损 与皮下静脉曲张、摩擦受损、溃疡形成有关。

2. 疼痛 与静脉迂曲、痉挛抽搐有关。

3. 体温过高 与皮肤感染有关。

4. 焦虑 与担心皮肤破损、感染出血、经久不愈有关。

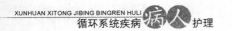

【护理目标】

1.患者及家属了解了该病的特点及相关知识。

2.患者懂得如何保护皮肤防止破损、减轻腹压,减少对下肢静脉的压迫。

3.减少重体力活动和长期站立。

4.孕妇注意下肢的静脉回流。

5.患者皮肤基本恢复正常,溃疡愈合,疼痛消失。

【护理措施】

1.病情观察 注意观察静脉曲张的程度、有无皮肤破损、溃疡形成;观察深浅静脉交通支有无相通,回流是否正常;评估下肢静脉曲张的性质,是否需要手术或其他处理。

2.一般护理 嘱患者减轻腹压、减少站立,孕妇多卧床休息,抬高患肢。使用弹力绷带,促进静脉回流;保持局部皮肤的清洁干燥,防止感染;增加营养丰富、全面、易消化无刺激的食物,忌烟戒酒,适当增加膳食纤维,防止便秘增加腹压。

3.针对性护理

(1)术前护理:按外科术一般护理常规。向患者介绍治疗概况,做好解释工作,训练患者卧床大小便,取得患者配合;了解患者出现静脉曲张的时间,伴随症状如胀痛、沉重感、乏力、水肿、发痒、溃疡、出血等;注意职业(站立工作时间史)及家族史、下肢深静脉血栓性静脉炎、动静脉瘘、盆腔肿块等疾病;下肢静脉曲张并发小腿溃疡急性水肿者,应予卧床休息,抬高患肢20°~30°,用3%硼酸湿敷或生理盐水纱布换药,保持创面清洁,同时做创面细菌培养及药敏试验;术前开始用药,术日将溃疡处换药一次,并用无菌治疗巾包好,以免污染术野;下床活动时应指导患者穿弹力袜或用弹力绷带;注意足部卫生,认真做好皮肤清洁工作,手术野皮肤准备上至脐平下至足趾,包括整个患侧下肢;术前用一天用甲紫或记号划出静脉曲张的路径。

(2)术后护理:按术后全麻护理。手术即将患肢用弹力绷带自足背向大腿加压包扎,防止静脉剥脱部位出血维持弹力绷带加压约2周;患肢抬高20°~30°,卧床期间鼓励患者行足背屈活动;术后24~48h可行下床活动,但需穿弹力袜或用弹力绷带,避免过久站立,下肢不要过早负重,避免静坐或静立不动;术后第一天出现患侧足面水肿,多因患侧绷带加压包扎过紧所致,若患侧疼痛应松开弹力绷带重新包扎或穿弹力袜;若有慢性溃疡,应继续换药。

4.心理护理 消除患者心理紧张,对所患疾病的相关知识进行讲解,注意配合治疗和护理,注重自身的保健,注意皮肤护理和减轻腹压的各种活动,该病能够治愈。

【护理评价】

1.患者是否了解了该病的致病因素和诱因,懂得如何保护和预防的措施。

2.对孕妇和老人防治静脉压升高进行健康教育的措施是否完善。

3.患者对自己下肢皮肤溃疡、疼痛的护理技术是否掌握,心理状态是否稳定。

二、血栓闭塞性脉管炎患者的护理

血栓闭塞性脉管炎(Buerger's disease;thromboangiitis obliterans)是一种进行缓慢的动脉和静脉节段性炎症病变,主要侵袭四肢中小动静脉,以下肢为主,由于多层血管炎症、血管内膜增生、血栓形成,以致血管腔闭塞,导致严重肢体缺血,与感染、寒冷、吸烟、激素等有关。

【病因】

1. 吸烟 综合国内外资料,血栓闭塞性脉管炎患者中吸烟者占 60%～95%。临床观察发现,戒烟能使血栓闭塞性脉管炎患者病情缓解,再度吸烟又可使病情恶化。Erb 等在鼠的动物实验中发现,烟草浸出液能引起血管病变。Harkavy 等用烟草浸出液作皮内试验发现,血栓闭塞性脉管炎患者阳性率达 78%～87%,而正常人仅为 16%～46%。但吸烟者中发生血栓闭塞性脉管炎毕竟还是少数,部分血栓闭塞性脉管炎患者亦无吸烟史。因此,吸烟可能是血栓闭塞性脉管炎发病的一个重要因素,但不是唯一的病因。

2. 寒冷、潮湿、外伤 我国血栓闭塞性脉管炎的发病率以比较寒冷的北方为高。流行病学调查发现,80%的血栓闭塞性脉管炎患者发病前有受寒和受潮史;部分患者有外伤史。可能这些因素引起血管痉挛和血管内皮损伤,并导致血管炎症和血栓闭塞。

3. 感染、营养不良 血栓闭塞性脉管炎患者有反复的真菌感史。Thompson 发现血栓闭塞性脉管炎患者的皮肤毛菌素试验阳性率 80%,对照组仅 20%。Craven 认为,人体对真菌的免疫反应,诱发血液纤维蛋白原增高和高凝状态可能与血栓闭塞性脉管炎的发病有关。

4. 激素紊乱 血栓闭塞性脉管炎患者绝大多数为男性(80%～90%),而且都在青壮年时期发病。有人认为,前列腺功能紊乱或前列腺液丢失过多,可使体内具有扩张血管和抑制血小板聚集作用的前列腺素减少,并有可能使周围血管舒缩功能紊乱、血栓形成从而导致本病。

5. 遗传 血栓闭塞性脉管炎患者中1%～5%有家族史。不少学者发现人类白细胞抗原(HLA)的某些特殊位点与血栓闭塞性脉管炎的发病有关。日本学者发现血栓闭塞性脉管炎的 HLA-J-1-1 阳性率为 46%,而正常人仅 18%。另有报道,血栓闭塞性脉管炎患者的 HLA-BW54、HLA-BW52 和 HLA-A 阳性率增高。其中 HLA-J 和 HLA-BW54 均受遗传因子支配。

6. 血管神经调节障碍 自主神经系统对内源性或外源性刺激的调节功能紊乱,可使血管容易处于痉挛状态。长期血管痉挛可使管壁受损、肥厚,容易形成血栓导致血管闭塞。

7. 自身免疫功能紊乱 近 10 年,自身免疫因素在血栓闭塞性脉管炎发病中所起的作用日益受到重视。Gulati 等发现血栓闭塞性脉管炎患者血清中 IgG、IgA、和 IgM 明显增加,而补体 CH50 和 C3 则减少,并在患者的血清和病变的血管中发现抗动脉抗体和对动脉有强烈亲合力的免疫复合物。

【病理变化】

病理变化为血管壁的阶段性、非化脓性炎症伴腔内血栓形成,管腔阻塞,导致肢体缺血,引起疼痛和肢端坏疽。病程呈周期性发作,病变多在下肢。好发于 20～40 岁的男性。

【护理评估】

(一)健康史

询问患者的工作是否长期站立;是否长期腹压增高、怀孕后子宫压迫下肢致静脉血液回流;或长期从事重体力活动;下肢有无肿胀、皮肤色素沉淀、溃疡形成并经久不愈;是否有下肢静脉曲张、痉挛抽搐、疼痛史。

(二)身体状况

1. 分期

第一期(局部缺血期):患肢麻木、发凉、轻度间歇性跛行,可反复出现游走性浅静脉炎。检查发现患肢皮温稍低,色泽较苍白,足背或胫后动脉搏动减弱。此期功能性(痉挛)大于器质性因素。

第二期(营养障碍期):症状加重,间歇性跛行明显,疼痛转为持续性静息痛,夜间剧烈。检查患肢皮温显著降低,色泽苍白,或出现紫斑、潮红,小腿肌萎缩,足背或胫后动脉搏动消失。此期动脉已处于闭塞状态,以器质变化为主掺杂一些功能性因素,肢体依靠侧支循环保持存活,腰交感神经阻滞后仍可出现皮温增高。

第三期(坏死期):影响到侧支循环所能发挥的一切代偿功能都不能保全趾(指)存活,提供的血液供应只能使坏疽与健康组织分界平面的近端组织保持存活。

2. 临床表现

(1)疼痛:① 间歇性跛行:当患者行走一段路程后,小腿或足部肌肉发生胀痛或抽痛,被迫止步,休息片刻后,疼痛迅速缓解,再行走后疼痛又复出现,这种症状称为间歇性跛行;②静息痛:患肢处于休息状态疼痛经久不息。其痛剧烈,夜间尤甚,患肢抬高时加重,下垂时减轻。

(2)感觉异常:患肢发凉或灼热、发痒、针刺、酸胀、麻木等感觉,甚或有大小不等的感觉完全丧失区。

(3)营养障碍:患肢皮肤干燥、脱屑、皲裂、少汗或无汗、汗毛脱落、趾(指)变细、趾(指)甲增厚或薄脆变形、肢体肌肉松弛、萎缩;肢端溃疡或坏死,伴患肢肿胀,皮色暗红或紫暗。

(4)肢体动脉搏动减弱或消失。

(5)游走性浅静脉炎:约40%的患者在发病前或过程中,在小腿或足部反复出现游走性血栓性浅静脉炎。

(三)辅助检查

1. 患肢肿胀　每天用卷尺精确测量并与健侧下肢对照粗细,对确诊深静脉血栓具有较高的价值,小腿肿胀严重时常致组织张力增高。

2. 静脉压痛　小腿肌肉、腘窝、内收肌管及腹股沟下方股静脉检查时,出现静脉血栓部位会有压痛。

3. Homans 征(直腿伸踝试验)　将足向背侧急剧弯曲时,可引起小腿肌肉深部疼痛,当小腿深静脉血栓时 Homans 征常为阳性。是由于腓肠肌及比目鱼肌被动伸长时刺激小腿血栓静脉所致。主要是患肢深静脉阻塞导致浅静脉压升高,在发病 1、2 周后可能会出现浅静脉曲张。

(四)治疗原则

1. 戒烟　由于血栓闭塞性脉管炎与烟草过敏有关,患者首先应终生戒烟,严格绝对戒烟是防止病情恶化与复发的重要因素。其次,应防止外伤及患肢保暖,有足癣者应积极治疗。

2. 物理疗法　对于缺血严重的肢体应避免热敷及热疗。由于患肢怕冷、发凉而试用热疗来改善症状是十分有害的,临床上仍可见到由于热敷之后而出现肢体坏死的病例。热疗之后组织代谢增加,需氧增大而血循环障碍又不能满足组织需要,因此代谢产物增加和缺血反而加重,而使组织缺氧、坏死。

3.功能锻炼　缺血肢体的锻炼,又称 Buerger 运动练习,有利于缺血肢体血运的改善。方法是:患者平卧,患肢伸直抬高 45°,维持 2min,然后患者坐起足下垂 5min,并做足和趾的运动,然后再放置水平 2min。每次应反复 5 次,每日练习不少于 3 次。

4.定期复查　坚持长期治疗,定期到医院检查,以观察肢体的缺血情况,做好记录,以便于前后对照,并劝说患者不要盲目就医,一定要在正规医院专科医生的指导下进行治疗。

【常见护理诊断/问题】

1.疼痛　与静脉血栓形成导致缺血缺氧有关。

2.感觉异常　与肢体肿胀,压迫局部神经有关。

3.营养失调:低于机体需要量　与肢体血栓形成、神经压迫,局部循环受阻有关。

4.皮肤完整性受损　与局部肢体营养不良,继发感染的关系有关。

5.知识缺乏　不能全面了解该病与吸烟饮酒,生活无规律有关。

【护理目标】

1.患者肢体血栓溶解,血液循环改善,肿胀减轻或消退,疼痛减轻。

2.患者局部皮肤溃疡愈合,足背动脉搏动恢复。

3.患者戒烟忌酒,同时注意减轻体重和饮食搭配。

【护理措施】

1.严格戒烟　香烟中的尼古丁会引起血管收缩,加重动脉硬化的程度,加重缺血症状。

2.足部护理　保护患肢,防止外伤,注意保暖,避免受寒;但局部不能加温,以免加重组织缺氧坏死;保持局部清洁、干燥。已经发生坏疽的部位,应保持干燥,温热络合碘浸泡后,用无菌敷料包扎。继发感染者应用抗生素治疗。坚持锻炼,促进侧支循环建立。

3.合理营养　进食高蛋白、高维生素、低脂易消化食物,避免辛辣刺激性食物。

4.心理护理　血栓闭塞性脉管炎病痛的折磨常使患者丧失治疗信心,应鼓励患者,理解患者,要求患者积极配合治疗和护理。

5.患肢血运循环监测　定期监测下肢皮肤的颜色、温度,动脉搏动情况、感觉情况。

6.药物护理　血管扩张药物一般仅使用于第一、二期患者,可缓解血管痉挛,促进侧支循环,改善血液供应,严密观察药物的疗效和不良反应。

7.定期复查　服用抗凝药物应定期监测出凝血时间,以便医生及时调整用药剂量。

【护理评价】

1.患者是否了解吸烟与该病的利害关系,是否已戒烟。

2.患者是否配合治疗和护理,担忧肢体会截肢、脑血栓形成危及生命的心态是否稳定。

3.患者焦虑和恐惧的情绪是否已缓解和消失。

(袁爱娣　范鲁宁)

第十节　循环系统常用诊疗技术

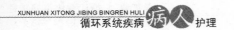

DAO RU QING JING
导入情景

情景描述：

　　男性，69 岁，2011 年 7、8 月份曾两次发生酒后胸闷胸痛情况。两年前两次住院治疗，分别入院 16 天、17 天，经点滴"生脉"等针剂，病况转好后出院，出院后口服阿司匹林、倍它乐克、辛伐它汀、通心络胶囊至今。

　　体检：冠状动脉钙化评分：左、右冠状动脉走行自然，冠脉管壁未见明显钙化征象。

　　冠状动脉血管成像：左冠状动脉前降支近段官腔可见不规则充盈缺损，相应管腔变窄，LAD 近段狭窄大于 70％；右冠状动脉及左冠状动脉对角支、回旋支、钝缘支管腔均未见明显充盈缺损及狭窄征象。

　　医生建议：冠脉造影＋支架植入术。

　　请分析：1. 支架植入术前准备和术后护理有哪些？

　　　　　　2. 支架植入的适应证和禁忌证有哪些？

一、经皮穿刺腔内冠状动脉成形术（PTCA）及冠状动脉内支架植入术

　　心血管介入性诊治定义：是指通过导管术，将各种器材送入心血管内进行疾病诊断及治疗的方法。

（一）经皮穿刺腔内冠状动脉成形术

　　经皮穿刺腔内冠状动脉成形术（percutaneous transluminal coronary angioplasty，PTCA 或 PCA）是经皮穿刺股动脉或桡动脉将球囊导管至于冠状动脉狭窄处，借球囊的扩张力，使管腔扩大，从而改善冠状动脉心肌供血的一种非外科手术方法。

【适应证】

　　1. 冠状动脉不完全狭窄＞75％者。

　　2. 冠脉单支或多支近端、孤立、向心性、局限、长度＜15mm 的无钙化病变。新近发生的单支冠状动脉完全阻塞病变。

　　3. 有临床症状的 PTCA 术后再狭窄病变。

　　4. 冠状动脉旁路移植血管再狭窄者。

　　5. 临床有心绞痛症状，药物治疗效果不佳，且心功能较好者。

【禁忌证】

　　1. 无保护的左主干病变，左主干等同病变。

　　2. 慢性完全性阻塞伴有严重钙化的病变。

　　3. 多支广泛性弥漫性病变。

4.病变狭窄程度≤50％者。

【术前准备】

1.用物准备

（1）导管系统：PTCA 导引管、穿刺导管鞘 PTCA 球囊扩张管。

（2）X 线影像设备。

（3）心电监护系统及抢救用物。

2.患者准备

（1）向患者解释并取得配合；遵医嘱停止使用 β 受体阻滞剂，口服双嘧达莫、阿司匹林、硝苯地平等。

（2）常规临床检查、外周动脉搏动、碘和青霉素试验、备皮（会阴部及两侧腹股沟）、禁食6h，不禁药。

（3）碘过敏试验：先行皮内注射，再行静脉注射。

皮内注射法：取碘造影剂 0.1ml 皮内注射，20min 后观察。

阳性：局部红肿硬块，直径＞1cm

静脉注射：取碘造影剂 1ml。缓慢注射，5～10min 后观察结果。

阳性：BP、P、R、面色改变。

（4）术前三日术晨口服阿司匹林 300mg，术前三小时口服塞氯吡定 0.25mg，每日 2 次或术前三日口服氯吡格雷 75mg，每日一次。

PTCA 进入途径见图 4-29。

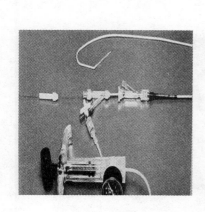
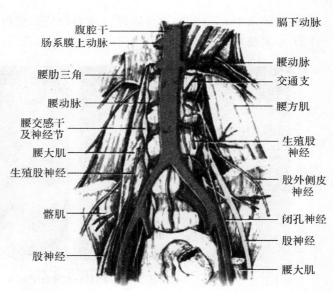

图 4-29　PTCA 进入途经

【术中监护】

1.心电监护　协助患者取仰卧位，连接监护系统，观察心率、心律变化，心电图上有无缺血现象，密切关注有无心律失常的异常表现。

2.密切观察操作过程 局部麻醉后经股静脉插入起搏电极导管,电极置于右心室。经股动脉插入导引管,再由导引钢丝将球囊导管引至狭窄处,注入造型剂证实球囊的位置后,加压球囊扩张冠状动脉,成功后将球囊管、导引钢丝和导引管一同撤出。保留导管鞘,固定并防止滑脱。

3.压力监测 测左心房、左心室的压力变化,测毛细血管楔嵌压、中心静脉压等,严密观察患者有无心绞痛,有无低血压,有异常时随时停止并排空球囊。

4.肝素的应用 应坚持抗凝治疗,常用肝素静脉点滴,使患者的凝血时间延长至正常的1.5～2倍,也可口服华法林。

【术后护理】

1.严密持续心电监护,注意有无胸闷、胸痛症状,有无低血容量、心排出量减少、血管痉挛性反应、心包压塞等并发症,及时处理。

2.正确连接动脉鞘管,妥善固定,观察血压变化。

3.观察穿刺部位,术后24h拔出动脉导管鞘,手指压迫止血30min后沙袋压迫,1kg沙袋压迫6～8h,拔管后制动8h。平卧24h。术侧下肢伸直,观察远端动脉搏动和血压至导管鞘拔出后4h。

4.静脉给硝酸甘油,口服钙拮抗剂,预防冠脉痉挛。

5.肝素抗凝治疗,导管鞘拔出前4～6h继续用肝素抗凝,凝血时间延长1.5～2倍。

6.观察伤口情况,观察有无出血、血肿、腹膜后血肿,保持局部清洁,常规应用抗生素3天。

7.绝对卧床48h,逐渐增加活动量,1周内避免抬重物,1周后恢复日常生活工作。

PTCA术前术后见图4-30。

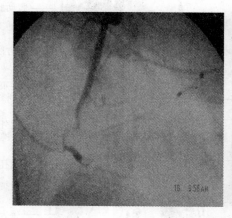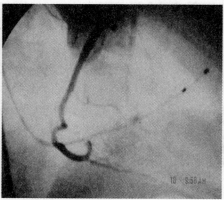

图4-30 PTCA术前与PTCA术后

【成功标准】

1.PTCA术后冠状动脉狭窄程度减少20%以上,残余狭窄＜50%。

2.无急性心肌梗死或需急诊冠脉搭桥术,无手术及院内死亡。

【并发症】

1. 急性期并发症

(1)内膜撕裂、急性闭塞、边支闭塞、血栓形成及栓塞、冠脉痉挛,多在术后至24h内出现,发生率在2%～4%,可导致急性心肌梗死,可再次行PTCA或置入支架来防治。

(2)冠状动脉穿孔,插管时操作不熟练,动作粗暴而导致冠状动脉穿孔,应及时发现及时处理。

(3)心律失常、血管迷走反应。

(4)伤口有无出血、血肿及假性动脉瘤。

(5)术后有无血流(No-flow)现象。

2. 后期并发症　再狭窄。术后6个月有30%～40%发生再狭窄,主要由血管内膜平滑肌增生所致。目前采用PTCA后置入支架,可减少术后再狭窄的发生。

(二)冠状动脉内支架植入术

冠状动脉内支架植入术(coronary artery stent implantation)是在PTCA基础上将金属支架置于冠脉狭窄处,可有效地防止和减少PTCA急性冠状动脉闭塞或手术后期的再狭窄,以保持血流通畅。

【适应证】

1.冠状动脉分支起始部或近端病变;PTCA并发血管急性闭塞或濒临闭塞。

2.改善PTCA术后不理想的效果,预防再狭窄。

3.血管直径≥3.0mm。

【禁忌证】

冠状动脉内支架置入术无绝对禁忌证,但对不锈钢过敏者、有出血疾患或出血倾向者不能用抗凝治疗;抗血小板药物过敏者;血管直径≤2.5mm、由主要分支血管的分叉部、血管严重迂曲的病变不宜选用。

【护理】

术前准备和术后护理同PTCA。

二、射频消融术的应用

心脏射频消融术(catheterradiofrequency ablation)是将电极导管经静脉或动脉血管送入心腔特定部位,释放射频电流导致局部心内膜及心内膜下心肌凝固性坏死,达到阻断快速心律失常异常传导束和起源点的介入性技术。经导管向心腔内导入的射频电流损伤范围在1～3mm,不会造成机体危害。射频消融术目前已经成为根治阵发性心动过速最有效的方法。

【适应证】

1.阵发性房颤,心电图表现为典型的频发房早、短阵房速、房扑、房颤并反复发作,症状明显,2种以上的抗心律失常药物治疗无效。

2.持续性房颤,持续小于1年或有成功转律史,房颤转律前后有阵发性房颤病史或有频发阵发性房早等房性心律失常的心电图证据,或在持续性房颤前明确有阵发性房颤病史。

3.年龄大于5岁小于75岁。

4.排除瓣膜性心脏病、扩张性心肌病、心力衰竭、心肌梗死等器质性心脏病,排除其他原因引起的心房颤动,如甲状腺功能亢进、酒精或药物中毒等。

5.高血压、高血压心脏病和冠心病心绞痛患者,如果有以上阵发性心房颤动的特点,在高血压和心绞痛得到控制后也心房颤动肺静脉隔离的指证。

6.部分预激综合征和快-慢综合证患者合并以上房颤特点者,也可行肺静脉电隔离治疗。随着导管射频消融技术的进步和成熟,肺静脉电隔离的适应证也在不断扩展。

【用物和术前准备】

基本设备包括X光机、射频消融仪及心内电生理检查仪器;局麻药和各种消毒用品。

电生理检查和射频消融术一般需要住院进行,需要常规实验室检查(包括心电图和血液化验等)。

饮食注意事项:手术前6~8h内不要进食进饮。

告知医生所用药物的名称和剂量,电生理检查和射频消融术前3~5天停用所有抗心律失常药物,抗心律失常药物可能会影响到检查结果。

告知医生药物过敏情况。

【原理】

是利用电极导管在心腔内某一部位释放射频电流而导致局部心内膜及心内膜下心肌的凝固性坏死,从而破坏某些快速心律失常起源点的介入性技术。局麻下将3~4根电极导管经股静脉、锁骨下静脉送入冠状静脉窦、高位右心房及希氏束、右心室等部位,刺激心房和心室诱发与临床一致的心动过速,定位心动过速起源点,然后将消融用的电极导管送达已定位的起源点并与体外的射频发生器相连。放电后重复电生理检查,若不能诱发心动过速且临床随访无发作,则说明消融成功。适用于预激综合征、房性心动过速、房颤、房扑等快速型心律失常。

【优点】

1.疗效确切,成功率高,复发率低。

2.可以明显提高患者的生活质量,减少猝死、心力衰竭及脑卒中的发生率。

3.创伤小,恢复快。

【成功率】

房室结折返性心动过速、预激综合征等心律失常一次射频消融成功率可以达到98%以上,而房速、房扑、室早、特发性室速等复杂心律失常成功率可以达到90%以上,目前房颤的消融成功率阵发性房颤达到80%~90%,持续性和慢性房颤也可达到60%~80%,再次消融成功率将进一步提高。

【手术并发症】

血管穿刺并发症包括局部出血、血肿、感染、气胸、血栓形成、栓塞等,导管操作并发症包括主动脉瓣反流、心肌穿孔、心包压塞等,放电消融并发症包括房室传导阻滞、心肌梗死等。

【术后注意事项】

1. 射频消融术后患者须按照医嘱卧床静养,静脉穿刺处沙袋压迫 6h,动脉穿刺处沙袋压迫 8～12h,并患肢制动;注意观察是否出血;卧床期间给予易消化饮食。

2. 早期密切观察心率和心律情况,如有不适及时向医生汇报,必要时行心电图、心脏超声和胸片等检查。

3. 术后如有心动过速再次发作的感觉,但并未真正发作,不要紧张,勿需特殊治疗。术后 1 周后可恢复正常活动。

4. 出院后如有复发,应及时心电图测查,并与医生取得联系,决定下一步治疗方案。

5. 射频消融术后需要抗凝治疗,一般需要用 1～3 个月的抗凝药物,具体视患者的心律、年龄和全身情况而定。其他辅助药物的应用主要为房颤消融术后使用胺碘酮,遵照医嘱服用,才能达到期望疗效。

三、心脏起搏器的应用

心脏起搏器是一种植入于人体内的电子治疗仪器,通过发放电脉冲,刺激心脏跳动,从而恢复心脏的泵血功能。它体积小巧,重量为 18～30g,由脉冲发生器和电极导线组成(图 4-31)。

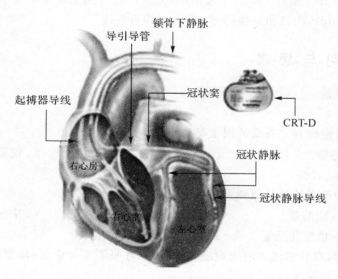

图 4-31　起搏器安装位置

【适应证】

1. 非同步型起搏器(固定频率型起搏器)　本型起搏器仅用作心室起搏,治疗持久性第三度房室传导阻滞,或作超速起搏,治疗异位快速心律失常。

2. 同步型起搏器　又分为以下几种类型:

(1)心室同步型起搏器:有两种类型的调整方式:①心室抑制型按需起搏器(简称按需型起搏器);②心室触发型待用起搏器(简称待用起搏器)。

(2)心房同步型起搏器:最适于患房室传导阻滞而窦房结功能良好的患者。

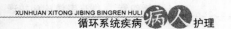

（3）房室顺序收缩型起搏器（又称双灶按需起搏器）。

（4）其他：程序可控性起搏器、自适应起搏器。

【分类】

人工心脏起搏器根据起搏器携带方式，可分为三大类：

1. 体外携带式起搏器（又称经皮式起搏器）。

2. 体内埋藏式起搏器。

3. 半埋藏式起搏器（亦称感应式起搏器）。

【植入过程】

心脏起搏器的植入通常在导管室中完成，手术需 1～2h 左右，术后需在医院住院 1 周左右。植入起搏器的手术过程大致如下：

1. 局部麻醉（植入起搏器无需全身麻醉）。

2. 锁骨下穿刺（放入导丝）。

3. 经静脉放入起搏电极并测试。

4. 制作囊袋并置入起搏器。

5. 缝合　整个手术过程中，患者都保持清醒。起搏器植入后，患者需对局部进行沙袋压迫止血（6h），平卧 24h。术后 24h 可坐起活动，但需注意避免上肢及肩关节的活动。术后短期运用抗生素（1～3d），次日伤口换药，7～8 天后即可拆线。

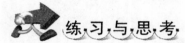 练 习 与 思 考

（一）单项选择题

A1 型题

1. 最常见诱发慢性心力衰竭的因素是（　　）

　　A. 呼吸道感染　　　　　　B. 心律失常　　　　　　　　C. 钠盐摄入过多

　　D. 输液过多、过快　　　　E. 妊娠分娩

2. 急性肺水肿患者给氧的原则是（　　）

　　A. 高流量持续给氧　　　　B. 低流量持续给氧　　　　　C. 中流量间歇性给氧

　　D. 低流量酒精湿化给氧　　E. 高流量酒精湿化给氧

3. 某女性患者，在日常活动时出现乏力、心悸及呼吸困难等症状，休息时不出现，则该患者的心功能状况为（　　）

　　A. 心功能 1 级　　　　　　B. 心功能 2 级　　　　　　　C. 心功能 3 级

　　D. 心功能 4 级　　　　　　E. 心功能 5 级

4. 心力衰竭患者每日钠盐的摄入量宜小于（　　）

　　A. 1g　　　　　　　　　　B. 2g　　　　　　　　　　　C. 3g

　　D. 4g　　　　　　　　　　E. 5g

5. 循环系统疾病患者出现呼吸困难，主要见于（　　）

　　A. 左心功能不全　　　　　B. 右心功能不全　　　　　　C. 心肌缺血、缺氧

　　D. 心律失常　　　　　　　E. 全心衰竭

6. 洋地黄中毒时心脏反应最常见的表现为（　　　）

 A. 心房颤动   B. 室颤   C. 室性早搏呈二联律

 D. 室上性心动过速   E. 房室传导阻滞

7. 治疗心力衰竭时使用硝普钠，是因为硝普钠可以（　　　）

 A. 增加血氧饱和度   B. 起到较强的利尿作用

 C. 加强心肌收缩力、减慢心率 D. 扩张小动脉和静脉

 E. 扩张支气管平滑肌

8. 急性肺水肿引起心肌收缩力减弱最常见的病因是（　　　）

 A. 急性严重心律失常 B. 急性广泛性心肌梗死

 C. 急性心肌炎   D. 急性心肌病

 E. 急性感染性心内膜炎

9. 左心衰竭的早期患者的脉搏常可表现为（　　　）

 A. 细脉   B. 奇脉   C. 交替脉

 D. 水冲脉   E. 间歇脉

10. 下列哪项不属于左心功能不全的临床表现（　　　）

 A. 心尖部舒张期奔马律 B. 交替脉   C. 颈静脉怒张

 D. 呼吸困难   E. 心尖区第一心音减弱

11. 某女性患者因心力衰竭入院，诊断为心功能2级，患者表现为   （　　　）

 A. 不能从事任何体力活动 B. 体力活动明显受限，但休息时无症状

 C. 体力活动轻度受限   D. 体力活动不受限制

 E. 体力活动严重受限制

12. 某女性患者因左心衰竭加重入院，在体格检查时，最可能出现的阳性体征是 （　　　）

 A. 两肺底湿啰音   B. 颈静脉怒张   C. 肝脏肋下 2cm

 D. 双下肢凹陷性水肿 E. 心尖区第一心音亢进

13. 急性左心衰竭时，患者需采取的体位是   （　　　）

 A. 平卧位   B. 头高脚低位   C. 头高脚高位

 D. 半卧位   E. 坐位，两腿下垂

14. 引起夜间阵发性呼吸困难的机制错误的是   （　　　）

 A. 卧位后回心血量增加，加重肺瘀血 B. 卧位时横膈上抬，肺活量减少

 C. 熟睡时呼吸中枢敏感性降低 D. 睡眠时气道内分泌物堵塞

 E. 睡眠时迷走神经兴奋性增高，小支气管收缩

15. 诊断急性肺水肿最有特征的表现为   （　　　）

 A. 严重呼吸困难   B. 两肺湿性啰音   C. 交替脉

 D. 端坐呼吸伴粉红色泡沫样痰 E. 舒张早期奔马律

16. 静脉滴注时易见光分解，应现用现配的药物是   （　　　）

 A. 酚妥拉明   B. 苯妥英钠   C. 硝普钠

 D. 维拉帕米   E. 利多卡因

17. 心室颤动时脉搏触诊的特点是   （　　　）

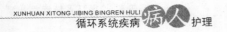

    A. 快而规则　　　　　　　B. 快而不规则　　　　　　C. 不规则,与心率不一致

    D. 无法测出　　　　　　　E. 心率快慢不一,与心率不一致

18. 护士在巡视病房发现某患者心脏骤停,应立即采取的急救措施是　　　　　　（　　）

    A. 推抢救车至床旁　　　　B. 给患者吸氧　　　　　　C. 进行心肺复苏抢救

    D. 迅速建立静脉通道　　　E. 除颤

19. 心肌梗死并发心律失常最多见于起病后　　　　　　　　　　　　　　　　　（　　）

    A. 24 小时内　　　　　　　B. 48 小时内　　　　　　C. 1 天至 3 天之间

    D. 3 天至 1 周之间　　　　E. 1 周至 2 周之间

20. 急性心肌梗死发病 24 小时内的患者,应给予的饮食为　　　　　　　　　　（　　）

    A. 清淡半流质　　　　　　B. 低盐普食　　　　　　　C. 低脂软食

    D. 流质饮食　　　　　　　E. 禁食

21. 某高血压病患者,血压突然明显升高,引起颅内高压和循环障碍,伴有头痛、呕吐、抽搐等临床表现,其可能发生的病情变化是　　　　　　　　　　　　　　　　　（　　）

    A. 高血压危象　　　　　　B. 恶性高血压　　　　　　C. 脑出血

    D. 高血压脑病　　　　　　E. 脑血栓形成

22. 心房扑动的心电图特点是　　　　　　　　　　　　　　　　　　　　　　　（　　）

    A. P 波消失,代之以 F 波　　　　　　B. P 波消失,代之以 f 波

    C. P 波消失,代之以 QRS 波　　　　　D. P 波消失,代之以 δ 波

    E. P 波消失,代之以正弦波

23. 急性心肌梗死伴发室性期前收缩的患者,药物治疗首选　　　　　　　　　　（　　）

    A. 异搏定　　　　　　　　B. 普罗帕酮　　　　　　　C. 奎尼丁

    D. 利多卡因　　　　　　　E. 苯妥英钠

24. 主动脉瓣狭窄患者主动脉瓣听诊可闻及　　　　　　　　　　　　　　　　　（　　）

    A. 收缩期吹风样杂音　　　　　　　　B. 舒张期叹气样杂音

    C. 收缩期喷射样杂音　　　　　　　　D. 舒张期隆隆样杂音

    E. 收缩期叹气样杂音

25. 对心绞痛患者进行健康教育时,下列哪项是不正确的　　　　　　　　　　　（　　）

    A. 应摄入高热量、低脂、低盐饮食　　B. 硝酸甘油最好 6 个月更换一次

    C. 定期进行血脂、血糖、血压的检查　D. 应长期坚持服抗心绞痛药物

    E. 坚持适宜的运动锻炼

26. 下列哪项不是高血压危象的症状　　　　　　　　　　　　　　　　　　　　（　　）

    A. 视力模糊　　　　　　　B. 恶心　　　　　　　　　C. 烦躁

    D. 头痛　　　　　　　　　E. 颅内高压

27. 护士对心肌梗死患者进行护理评估时,重点应收集　　　　　　　　　　　　（　　）

    A. 患者的心理状况　　　　　　　　　B. 既往是否存在冠心病病史

    C. 患者的疼痛性质　　　　　　　　　D. 社会支持情况

    E. 疼痛伴随症状

28. 心源性水肿的特点是　　　　　　　　　　　　　　　　　　　　　　　　　（　　）

A. 首先出现在眼睑　　　　　　　　B. 首先出现在双下肢

C. 首先出现在颜面部　　　　　　　D. 首先出现在身体下垂部位

E. 首先出现在腹部

29.对心绞痛患者进行健康指导,初次使用硝酸甘油时应避免站立体位的最主要原因是
（　　）

A. 少数患者服用硝酸甘油可出现直立性低血压

B. 站立位可加重头痛、头胀等不适感

C. 硝酸甘油可引起过敏性休克

D. 站立位可加重颜面潮红、心悸等不良反应

E. 站立位可加重烦躁不安,头晕

30.导致风湿性心脏病二尖瓣狭窄患者最常见的并发症是　　　　　　　　（　　）

A. 心房颤动　　　　　　B. 栓塞　　　　　　C. 心包压塞

D. 感染性心内膜炎　　　E. 充血性心力衰竭

31.治疗心室颤动首选采取的措施是　　　　　　　　　　　　　　　　（　　）

A. 利多卡因　　　　　　B. 奎尼丁　　　　　　C. 临时起搏

D. 非同步直流电除颤　　E. 心肺复苏

32.心肌梗死患者出现频发、成对或呈 R-on-T 现象的室性期前收缩以及短阵室性心动
过速,往往提示　　　　　　　　　　　　　　　　　　　　　　　　（　　）

A. 下壁心肌梗死　　　　B. 前壁心肌梗死　　　　C. 心室颤动的先兆

D. 高侧壁心肌梗死　　　E. 出现急性左心衰竭

33.风湿性心脏病二尖瓣狭窄患者最常见的早期症状为　　　　　　　　（　　）

A. 劳力性呼吸困难　　　B. 咳嗽　　　　　　C. 咯血

D. 食欲不振、腹胀　　　E. 发绀、烦躁

34.心脏骤停时最常见的心电图表现为　　　　　　　　　　　　　　（　　）

A. Ⅱ度房室传导阻滞　　B. 窦性停搏　　　　　C. 心室颤动

D. Ⅲ度房室传导阻滞　　E. 阵发性室性心动过速

35.下列心律失常类型中,具有突然发生、突然停止特点的是　　　　　（　　）

A. 频发期前收缩　　　　B. 室上性阵发性心动过速　　C. 窦性心动过速

D. 心房颤动　　　　　　E. 心房扑动

36.观察休克患者的病情变化,其病情好转的表现为　　　　　　　　（　　）

A. 胸骨部位皮肤指压阳性　B. 脉压小于 20mmHg　　C. 尿量超过 30ml/h

D. 脉细速　　　　　　　E. 皮肤青紫、湿冷

37.糖尿病高血压病患者的降压目标是将血压降至　　　　　　　　（　　）

A. 130/85mmHg 以上　　B. 130/85mmHg 以下　　C. 150/95mmHg 以下

D. 160/100mmHg 以下　　E. 140/90mmHg 以下

38.急性心肌梗死患者最需紧急处理的心律失常是　　　　　　　　（　　）

A. Ⅱ度Ⅰ型房室传导阻滞　B. 频发房性期前收缩　　C. 心房颤动

D. Ⅱ度Ⅱ型房室传导阻滞　E. 多源性频发室性期前收缩

39.病态窦房结综合征的心电图主要表现为 （ ）
    A.窦性心动过缓   B.窦性停搏   C.Ⅲ度房室传导阻滞
    D.阵发性室性心动过速   E.Ⅱ度Ⅱ型房室传导阻滞

40.一急性前壁心肌梗死的患者心电示波器出现波形、振幅和频率均不规则的图形，QRS波群、ST段与T波无法区分,首先采取的措施是 （ ）
    A.静脉推注利多卡因   B.进行心脏按压   C.进行同步电复律
    D.进行非同步电复律   E.静脉推注苯妥英钠

41.慢性风湿性心瓣膜病并发哪种心律失常时易发生栓塞并发症 （ ）
    A.房性期前收缩   B.室性期前收缩   C.心房颤动
    D.阵发性心动过速   E.阵发性室性心动过速

42.下列有关心导管检查术后护理,哪项欠妥 （ ）
    A.卧床休息24h   B.术后可立即进食   C.比较两侧肢体的血运
    D.常规应用抗生素   E.术后沙袋压迫穿刺部位

43.下列哪项是高血压急诊 （ ）
    A.肾型高血压   B.糖尿病型高血压   C.老年型高血压
    D.恶性高血压   E.年轻型高血压

44.阵发性室性心动过速的患者首选的药物为 （ ）
    A.胺碘酮   B.利多卡因   C.苯妥英钠
    D.普罗帕酮   E.维拉帕米

45.心血管疾病患者典型的心理特征表现为 （ ）
    A.A型性格   B.B型性格   C.C型性格
    D.D型性格   E.AB型性格

46.胺碘酮常见不良反应为 （ ）
    A.支气管哮喘   B.肺纤维化   C.味觉障碍
    D.精神抑郁   E.肢体僵硬

47.下列心律失常患者不适宜采用同步电复律的是 （ ）
    A.心房颤动   B.房性心动过速   C.心室颤动
    D.室性心动过速   E.阵发性心动过速

48.急性心肌梗死患者适宜的绝对卧床休息的时间是 （ ）
    A.24h   B.48h   C.72h
    D.7天   E.12天

49.下列哪项符合原发性高血压高度危险组标准 （ ）
    A.高血压2级伴一个危险因素者   B.高血压2级伴2个危险因素者
    C.高血压2级伴靶器官损害   D.高血压1~2级伴糖尿病
    E.高血压2级伴无危险因素

(二)填空题

50.当心电监护确定患者为心室颤动时,应立即做_____。

51.心肌梗死患者的MONA措施中M的含义_____,O的含义_____,N的含义

_____，A 的含义_____。

52. 心功能级别的表现有：1 级心功能_____，2 级心功能_____，3 级心功能_____，4 级心功能_____。

53. 目前我国高血压的诊断标准是收缩压_____，舒张压_____。

54. 高血压病引发脑的并发症常见头痛、头胀、头晕外，可有_____、脑血栓形成及脑溢血。

55. 冠心病最主要的病因有高血压、高血脂和_____、_____和_____。

56. 血管紧张素Ⅱ使血压升高的机制包括①_____；②使_____；③使_____分泌增加。

57. 慢性心力衰竭诱发因素有_____、_____、_____，最常见的是_____。

58. 急性心肌梗死的主要并发症有乳头肌功能失调或断裂_____和_____、_____、_____。

59. 高血压急症包括高血压危象、_____和_____三种情况。

60. 心肌病可分为_____、_____、_____、未定型 4 种类型。

61. 心脏的传导系统包括窦房结，_____，_____，_____，左、右束支和心肌传导纤维。

62. 引起心绞痛的最主要原因是冠状动脉粥样硬化所致的冠状动脉管腔狭窄或_____。

63. 风心病经常受累的瓣膜是_____、_____；常见受累的联合瓣膜是_____。

(三)名词解释

64. 心力衰竭　　65. 急性心力衰竭　　66. 心律失常　　　　67. 原发性高血压

68. 高血压危象　69. 高血压脑病　　70. 冠状动脉粥样硬化性心脏病　71. 心绞痛

72. 心肌梗死　　73. 病毒性心肌炎

(四)简答题

74. 简述慢性心力衰竭的基本病因和诱因。

75. 简述阵发性室性心动过速的处理。

76. 简述心室颤动的心电图特点及处理。

77. 简述高血压急症的处理。

78. 简述心绞痛患者的临床表现。

79. 请说出心绞痛与心肌梗死患者胸痛的区别。

80. 简述心肌梗死的并发症及合并症有哪些。

81. 简述风湿性心瓣膜病的常见并发症。

(五)病例分析题

82. 女性，76 岁，反复胸闷 1 年，加重半月。于 1 年前在快步走上坡路时出现胸闷、憋气，无心前区疼痛，停止活动后 10 多分钟后缓解，伴心悸。此后上述症状反复发作，均为较重体力活动中发作，每次性质同前，间断口服速效救心丸等药物，发作时无黑矇、晕厥，无恶心、呕吐，无夜间阵发性呼吸困难。半个月前上述症状加重，轻微体力活动即可出现胸闷症状，持续时间延长。今天早晨起心前区疼痛、胸闷、憋气加重，持续约 2h，急诊入院。

身体评估:患病以来神志清,精神可,胃纳可,睡眠可,大小便无殊,体重无明显改变。有"高血压病"史 15 年,间断服用依那普利治疗,血压控制不佳。T 36℃,R18 次/min,P 68 次/min,BP 150/90mmHg,颈静脉充盈,浅表淋巴结未及肿大,气管居中,甲状腺无肿大,两肺呼吸音粗,双肺中下肺野可闻及湿啰音,心界向左下扩大,心尖冲动点位于左锁骨中线 0.5cm,律齐,心音低钝,未闻及杂音,全腹平软,肝脾肋下未及,无压痛、反跳痛,双下肢无水肿。

辅助检查:心电图:Ⅱ、Ⅲ、aVF 导联的 S-T 段抬高,并有深而宽的 Q 波,Ⅰ、aVF 导联的 S-T 段压低,偶见室性期前收缩。

实验室检查:AST、LDH 均属正常;WBC 11×10^9/L。X 线检查心影未见增大,两肺无阴影,膈下未见游离气体。

初步诊断为急性非 ST 段抬高心肌梗死、高血压、心力衰竭。

请回答:(1)提出该患者的首要护理诊断及相关因素。

(2)列出另外 3 条主要的护理诊断及相关因素。

(3)详细描述首要护理诊断的护理措施。

(4)冠心病常见的危险因素和临床分型有哪些?

(5)说出心绞痛疼痛的特征。

(6)心肌梗死的心电图有哪些特征性改变和动态改变?

(7)心肌梗死常见的并发症和合并症有哪些?

83.男性,44 岁,因"发现血压升高伴头胀 5 月"收治入院。5 月前无明显诱因下出现头胀。无头痛头晕,无黑矇、晕厥,无胸闷、心悸、气促,无言语及四肢活动障碍。当时去医院就诊测血压 140/115mmHg,无其他明显阳性体征。当时给予拜心酮片 1♯ qd,美托洛尔片 12.5mg bid 治疗,血压稍有下降,在 140/100mmHg 左右。期间头胀反复发生。近 1 月前以上症状加重,今天又因头胀加重,难以忍受来院就诊。

既往史:身体一般,无糖尿病等病史。

身体评估:T 36.2℃,R 18 次/min,P 68 次/min,BP156/96mmHg。颈静脉无怒张,浅表淋巴结未及肿大,双肺呼吸音清,双肺未闻及湿啰音。心界不大,心尖冲动点位于左锁骨中线内 0.5cm,律齐,心音中等,未闻及杂音;双下肢无浮肿,神经系统检查阴性。

辅助检查:头颅 MRI 未见明显异常,肾动脉、肾上腺、甲状腺 B 超均未见明显异常。

请回答:(1)评估患者初步的医疗诊断、分期和依据。该病有哪些并发症?

(2)简述此患者的治疗原则,描述硝苯地平和美托洛尔的作用机制、不良反应和服药期间注意事项。

(3)列出该患者主要的三个护理诊断和相关因素,制定护理措施。

84.男,46 岁,夜间睡眠中突然受"憋"而醒,被迫坐起,额部冷汗甚多,端坐呼吸,喘息、面色灰白、口唇发绀、阵阵咳嗽,咳出粉红色泡沫痰。近半年来,已有 3 次发作,但程度较轻。

身体评估:T 36.8℃,P 120 次/min,R 34 次/min,BP 160/65mmHg;两肺闻及哮鸣音,肺底少有湿啰音,心界呈靴形增大,听诊心尖区闻及奔马律,律齐,主动脉区第二心音减弱,主动脉区和心尖区闻及舒张期杂音,肝、脾未及,下肢无水肿。

请回答:(1)该患者发生了什么危重情况,可能是哪种原发疾病所致?说明发生的机制。

(2)该病常见的病因有哪些?列出 3 条主要的护理诊断和相关因素。

（3）您如何配合医生采取抢救？

85.男性,54 岁,约 40min 前进食后突然感到剑突下压榨样闷痛,并向左肩放射,伴有恶心、冷汗及濒死感。T37.8℃,P110 次/min,BP94/70mmHg。

辅助检查:心电图:Ⅱ、Ⅲ、aVF 导联的 S-T 段抬高,并有深而宽的 Q 波,Ⅰ、aVF 导联的 S-T 段压低,偶见室性期前收缩。

实验室检查:AST、LDH 均属正常。X 线检查心影未见增大,两肺无阴影,膈下未见游离气体。

请回答:(1)评估患者是何种疾病,根据其心电图的变化,可能性最大的病变部位是哪里？

（2）列出主要的护理诊断及相关因素。假如该患者由血栓阻塞所致,要进行溶栓治疗,其护理措施和注意事项有哪些？

（3）该患者 1 周内有无生命危险？可能有哪些合并症和并发症？一旦出现心源性休克,应如何处理？

86.男性,66 岁,原发性高血压 19 年,经常有头痛、头晕、耳鸣、失眠等症状,近 3～4 年来常感上眼睑肿胀、恶心、食欲不振等,吸烟 20 年。父亲死于高血压心脏病。BP184/124mmHg,P80 次/min,律齐,心浊音界向左下扩大,A2＞P2,两肺呼吸音稍粗但无啰音,肝、脾轻度肿大,肾区无叩痛,下肢水肿明显。

辅助检查:肾功能检查血尿素氮 13mmol/L,血肌酐 167μmol/L,内生肌酐清除率 45ml/min。

请回答:(1)该患者原发性高血压属第几级,有哪些危险因素？肾功能检查结果能说明什么？治疗原则有哪些？

（2）写出 4 条主要的护理诊断及相关因素。

（3）常用降压药物有哪 5 大类,说出各种药物的不良反应和禁忌证。

（4）高血压患者常见的并发症有哪些？何谓高血压脑病？该患者在平时饮食中应注意什么？

（5）对高血压患者的健康教育内容有哪些？

87.男性,65 岁,慢性咳嗽 18 年,以冬春季明显,近 4～5 年病情逐渐加重,伴有气急、心慌、胸闷、心悸、乏力等症状,尤其在干活、骑车时明显。平时有食欲不振、腹胀、恶心,晚间下肢水肿,3 周前淋雨感冒,近日家人发现其夜间烦躁,无法平卧入睡,白天少语,嗜睡不醒,喘气十分费力,来院就诊。患者吸烟史 38 年。

身体评估:两手撑膝坐位,神志恍惚,面容呈猪肝色,球结膜充血,鼻翼扇动,口唇、指甲发绀,颈静脉怒张,桶状胸,叩诊过清音,听诊呼吸音轻,两肺有散在的哮鸣音和湿啰音,心率 116 次/min,心音遥远,心界不清,肺动脉第二音亢进,心前区未闻及器质性杂音,肝脏肋下 3.5cm,移动性浊音阴性,下肢凹陷性水肿(＋＋)。

请回答:(1)该患者的医疗诊断和依据是哪些？

（2）患者入院后,为了明确诊断还需做那些必要的辅助检查？检查结果可能会有哪些变化？

（3）该患者常见的并发症有哪些？最严重的并发症是什么？有哪些典型的表现？

（4）该患者的一般护理包括哪些？如何进行营养和饮食护理？

实验实训指导

实验实训一 脉管概述、心和动脉

一、实训目的

1. 了解脉管系统的组成和功能。
2. 掌握心血管系统的组成。
3. 掌握心的位置、外形；熟悉心腔的形态、结构。
4. 掌握心传导系统的组成和功能。
5. 掌握心的动脉分布。
6. 熟悉心包的形态结构；心的体表投影。
7. 熟悉肺动脉的行程和动脉韧带的位置。
8. 掌握主动脉的起止、行程和分部；主动脉弓的分支。
9. 熟悉颈总动脉的起始、行程、分支。
10. 掌握颈动脉窦、颈动脉小球的形态、位置和功能。
11. 熟悉颈外动脉、锁骨下动脉的行程。
12. 掌握上肢动脉主干的名称和位置。
13. 胸主动脉的主要分支及分布；腹主动脉的位置、主要分支及分布。
14. 了解髂总动脉的起止、分支。
15. 了解髂内动脉、髂外动脉的行程、主要分支及分布。
16. 掌握下肢动脉主干的名称和位置。

二、实训材料

1. 胸腔解剖标本。
2. 离体心的解剖标本。
3. 牛心或羊心的传导系统标本。
4. 躯干后壁的动脉、静脉标本。
5. 头颈部和上肢的动脉标本。
6. 腹腔脏器的动脉标本。
7. 盆部和下肢的动脉标本。

三、实训学时

2 学时

四、实训方法

学生分组,在标本和模型上观察、查找辨认各器官及其结构与位置毗邻;教师示教、巡视与指导;学生操作后书写实训报告。

五、实训内容

(一)心和血管概述

1.在胸腔解剖标本上,观察心的位置、心包和心包腔,肺动脉干及左、右肺动脉的行程,肺静脉的注入部位。

2.在离体心的解剖标本上,观察下列内容:心的外形;心腔的结构(右心房、右心室、左心房、左心室、左右房室瓣、腱索、乳头肌、肺动脉瓣、主动脉瓣);左、右冠状动脉的行程、分支和分布;冠状窦的位置和注入部位。

3.在牛心或羊心的传导系统标本上,观察房室结、房室束及左、右束支。

4.在活体上画出心在胸前壁的体表投影。

(二)动脉

1.在躯干后壁的动脉、静脉标本上,观察主动脉的行程、分段,主动脉弓的三大分支,肋间后动脉和肋下动脉的行程。

2.在头颈部和上肢的动脉标本上,观察下列内容:①左、右颈总动脉、颈动脉窦、颈动脉小球、颈内动脉、颈外动脉;②颈外动脉的分支:甲状腺下动脉、面动脉、颞浅动脉和上颌动脉;③锁骨下动脉及分支:椎动脉、胸廓内动脉和甲状颈干;④腋动脉、肱动脉、肱深动脉、桡动脉、尺动脉、掌浅弓、掌深弓、指掌侧固有动脉。

3.在腹腔脏器的动脉标本上,观察下列内容:①腹腔干及分支:胃左动脉、肝总动脉(肝固有动脉、胃十二指肠动脉、胃右动脉、肝固有动脉左支、右支、胆囊动脉、胃网膜右动脉)、脾动脉(胃短动脉、胃网膜左动脉);②肠系膜上动脉及分支:空肠动脉、回肠动脉、回结肠动脉、右结肠动脉、中结肠动脉;③肠系膜下动脉及分支:左结肠动脉、乙状结肠动脉、直肠上动脉;④腰动脉、肾动脉、睾丸动脉、卵巢动脉。

4.在盆部和下肢的动脉标本上,观察下列内容:①髂总动脉、髂内动脉、髂外动脉;②髂内动脉的分支:直肠下动脉、阴部内动脉、子宫动脉、闭孔动脉、臀上动脉和臀下动脉;腹壁下动脉的行程;③股动脉、股深动脉、腘动脉、胫前动脉、胫后动脉、足背动脉、足底内侧动脉、足底外侧动脉。

5.在活体上,进行下列触摸或操作:①画出心在胸前壁的体表投影;②找出面动脉和颞浅动脉的压迫止血点;③触摸肱动脉的搏动,找出肱动脉的压迫止血点和测听血压的部位;④触摸桡动脉、股动脉和足背动脉的搏动。

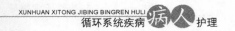
实验实训二　静脉和淋巴系统

一、实验目的

1.熟悉静脉系的组成和静脉分布特点。

2.掌握上腔静脉的组成、位置、属支、收集范围。

3.熟悉颈内静脉的起止、位置、属支的颅内、外静脉的交通。

4.掌握锁骨下静脉的起止、位置,颈外静脉的位置及注入部位。

5.掌握上肢浅静脉的行程。

6.了解胸部静脉的配布。

7.掌握下肢浅静脉的行程、注入部位。

8.了解骨盆静脉的配布。

9.熟悉下腔静脉的组成、位置和收集范围。

10.了解肾上腺中静脉、肾静脉和睾丸静脉的注入部位。

11.掌握肝门静脉的合成、行程,主要属支和收集范围。

12.熟悉肝门静脉和上、下腔静脉系的吻合途径及临床意义。

二、实验材料

1.胸腔解剖标本。

2.头颈部和上肢的静脉标本。

3.躯干后壁的动、静脉标本。

4.盆部和下肢的静脉标本。

5.腹部的静脉标本。

6.肝门静脉系与上、下腔静脉系的吻合模型。

7.全身浅淋巴结的标本。

8.头颈部、胸腔、腹腔和骨盆腔的淋巴结标本。

9.腹腔解剖标本。

10.离体的脾标本。

11.小儿胸腺的解剖标本。

三、实验内容

1.在胸腔解剖标本上,观察上腔静脉的合成、行程和注入部位;头臂静脉的合成(静脉角)。

2.在头颈部和上肢的静脉标本上,观察下列内容:①颈内静脉的行程、面静脉的行程和汇入部位;②颈外静脉的行程和汇入部位;③锁骨下静脉的行程;④头静脉和贵要静脉的起程、行程、汇入部位,肘正中静脉的位置。

3. 在躯干后壁的动、静脉标本上,观察奇静脉的行程和汇入部位;下腔静脉的合成、行程和注入部位。

4. 在盆部和下肢的静脉标本上,观察下列内容:①髂总静脉的合成,髂内静脉和髂外静脉的位置;②股静脉的位置;③大隐静脉和小隐静脉的起始、行程和汇入部位。

5. 在腹部的静脉标本上,观察下列内容:①肾静脉和睾丸静脉(卵巢静脉)的位置和汇入部位;②肝门静脉的合成、行程和分支,肠系膜上静脉、脾静脉、肠系膜下静脉、胃左静脉的位置和汇入部位。

6. 在肝门静脉系与上腔静脉系的吻合模型上,观察肝门静脉、附脐静脉、食管静脉丛、直肠静脉丛和脐周静脉网。

7. 在活体上,观察肘部浅静脉(头静脉、贵要静脉和肘正中静脉)的位置,行经内踝前方的大隐静脉的位置。

8. 在躯干后壁的动、静脉标本上,观察胸导管的起始、行程和汇入部位。

9. 在全身浅淋巴结的标本上以及头颈部、胸腔、腹腔和胃盆腔的淋巴结标本上,观察下颌下淋巴结、颈外侧浅淋巴结、颈外侧深淋巴结、腋淋巴结、腹股沟浅淋巴结、腹股沟深淋巴结以及胸骨旁淋巴结、支气管肺门淋巴结、腰淋巴结、肠系膜上淋巴结、肠系膜下淋巴结、髂总淋巴结、髂内淋巴结和髂外淋巴结的位置。

10. 在腹腔解剖标本上和离体脾标本上,观察脾的位置和形态。

11. 在小儿胸腺的解剖标本上,观察胸腺的位置和形态。

实验实训三   循环系统组织结构

一、实验目的

1. 了解骨骼肌,心肌纵、横切面的形态特点。

2. 熟悉心壁的三层结构。

3. 掌握中等动、静脉的形态结构。

4. 熟悉小动、静脉的结构。

5. 了解大动脉管壁结构。

6. 了解淋巴结的微细结构。

二、实验材料

1. 心壁切片。

2. 大动脉切片。

3. 中动脉和中静脉、小动、静脉切片。

4. 淋巴结切片。

5. 人的骨骼肌纵、横切面切片。

三、实验内容

(一)心肌

片号:No.30　　人的心室壁 HE 染色

1.肉眼观察　标本为心脏壁的一部分,一侧平整为心外膜。

2.低倍镜观察　心壁可分为三层,以心肌膜最厚。注意心内膜与心外膜的区别,心内膜较厚,内有结缔组织及染色浅,体积大的浦肯野细胞,心外膜的结缔组织中常有脂肪组织及较多的神经纤维束。

3.高倍镜观察　①心内膜分为三层内皮:为单层扁平上皮,胞核呈扁圆形;内皮下层:为薄层细密结缔组织;心内膜下层:由疏松结缔组织组成。有的部位含浦肯野细胞(束细胞),直径较心肌纤维粗,胞质丰富,呈粉红色,染色浅,核比例较小,居中央有1～2个,横纹不明显。②心肌膜:由心肌构成,由于肌纤维呈螺旋状排列,故可见纵、横、斜等各种切面。其间有丰富的毛细血管和少量的结缔组织。③心外膜:由外表面的间皮(常脱落)和间皮下薄层结缔组织构成,其中含血管和神经纤维束,也可有脂肪组织。

思考:束细胞与心肌纤维的结构有何差别?

(二)动脉和中静脉

片号:No.33　　人的中等动、静脉横切面 HE 染色

1.肉眼观察　标本中有两个较大的血管横切面。管壁较厚,管腔较小而圆是中动脉。管壁较薄,管腔较大而不规则的是中静脉。

2.低倍镜观察　中动脉管壁分三层,界限清楚,由腔面向外观察,内膜很薄,以一层亮红色波浪状的内弹性膜与中膜分界,中膜最厚,主要由环行平滑肌组成;外膜厚度近似中膜,着色较浅,主要由结缔组织组成。外膜与中膜交界处有外弹性膜。

中静脉:注意与中动脉相区别。内膜:很薄,由于内弹性膜不明显,故与中膜分界不清。内皮细胞核突向管腔;中膜:较薄,主要由稀疏的环行平滑肌束组成;外膜:较中膜厚,由结缔组织组成,有时含成束纵行平滑肌的横切面,还有营养小血管的断面。无外弹性膜,故与中膜分界不清楚。

3.高倍镜观察　中动脉内膜可分为三层,①内皮:一层内皮细胞核排列在腔面,并突向管腔,胞质不清楚。切片上内皮常脱落;内皮下层:位于内皮下方,很薄、含少量的胶原纤维和弹性纤维,不易分辨;内弹性膜:呈波浪状,(血管收缩所致),红色,折光性强。②中膜:平滑肌纤维的核呈杆状或椭圆形。肌纤维之间有弹性纤维和胶原纤维(不易分辨)。③外膜:与中膜相连处为外弹性膜,呈波浪状,着浅红色。外膜的结缔组织中所含纤维多为纵行,还有营养小血管的断面。

(三)小动脉和小静脉

片号:No.44　　人的食管的横切面 HE 染色

1.肉眼观察　小动脉和小静脉的横切面观察,小动脉管壁厚;管腔小而圆;小静脉管壁薄,管腔大而不规则,常有许多血细胞。

2.镜下观察

(1)小动脉:①内膜:内皮的核突入腔内,呈圆形核,平滑肌收缩所致。内弹性末明显(较

小的小动脉,内弹性膜薄而不明显。②中膜:主要由数层环行排列的平滑肌组成。③外膜:由结缔组织构成,与器官内的结缔组织相连续,无外弹性膜。

(2)小静脉:①内膜:很薄,仅见一层内皮,内皮下层不明显;②中膜:少量平滑肌纤维,排列较疏松;③外膜:薄,与周围结缔组织不易区别。

(四)示教

1.主动脉 HE染色

(1)肉眼观察:可分为三层,但分界不明显。

(2)镜下观察:①内膜:最薄,染色较强,与中膜分界不清;②中膜:最厚,主要由数十层环行排列的弹性膜组成,呈浅红色;③外膜:较薄,由结缔组织构成。

2.骨骼肌

(1)人的骨骼肌纵切面:HE染色

1)低倍镜观察:骨骼肌纤维呈长圆柱形,相互平行排列聚集呈束。由于肌纤维长,标本中往往不能见到其两端。分辨一条肌纤维的两侧边界,转高倍镜。

2)高倍镜观察:(适当放低聚光器,将视野调暗)每条肌纤维的两边染色较深为肌膜(实际上并非单一的肌膜,还包括外面紧密贴附的基膜)。肌膜下有许多椭圆形或长圆形的核纵形排列,注意与周围结缔组织细胞核区别。每条肌原纤维虽不甚明显,但肌原纤维沿肌纤维长轴排列,相邻肌原纤维的明带、暗带相互重叠,使整条骨骼肌纤维显出着色深浅不同的横纹。暗带为深红色,明带着色浅,其中央有一条细线为Z线。

(2)骨骼肌组织横切面

1)低倍镜观察:标本为一块肌肉器官的横切面,表面有致密结缔组织包绕为肌外膜(即深筋膜);它深入肌肉内,包裹着许多肌纤维为肌束膜;每条肌纤维周围有薄层结缔组织为肌内膜(不易分辨)。

2)高倍镜观察:肌纤维呈多边形(HE制片所致),肌膜染色深红,核位于肌膜下,呈圆形或卵圆形,肌纤维内有许多红色点状的肌原纤维,肌原纤维之间着色甚浅为肌浆。

实验实训四 局部血液循环障碍及心血管系统疾病大体、组织结构

一、实验目的

1.掌握局部血液循环障碍大体标本:慢性肝瘀血、慢性肺瘀血、主动脉瘤血栓形成伴栓塞、脾贫血性梗死肺、肠出血性梗死病变特点。

2.了解局部血液循环障碍大体标本:脑出血、脾出血病变特点。

3.掌握局部血液循环障碍组织切片:慢性肝瘀血、慢性肺瘀血病变特点。

4.掌握主动脉动脉粥样硬化、高血压性心脏病、颗粒性固缩肾、大脑内囊出血、主动脉粥样硬化、心室壁瘤伴血栓形成、动脉粥样硬化性固缩肾的病变特点。

二、实验材料

1.大体标本 慢性肝瘀血,慢性肺瘀血,主动脉瘤血栓形成伴栓塞,脾贫血性梗死,肺、

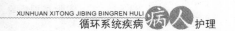

肠出血性梗死,脑出血,脾出血,主动脉动脉粥样硬化,高血压性心脏病,颗粒性固缩肾,大脑内囊出血,主动脉粥样硬化,心室壁瘤,伴血栓形成、动脉粥样硬化性固缩肾。

2. 组织切片　慢性肝瘀血、慢性肺瘀血、脾中央动脉玻璃样变。

三、实验内容

(一)大体标本观察

1. 慢性肝瘀血　肝脏体积增大,包膜紧张,重量增加,切面呈红黄相间,极似槟榔,故称"槟榔肝"。

2. 慢性脾瘀血　标本为一片脾脏,被膜增厚。切面脾小体消失,有散在灶性出血。

3. 大脑出血　标本为大脑冠状切面。左内囊外(丘脑与豆状核、尾状核之间)出血、侧脑室受压。对侧颞叶见一囊腔。内壁有含铁血黄素沉着,为陈旧性出血区。

4. 脾出血　标本为一片脾脏。脾被膜下及实质内均大片出血。

5. 主动脉弓"瘤",伴血栓形成　心脏、主动脉标本,主动脉弓球呈巨大球形隆起,直径达12cm,表面可见较大破口,破口内见巨大血栓形成,并阻塞主动脉弓。引起原因:梅毒性主动脉炎伴主动脉瘤。

6. 脾贫血性梗死　标本为一片脾脏,伴慢性瘀血。于脾脏一侧切面见一梗死灶,灰白色,质地较实,周围有暗红色出血带。

7. 肺出血性梗死　标本为一叶肺组织。肺组织肿胀,包膜紧张。切面灰褐色,肺边缘处见一紫红色锥体状梗死灶,质较实,病灶尖端指向肺门,基底靠近肺胸膜。

8. 肠出血性梗死　标本为套叠肠段之剖面。见肠段呈黑褐色,肠壁因瘀血,水肿出血而明显增厚,黏膜皱襞消失,与正常肠壁界限不清楚。

9. 主动脉粥样硬化　病变多发于主动脉后壁和其分支开口处,以腹主动脉病变最严重,其次为降主动脉、主动脉弓,再次是升主动脉,内膜面粗糙,见散在不规则灰黄色或灰白斑块隆起,大小不一,尤以血管分叉处显著,有的斑块表面形成溃疡,部分伴钙化。

10. 心室壁瘤伴血栓形成　心脏标本,体积增大,重量增加,左室表面见半球形突起,切面见左心室扩大,心尖部分壁变薄,质硬区为陈旧性梗死灶,该处心内膜粗糙,有大块附壁血栓,色灰白与暗红相间。

11. 细动脉硬化性固缩肾　肾体积缩小,质地硬表面呈细颗粒状,分布均匀,切面见皮髓质均变薄,分界不清,肾盂周围的脂肪组织相对增多。

12. 高血压性心脏病、心肌肥大　心脏肥大,重量增加,为正常2～3倍,左室壁厚>2cm,右室壁厚0.7cm(正常0.2～0.3cm),室间隔厚2.6cm,左室乳头肌肥大,径1.2cm,心腔扩大,主动脉内膜尚见多个粥样硬化斑块。

13. 动脉粥样硬化性固缩肾

肾脏呈灰白色,体积缩小,质地硬,重量减轻,表面、切面见细颗。粒状,皮质明显变薄。

(二)切片观察

1. 慢性肺瘀血

片号:No.331　　HE染色

(1)低倍镜观察:不同区域肺泡腔内积有粉红色液体或巨噬细胞,肺间质不同程度纤维化。

(2)高倍镜观察:肺泡腔及肺间质内见大量吞噬含铁血黄素的巨噬细胞,部分肺泡腔内大量淡红色浆液积聚使肺泡腔扩大,部分肺泡壁毛细血管网轻度扩张充血,部分肺泡壁纤维组织增生。

(3)诊断要点:①肺泡壁毛细血管扩张、充血;②肺泡腔内水肿液积聚,心力衰竭细胞。

2. 肝瘀血

片号:No.442　　HE 染色

(1)低倍镜观察:肝小叶结构完整,中央静脉及周围肝窦大片扩张,充血,小叶周边肝窦扩张,充血不明显。

(2)高倍镜观察:中央静脉及周围肝窦扩张,内充满大量红细胞,该处肝细胞萎缩、消失,小叶周边肝细胞体积增大,浆内充满红染细颗粒,部分肝细胞浆内有大小不一的脂滴空泡。

(3)诊断要点:①中央静脉及肝窦扩张充血;②肝细胞萎缩和脂肪变性。

3. 冠状动脉粥样硬化

(1)低倍镜:冠状动脉内膜一侧显著增厚,增厚内膜的表层纤维组织增生,并发生玻璃样变性(呈均质伊红色),内膜深层见一片淡伊红无结构的坏死物质,为粥样斑块,其中有许多菱形、针形的空隙,为胆固醇结晶(在制片时脂质被溶去后留下的空隙),尚可见少许钙盐沉着。

(2)高倍镜:病灶中可见许多胞浆内含空泡的泡沫细胞及胆固醇结晶,中膜肌层不同程度萎缩,粥样物边缘内膜与中膜交界处见慢性炎细胞浸润。

(3)诊断要点:①内膜表面纤维组织增生,玻璃样变性;②内膜深层内为大量坏死物,并见胆固醇结晶;③内膜底部和边缘可有肉芽组织增生,外周可见少许泡沫细胞;④中膜不同程度萎缩。

参考答案

第一章　循环系统形态结构

(一)选择题

1. C	2. C	3. D	4. D	5. E	6. E	7. B	8. B	9. D	10. A
11. D	12. D	13. E	14. C	15. C	16. C	17. D	18. B	19. E	20. B
21. C	22. A	23. C	24. E	25. B	26. B	27. C	28. C	29. A	30. E
31. A	32. E	33. C	34. A	35. C	36. C	37. D	38. E	39. C	40. B
41. B	42. C	43. B	44. C	45. A	46. C	47. C	48. E	49. C	50. C
51. D	52. C	53. D	54. D	55. C	56. C	57. E	58. B	59. B	60. E
61. C	62. A	63. E	64. B	65. E	66. B	67. A	68. A	69. E	70. B
71. B	72. B	73. E	74. A	75. D	76. C	77. E	78. C	79. A	80. E
81. B	82. C	83. C	84. E	85. B					

(二)～(五)　略

第二章　心血管生理基础

(一)选择题

1. B	2. D	3. B	4. B	5. A	6. C	7. E	8. B	9. A	10. A
11. D	12. E	13. B	14. A	15. C	16. B	17. E	18. B	19. B	20. C
21. C	22. A	23. A	24. D	25. E	26. C				

(二)～(三)　略

第三章　心血管系统药物护理

(一)选择题

1. B	2. D	3. B	4. E	5. C	6. D	7. C	8. B	9. D	10. E
11. A	12. B	13. B	14. C	15. C	16. C	17. B	18. E	19. B	20. C
21. B	22. C	23. D	24. E	25. A	26. D	27. C	28. C	29. A	30. C
31. D	32. E	33. D	34. E	35. C	36. D	37. D	38. D	39. D	40. B
41. A	42. D	43. E	44. D	45. B	46. D	47. B	48. B	49. B	50. D
51. C	52. A	53. E	54. B	55. C	56. D	57. C	58. A	59. E	60. A
61. C	62. A	63. D	64. C	65. A	66. E	67. C	68. E	69. E	70. B
71. A	72. E								

（二）～（四）　略

第四章　循环系统疾病护理

（一）选择题

1. A	2. E	3. B	4. B	5. A	6. C	7. D	8. B	9. C	10. C
11. C	12. A	13. E	14. D	15. D	16. C	17. D	18. C	19. A	20. E
21. D	22. A	23. D	24. C	25. A	26. E	27. B	28. D	29. A	30. E
31. D	32. C	33. A	34. C	35. B	36. C	37. B	38. E	39. B	40. D
41. C	42. B	43. D	44. B	45. A	46. B	47. C	48. C	49. C	

（二）～（五）　略

参考文献

1. 陆再英.内科学,第七版.北京:人民卫生出版社,2008.

2. 邱兰萍,陈若冰.内科护理学.北京:中国协和医科大学出版社,2011.

3. 尤黎明.内科护理学.第4版.北京:人民卫生出版社,2011.

4. 刘启明,周胜华,祁述善,沈向前等.射频消融治疗心动过速1990例临床分析.中国医师杂志,2005(9).

5. 刘启明,周胜华,祁述善,沈向前等.射频导管消融术中避免并发房室阻滞的经验.中华心律失常学杂志,2004,8(3).